竹节参生理生态与遗传多样性

张　来等　编著

国家自然科学基金（31660252，81102796）、贵州省优秀青年科技人才专项［黔科合人字（2015）18号］和贵州省教育厅创新群体重大研究项目（黔教合KY［2016］049号）联合资助。

科学出版社
北　京

内 容 简 介

竹节参（*Panax japonicus*）为五加科人参属多年生草本植物，三萜皂苷（triterpenoid saponin，TS）为其主要医药成分，具有我国北药人参和南药三七的综合药用功效，我国西部地区为该物种的分布地。本书系统介绍了竹节参的生理生态与遗传多样性研究的相关成果及最新进展，内容包括光合生理、生长生理、形态建成、生态与遗传多样性等。

本书内容系统完整，编撰结构科学，图文并茂，可作为生物学、农学、林学等专业本科生和研究生的参考用书，也可作为相关领域科研人员的研究用书。

图书在版编目（CIP）数据

竹节参生理生态与遗传多样性/张来等编著. —北京：科学出版社，2022.6
ISBN 978-7-03-072333-8

Ⅰ. ①竹… Ⅱ. ①张… Ⅲ. ①竹节参—生理生态学—研究 ②竹节参—遗传多样性—研究 Ⅳ. ①R282.71

中国版本图书馆 CIP 数据核字(2022)第 087595 号

责任编辑：李 悦 陈 倩 / 责任校对：郑金红
责任印制：吴兆东 / 封面设计：刘新新

科 学 出 版 社 出版
北京东黄城根北街 16 号
邮政编码：100717
http://www.sciencep.com
北京中石油彩色印刷有限责任公司 印刷
科学出版社发行 各地新华书店经销
*
2022 年 6 月第 一 版 开本：B5 (720×1000)
2022 年 6 月第一次印刷 印张：13 1/2
字数：250 000
定价：158.00 元
(如有印装质量问题，我社负责调换)

《竹节参生理生态与遗传多样性》编著委员会

主　　任：张　来

副 主 任：李　静　从春蕾　齐敏杰

编著人员：梁　娥　杨碧昌　安　刚

作 者 简 介

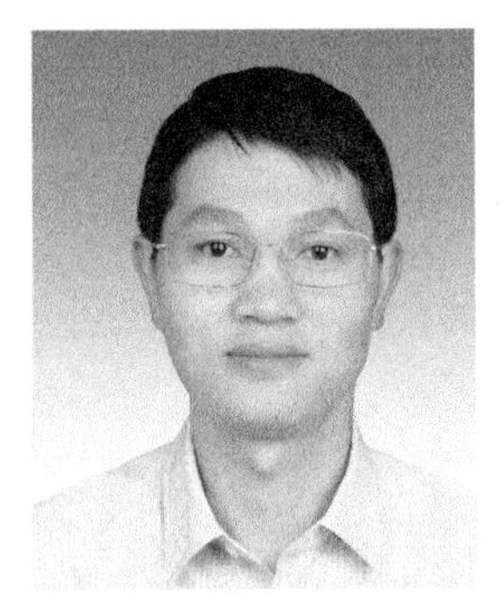

张来，博士，教授（三级），硕士研究生导师，安顺学院副校长；中共中央组织部“西部之光”访问学者，贵州省第十批优秀青年科技人才；国家自然科学基金和教育部青年长江学者通讯评审专家，国家中药材种植高级考评员，贵州省教学指导委员会委员。长期从事竹节参生物技术与皂苷代谢调控研究，主持国家自然科学基金、贵州省优秀青年科技人才专项、贵州省中药现代化专项等科研课题 10 余项，发表论文 40 余篇，其中 SCI 收录 8 篇，EI 收录 3 篇；申请专利 4 项；出版学术专著 4 部；研究成果获省部级奖项三等奖。

前　言

竹节参（*Panax japonicus*）为五加科人参属多年生草本植物，三萜皂苷（triterpenoid saponin，TS）为其主要医药成分，具有我国北药人参和南药三七的综合药用功效，我国西部地区为该植物的分布地。近年来，竹节参 TS 药理作用被人们广泛掌握并在临床上应用，导致需求量增大，以致野生竹节参遭到过度采挖而变得极为稀少，现如今已被列为国家珍稀濒危的名贵“七类”中草药之一。竹节参物种生存环境十分特殊，要求高海拔（2000 m 以上）、高湿度（40%以上）、高遮阴度（50%以上），是典型的喜肥、喜阴、趋湿、趋高海拔的多年生草本植物。这一特殊环境特征对竹节参物种生存有两个方面的严峻考验，其一是高海拔特征所带来的极端气候导致该物种的生命随时可能终止；其二是喜阴和趋湿特征在一定程度上限制了该物种的分布范围与迁移能力而导致生态幅狭窄。因此，有必要对竹节参生理生态和遗传多样性展开系统研究，为竹节参育种、栽培、管护和创新种质资源提供科学依据与实践指导。

对竹节参的研究可以追溯到 2006 年，在国家自然科学基金、贵州省中药现代化专项和贵州省教育厅创新重大群体等 15 个项目的联合支持下，历经 16 年系统研究，我们在竹节参生物性特性、光合作用、伴生植物群落及其多样性、种子萌发试验、组培育苗、内生细菌多样性等方面取得了阶段性研究成果，为竹节参种质资源开发利用奠定了生理生态的技术支撑。本书从不同居群的光合特性及保护酶活性，遮阴对光合生理特性的影响，以及叶片抗氧化酶活性和丙二醛含量的变化等方面阐述了竹节参光合生理；从激光对愈伤组织诱导的影响，温度对种胚生长发育的影响，根茎发育特性及其切段繁殖，土壤因子对药材质量的影响等方面系统介绍了竹节参生长生理；在形态建成部分，重点研究和阐述了竹节参雌配子体的发育，根和根状茎的形态发育，地下及地上部分的显微特征，根状茎结构特征与皂苷积累；在生态学部分，系统介绍了野生和栽培竹节参生长动态特征，揭示了野生竹节参生态环境，以及野生和栽培竹节参伴生植物群落特征；以 ISSR、RAPD、SSR 和 ITS2 等方法对竹节参遗传多样性进行分析，在分子水平上鉴定原种与其变种、相似种和近缘种，同时对竹节参核型作系统分析以判断其进化关系；最后从竹节参植物资源的特点、保护和开发利用研究策略三个方面对竹节参的种质资源创新、保护和开发利用作系统阐述，为大规模开发应用、服务经济社会发展和造福人类健康提供理论依据。

需要特别指出的是，在前 6 章编撰过程中，我们将竹节参原变种及其变种统称为竹节参，而在第 7 章为了揭示其遗传多样性，将其分开阐述。为了使著作的体系更加规范、结构更加合理、逻辑更加科学，部分专家和学者的研究成果被引用，并根据编排体系就内容进行调整，在此深表谢意。在编撰过程中，由于作者知识水平有限、时间仓促，加之忙于学校政务，不完善之处在所难免，敬请读者批评指正。

编著者

2021.1

目　　录

第 1 章　竹节参生物学特征……1
1.1　形态学特征及其多样性……1
1.1.1　形态学特征……1
1.1.2　地上营养器官形态多样性……2
1.2　繁殖生物学特征……3
1.2.1　开花年限及花序轴特征……3
1.2.2　开花习性特征……4
1.2.3　有性繁殖特征……5
1.2.4　无性繁殖特征……6
第 2 章　竹节参繁殖与栽培管理……7
2.1　种子繁殖技术……7
2.1.1　GA_3 浓度对竹节参种子萌发的影响……7
2.1.2　浸种时间对竹节参种子萌发的影响……8
2.1.3　浸种温度对竹节参种子萌发的影响……9
2.1.4　正交试验优化竹节参种子萌发……10
2.2　组培繁殖技术……13
2.2.1　不同消毒方法对竹节参愈伤组织诱导的影响……13
2.2.2　不同激素水平对竹节参愈伤组织诱导的影响……13
2.2.3　不同激素水平对竹节参芽诱导的影响……18
2.2.4　不同激素水平对竹节参根诱导的影响……18
2.2.5　竹节参室外移栽……20
2.3　地下块茎繁殖技术……21

2.3.1 切块时间与出苗率的关系 …… 21
2.3.2 根状茎粗细与苗大小的关系 …… 22
2.4 种苗栽培技术 …… 22
2.4.1 选地与整地 …… 22
2.4.2 定植与遮阴 …… 23
2.4.3 移栽规格 …… 24
2.4.4 起苗移栽 …… 24
2.5 田间管理技术 …… 24
2.5.1 除草 …… 25
2.5.2 松土 …… 25
2.5.3 追肥 …… 25
2.5.4 培土 …… 26
2.5.5 调节荫蔽度 …… 26
2.5.6 防旱排涝 …… 26
2.5.7 疏花疏果 …… 27
2.5.8 防寒越冬 …… 27
2.6 病虫害防治技术 …… 27
2.6.1 疫病 …… 27
2.6.2 红皮病 …… 28
2.6.3 蛴螬和地老虎 …… 29
2.6.4 立枯病 …… 29
2.6.5 锈腐病、根腐病和菌核病 …… 30
第 3 章 竹节参光合生理 …… 31
3.1 竹节参不同居群的光合特性及保护酶活性 …… 31
3.1.1 试验地环境与设计 …… 31
3.1.2 试验方法 …… 32
3.1.3 结果与分析 …… 33
3.1.4 结论与讨论 …… 36

3.2　遮阴对竹节参光合生理特性的影响……37
3.2.1　试验材料与设计……37
3.2.2　试验方法……38
3.2.3　结果与分析……38
3.2.4　结论与讨论……41
3.3　竹节参叶片抗氧化酶活性和丙二醛含量的变化……42
3.3.1　试验材料……42
3.3.2　试验方法……42
3.3.3　结果与分析……44
3.3.4　结论与讨论……48
第 4 章　竹节参生长生理……51
4.1　激光对竹节参愈伤组织诱导的影响……51
4.1.1　试验方法……51
4.1.2　结果与分析……52
4.1.3　结论与讨论……55
4.2　温度对竹节参种胚生长发育的影响……55
4.2.1　试验方法……55
4.2.2　结果与分析……56
4.2.3　结论与讨论……59
4.3　竹节参根状茎发育特性及其切段繁殖……60
4.3.1　试验方法……60
4.3.2　结果与分析……60
4.3.3　结论与讨论……64
4.4　土壤因子对竹节参药材质量的影响……65
4.4.1　试验方法……65
4.4.2　结果与分析……66
4.4.3　结论与讨论……71
第 5 章　竹节参形态建成……73

5.1 竹节参雌配子体的发育……73
5.1.1 试验方法……73
5.1.2 结果与分析……74
5.1.3 结论与讨论……78
5.2 竹节参根和根状茎的形态发育……79
5.2.1 试验方法……79
5.2.2 结果与分析……80
5.2.3 结论与讨论……83
5.3 竹节参地下及地上部分的显微特征……83
5.3.1 试验方法……83
5.3.2 结果与分析……83
5.3.3 结论与讨论……89
5.4 竹节参根状茎结构特征与皂苷积累……89
5.4.1 试验方法……89
5.4.2 结果与分析……90
5.4.3 结论与讨论……93
第6章 竹节参生态学研究……96
6.1 引种栽培竹节参生长动态特征……96
6.1.1 试验方法……96
6.1.2 结果与分析……97
6.1.3 结论与讨论……102
6.2 野生竹节参植物性状及生长动态特征……104
6.2.1 试验方法……104
6.2.2 结果与分析……105
6.2.3 结论与讨论……109
6.3 野生竹节参生态环境及伴生植物群落特征……110
6.3.1 试验方法……110
6.3.2 结果与分析……111

6.3.3　结论与讨论……117
6.4　引种栽培竹节参伴生植物群落特征……119
6.4.1　试验方法……119
6.4.2　结果与分析……119
6.4.3　结论与讨论……122
第7章　竹节参遗传多样性研究……123
7.1　竹节参种质资源遗传多样性ISSR分析……123
7.1.1　试验方法……123
7.1.2　结果与分析……125
7.1.3　结论与讨论……128
7.2　基于RAPD标记的竹节参及其近缘种鉴定……129
7.2.1　试验方法……129
7.2.2　结果与分析……131
7.2.3　结论与讨论……134
7.3　基于ITS2的竹节参及其近缘种鉴定……135
7.3.1　试验方法……135
7.3.2　结果与分析……138
7.3.3　结论与讨论……144
7.4　竹节参转录组的SSR分子标记开发和鉴定……146
7.4.1　试验方法……146
7.4.2　结果与分析……147
7.4.3　结论与讨论……151
7.5　竹节参内生细菌群落多样性……153
7.5.1　试验方法……153
7.5.2　结果与分析……158
7.5.3　结论与讨论……182
7.6　竹节参核型分析……184
7.6.1　试验方法……184

7.6.2 结果与分析……185
7.6.3 结论与讨论……186
第8章 竹节参植物资源的特点与保护开发利用策略……187
8.1 竹节参植物资源的特点……187
8.1.1 种质资源少但遗传多样性丰富……187
8.1.2 生态环境要求特殊……188
8.1.3 繁殖能力较低……188
8.1.4 人为干扰因素十分严重……189
8.2 竹节参植物资源的保护策略研究……189
8.2.1 就地保护……190
8.2.2 迁地保护……190
8.2.3 种质库保存……191
8.2.4 教育保护区的群众……191
8.3 竹节参植物资源的开发利用策略研究……191
8.3.1 加强竹节参优质种质资源研究……191
8.3.2 加强竹节参药用植物生态学研究……192
8.3.3 加强竹节参药用植物栽培学研究……193
8.3.4 加强竹节参药用植物化学研究……194
参考文献……195

第 1 章　竹节参生物学特征

竹节参（*Panax japonicus*）别名竹节人参、竹节三七、竹根七、白三七、北三七、大叶三七，属五加科人参属植物，以干燥根状茎入药（《贵州植物志》编辑委员会，1989）。在《本草纲目拾遗》中始有记载，是 2005 年版《中华人民共和国药典》收载的品种之一，属我国特有珍贵中药材资源，具我国北药人参和南药三七的综合作用，在民间俗称“草药之王”。竹节参性温、味甘、微苦，有滋补强壮、散瘀止痛、止血祛痰等功效。

竹节参[原称三叶三七（*Panax pseudo-ginseng*）]有不同变种：羽叶三七（*Panax japonicus* var. *bipinnatifidus*）、秀丽假人参（扣子七）（*Panax japonicus* var. *major*）、狭叶竹节参（*Panax japonicus* var. *angustifolius*）（林先明等，2007a）。

1.1　形态学特征及其多样性

1.1.1　形态学特征

竹节参是多年生草本植物，高 40～120cm，根状茎横卧呈竹鞭状，节膨大，节间较短，每节有一浅环状茎痕，侧面常生多数锥状肉质根，末端有一参状尾，中医称之为“胆”。茎直立，平滑。掌状复叶轮生茎顶，小叶 3～7 片，呈卵形、卵状披针形或披针形，长 3.5～11cm，宽 1～3cm，边缘有锯齿。伞形花序单一，顶生，或有少数分枝；花瓣 5，淡黄绿色；雄蕊 5；子房下位，2 室，花柱 2。核果浆果状，球形，成熟时呈红色。花期 5～6 月，果实成熟期 7～8 月（国家药典委员会，2010）。

1.1.2 地上营养器官形态多样性

株高是反映竹节参植株形态的主要因素，一年生植株株高 5～7cm，平均株高 6cm，植株间差异不大；二年生植株株高 7～13cm，平均 8.8cm，植株间有一定差异；三年生植株株高 13～72cm，频数分析表明株高在 31～58cm 的占 70%，平均株高 42.4cm，基本符合正态分布规律；多年生植株株高在 35～120cm，平均株高 71.2cm，也基本符合正态分布规律。随着苗龄增加，平均株高逐年增加，同时株间的差异也迅速扩大，因此可以认为这种差异是遗传基因的差异随着种植时间的推移导致的表现型差异的累积效应。对叶下高（即茎长）的调查结果与此相似。调查发现三年生与多年生植株花序和复叶叶柄的夹角在植株间也有很大差异：有 45°、60°、90°三种类型。夹角的大小影响植株株型：夹角小，株型紧凑，有利于密植；夹角大，株型松散，宜稀植。观察发现夹角大小与种植密度无关，是植株本身的遗传特性之一。

三年生以下竹节参基本上都是单茎，个别是双茎；多年生植株绝大部分是单茎，10%左右是双茎，少数是 3 个或 3 个以上的多茎。从茎的颜色上看，一年生植株差异不大；二年生以上差异明显，有绿、紫绿、紫色 3 种，其中紫色在二年生、三年生、多年生植株中分别占 7%、7.5%、10%，紫绿色在二年生、三年生、多年生植株中分别占 5%、5%、8.25%。从茎的粗细上看，一般叶下为较粗的圆柱状茎，叶上为较细的花序。对植株叶下距地表的茎中部茎粗进行的测量和分析指出，一年生植株茎粗 1mm，二年生植株茎粗 2mm，同龄植株几乎没有差异。三年生以上植株茎粗差异较大，在 2～5mm，平均茎粗 3.53mm，其中以 3～4mm 居多，2mm 的占 3%，5mm 的占 7%。多年生植株差异更大，变幅在 2～9mm，平均茎粗 5.2mm，其中茎粗为 4～6mm 的占 80%，7mm 以上的占 10%，4mm 以下的只占 10%。

竹节参一年生植株只有 3～5 片小叶成掌状轮生于茎顶，其中 3 片叶的占 40%，5 片叶的占 60%。二年生的除 4%的有 2 片复叶外，96%的均只有 5 片小叶成掌状轮生于茎顶。三年生植株都有 2～4 片复叶，其中 2 片复叶的占 6%，3 片的占 78%，4 片的占 16%。78%的植株每片复叶上的小叶数相等，均为 5 枚，另外 10%的至少有 1 片复叶的小叶数为 6～7 枚，12%的至少有 1 片复叶的小叶数少于 5 枚。多年生植株都有 3～5 片复叶，其中 3 片复叶的占 29%，4 片的占 32.5%，5 片的占 38.5%。45%的植株每片复叶上的小叶数相等，均为 5 枚，另外 30%的至少有 1 片复叶的小叶数为 6～7 枚，25%的至少有一片复叶的小叶数少于 5 枚。由此可见竹节参叶片数也不是简单地以“三枝五叶”所能描述的。竹节参小叶的形状有阔卵形、卵形、卵状披针形或披针形四种，每个复叶的各片小叶大小均不一样，其中有 1 片较大。观察表明，随着苗龄的增大，叶面积也增大。二年生植株最大叶（指复叶上的小叶中的最大叶，下同）叶长 3～7cm，宽 3～4cm；三年生植株最大叶叶长 7～14cm，平均叶长 11cm，宽 3～5cm，平均叶宽 4cm；多年生植株最大叶叶长 8～19cm，平均叶长 13.4cm，宽 3～9.5cm，平均叶宽 6.4cm。竹节参叶色有浅绿、绿、深绿色 3 种；叶边缘有锯齿，且深浅不一，有 5%表现为深齿，有 5%表现为深波状叶。叶表面有的光滑、平坦，有的平坦、有毛，有的粗糙不平，同时色泽不匀。

1.2　繁殖生物学特征

1.2.1　开花年限及花序轴特征

二年生竹节参无花芽分化，不开花。三年生植株有 60%花芽分化，但开花迟，结实率很低，种子产量少，种子小，发芽率低。四年生植株才能正常开花结实。多年生植株开花多，结实率高。

竹节参花芽的分化一般在 7 月中旬开始，三年生以上才有花芽分化，至 10 月底芽的分化才完成，茎、叶、花轴、花序也分化完成，花蕾已肉眼可见。之后于 11 月中旬进入休眠。多年生的分化进程快于四年生，四年生快于三年生；第 2 年 2 月底气温稍升高后，就开始生长发育；3 月初出苗，首先是子叶包被着花轴的芽钻出土面，撑破膜质苞片后，叶片开始生长，花轴在茎顶并不伸长，仍呈弯曲状；到 4 月中旬后，叶片已展开，生长速度加快，花轴逐步伸直，花轴的下部开始生长。三年生植株花轴细、花序小、萌动早；四年生及多年生植株花轴粗、花序大、萌动迟。5 月是花轴快速伸长期；6 月初顶生花序伸直，小花梗伸长，小花生长加快；6 月中旬花轴生长完成，不再伸长。然后开始进入开花期。三年生的花轴长平均 20.1cm，四年生的平均 49.6cm，多年生的平均 55.4cm。统计分析表明：四年生竹节参花轴长（y）与植株高度（x）呈正相关，线性回归方程为 $y=-6.65+0.735x$，$r=0.91>r_{0.01}=0.449$（$n=30$）；多年生竹节参花轴长与植株高度也呈正相关，$y=8.215+0.554x$，$r=0.92$。

竹节参为顶生伞形花序，花序外形有圆球形、椭圆形、不规则的波状形 3 种；观察发现，花序除 1 个顶生花序具正常形态外，还有多种变态型小花序。变态型小花序包括 3 种类型：最常见的是在花轴的中上部以分枝形式分化出 1～4 个较小的伞形花序，互生或轮生在主花轴的中上部；二是在茎端的主花轴旁分化出 1 个或多个（最多可达 6 个）细小的花序；三是在顶生花序的某 1 朵或几朵花变态，发育成 1 个或几个小花序，构成复伞形花序。同一植株花序的变态型往往只有一种类型，三年生出现花序变态类型的频率低，四年生以上出现的频率高。由于竹节参一个生命周期太长，目前对这种变态是否有遗传性还没有深入研究。

1.2.2 开花习性特征

竹节参伞形花序单一顶生，主花序有小花 30～130 朵；随种植年限增加，小花数迅速增加。三年生小花数一般每株 30～50 朵，平均 35 朵；四年生一般 30～80 朵，平均 47 朵；多年生一般 52～124 朵，平均 73.3 朵。顶生花序小花数多，变态花序（包括侧花序）小花数少，仅 20～30 朵。

观察发现，多年生竹节参小花在 5 月初花序进入快速生长期，到 6 月中旬已发育完全，6 月 15 日前后进入始花期（5%开花），6 月 23 日进入盛花期（50%开花），6 月 28 日以后进入衰花期，7 月 13 日进入终花期。多年生与四年生植株开花期相近，均早于三年生植株 7 天左右。开花时间一般在上午 9 时至 11 时，晴天气温高时，花开得快而多，而阴冷天气则开花少且不集中。同一花序小花的开放是从边缘向中间依次进行，第 1 天开花 4～5 朵，第 2 天开 10 朵左右，以后逐渐增多。同一花轴上的主花序开花早，变态花序开花迟，变态花序开花时间基本一致。每花序仅有一个主花序的小花发育快，个体大，开花相对集中，特别是主花序中部小花发育最明显；变态小花序的小花大多发育不良，开花少，花器小；每花序结果不超过 10 个，且一般为单粒，种子细小。

竹节参花淡黄绿色；苞片小线状披针形；花萼具 5 枚三角形小齿；花瓣 5 片，卵状三角形；雄蕊 5 枚，花丝短，花药长圆形；子房下位，2～4 室，三年生以 2 室为主，四年生以上以 3 室为主，极少数为 4 室；花柱上部 3 裂，花盘环状（林先明等，2006）。

1.2.3　有性繁殖特征

竹节参种子外形为肾形，种皮为乳白色，坚硬。内种皮薄膜状，尖端为脐孔，沿脐孔有结合缝，萌发时胚根由脐孔处钻出。竹节参种子在成熟采收时，胚仅为多个细胞组成的细胞团，因此竹节参必须在湿沙贮藏条件下，温度保持较高水平，完成“胚后熟”才能正常萌发。在湿沙贮藏条件下，在贮藏过程中种胚逐渐变成圆球形、长圆形，90 天后变为鱼雷形成熟胚，此时有 2 片白色子叶包住胚芽及 3 片呈淡绿色的胚叶、胚根、胚茎。胚分化同时，胚乳随之膨胀，有时可使外种皮裂开。形成成熟胚后，胚不继续伸长，种子又进入“上胚轴休眠”状态，再经过一个低温休眠过程，待第 2 年春天气温升高后，胚才开始继续生长，胚乳作为养分，逐渐被子叶吸收，然后完成种子萌发过程。如果种子成熟晚或贮藏条件不适宜，胚后熟过程还没有完成时进入低温，第 2 年气温升高后胚才开始萌动，完成“胚后熟”过程，之后进入“上胚轴休眠”阶段，当年仍不能出苗；经过第 2 年冬季低温后，第 3 年才出苗。种子萌发后，胚根先从种孔中钻出，胚芽也随之钻出，2 片肥厚的子叶仍留在种皮内，胚根伸长，下胚轴不伸长，胚芽与子叶的结合处上有一微小的呈休眠状态的凸起，上胚轴快速伸长出土，形成幼茎，茎顶分化出 3～5 片小叶，因此竹节参幼苗应为子叶留土型。开始由子叶提供植株生长所需的养分，子叶养分消耗完后即脱落，此时在土中的下胚轴开始增大，形成一个小凸起，随着植株生长逐渐膨大，形成地下块根，以后成为“竹节参胆”（林先明等，2007b）。

1.2.4 无性繁殖特征

竹节参的无性繁殖主要是用地下根状茎进行切段繁殖。竹节参地下根状茎上的所有节，包括竹节参胆，都能作为切段繁殖的材料，节多出苗率高，苗质优。切段繁殖第2年能否出苗的关键是切段的时间，上年10月以前切段，第2年80%茎段能出苗，但不出苗的茎段一般也不会死，第2年会长出芽苞，第3年春还能出苗。繁殖材料即地下根状茎的粗细对第2年出苗的大小起决定作用：多年生较粗的地下根状茎（茎粗2cm左右）即使只有1节，第2年出苗仍能开花结实（与三年生苗相当），节多则开花结实更多；如果地下根状茎粗小于1cm，则出的苗仅如二年生小苗，不开花（林先明等，2007b）。

第2章　竹节参繁殖与栽培管理

在自然状态下，竹节参的繁殖方法有种子繁殖和地下茎分裂繁殖，这两种繁殖技术的繁殖系数低，很难满足竹节参产业化发展对种苗的需求。以组织培养为基础的现代生物技术在种质资源的保存、利用和创新，以及高抗优质品种的培育方面具有巨大的优势和潜力；且获得再生植株的时间短，外植体来源不受时间限制，能全年进行种苗繁殖，不但繁殖系数大，而且能保持品种的优良性状，同时也是高等植物细胞工程、基因工程和进一步改良的重要基础。在种子萌发试验的基础上建立竹节参组织培养技术，实现离体培养，对于竹节参的繁殖和开发利用具有重要的现实意义，同时可为遗传转化及品种改良打下坚实的试验基础，有利于在繁殖技术的基础上进行栽培和管护研究。

2.1　种子繁殖技术

运用单因素试验和正交试验对成熟的竹节参种子进行萌发试验，探讨赤霉素浓度、浸种温度、浸种时间对竹节参种子萌发的影响，筛选出赤霉素浓度、浸种温度、浸种时间的最佳组合方案，可为有效提高竹节参种子的萌发率和萌发指数，促进实生苗快速生长，开发、保护竹节参种质资源提供理论依据，也可为进一步研究竹节参种子的发芽生理和发芽机制提供理论和实践指导意义（张来，2012）。

2.1.1　GA_3浓度对竹节参种子萌发的影响

表2-1指出，在正常条件下，竹节参种子萌发时间需34天，每天最大萌发数为第16天时的3粒；萌发率（GP）为60%。用不同浓度的GA_3溶液进行处理，其萌发时间均有所缩短，最短时间为150mg/L GA_3处理时的25天。在130～150mg/L，种子的GP随着浓度的增大而增加，

最大值为95%，可在150～160mg/L，GP反而随着浓度的增加而降低。竹节参种子的萌发势（GT）同样遵循GP的规律，浓度为130～150mg/L时，GT随浓度的增加而增大，在150～160mg/L，GT随浓度的增加而减小。但是萌发指数（GI）却有所不同，在130～150mg/L，GI随浓度的增加而增大，在150～155mg/L，GI从最大值0.38降到0.11，而到160mg/L，数值出现反弹，达到0.24。

表2-1　GA_3浓度对竹节参种子萌发的影响

GA_3浓度（mg/L）	种子萌发数（*N*）（粒）	萌发时间（天）	每天最大萌发数（粒）及萌发天数	萌发率（GP）（%）	萌发势（GT）	萌发指数（GI）
130	13（20）	32	4（20）	65±0.14	332.8±0.11	0.08±0.02
140	15（20）	28	6（18）	75±0.05	358.9±0.08	0.18±0.12
145	17（20）	28	4（12）	85±0.20	386.5±0.49	0.20±0.15
150	19（20）	25	6（12）	95±0.16	420.2±0.25	0.38±0.06
155	17（20）	30	3（15）	85±0.09	362.6±0.01	0.11±0.34
160	14（20）	29	2（10）	70±0.05	312.4±0.15	0.24±0.17
CK（对照）	12（20）	34	3（16）	60±0.07	328.7±0.64	0.06±0.41

从竹节参种子萌发时间、萌发率和萌发势3个参数的变化趋势分析来看，在固定浸种时间为24h、浸种温度为25℃的条件下，以GA_3浓度为150mg/L时，竹节参种子的萌发效果最佳。

2.1.2　浸种时间对竹节参种子萌发的影响

表2-2显示，在正常萌发条件下，竹节参种子的萌发时间需34天，每天最大萌发数为第16天的3粒，萌发率（GP）为60%。可是在不同的浸种时间处理条件下，萌发时间从正常的34天最低可降到20天，提前了14天，种子萌发数从对照组的12粒上升到18粒，GP由对照组的60%上升到90%，每天的最大萌发数由对照组的3粒上升到6粒。单独从GP来看，在浸种时间18～24h，竹节参种子的GP随着浸种时间的增加而提高，最大GP为24h时的90%，但在24～26h，萌发率反而降低了15个百分点。GI规律遵循萌发率的变化趋势，在18～24h，随浸种时间的增加而增大，最大值为24h时的0.54，在24～26h，随浸种时间的增加而降低。在本试验中，竹节参种子的GT没有上述规律，而是呈现大小间隔的变化趋势。

表 2-2　浸种时间对竹节参种子萌发的影响

浸种时间（h）	种子萌发数（N）（粒）	萌发时间（天）	每天最大萌发数（粒）及萌发天数	萌发率（GP）（%）	萌发势（GT）	萌发指数（GI）
18	10（20）	31	3（17）	50±0.45	464.8±0.28	0.06±0.21
20	13（20）	28	5（14）	65±0.17	317.5±0.15	0.16±0.23
22	16（20）	25	6（12）	80±0.10	295.8±0.79	0.32±0.14
24	18（20）	20	6（10）	90±0.26	374.1±0.45	0.54±0.06
26	15（20）	30	3（15）	75±0.02	352.4±0.11	0.10±0.83
CK（对照）	12（20）	34	3（16）	60±0.07	328.7±0.64	0.06±0.41

从萌发时间、萌发率和萌发指数 3 个参数分析来看，在 GA_3 溶液浓度为 150mg/L、浸种温度为 25℃的条件下，浸种时间以 24h 为宜，此时竹节参种子的萌发效果最佳，各项萌发参数较优。

2.1.3　浸种温度对竹节参种子萌发的影响

由表 2-3 看出，与对照组相比，随着浸种温度的不同，萌发时间从 34 天最多可降到 15 天，缩短了 19 天；每天最大萌发数由对照组的 3 粒增加到 5 粒，GP 由对照组的 60%增加到 90%，种子萌发数由 12 粒增加到 18 粒。单独从所考察的参数分析来看，GP 在 10～25℃随着浸种温度的升高而提高，由 10℃时的 55%增加到 25℃时的 90%，增加幅度为 63.6%；在 25～35℃随浸种温度的升高而降低，由最大值 90%降至 50%，下降幅度为 44.4%。GI 的变化规律是在 10～30℃，随浸种温度的升高而增大，由 10℃时的 0.05 增加到 30℃时的 0.50，变幅达 900%；在 30～35℃随浸种温度的升高而降低，由 30℃时的 0.50 下降到 35℃时的 0.28，下降幅度为 44%。GT 的变化趋势与 GP 相同，在 10～25℃随着浸种温度的升高而提高，由 10℃时的 289.5 上升到 25℃时的 401.2，增加幅度为 38.6%；在 25～35℃随浸种温度的升高而降低，由 25℃时的 401.2 下降到 35℃时的 208.6，下降幅度为 48.0%。

从萌发时间、萌发率、萌发指数和萌发势 4 个参数来看，在浸种时间为 24h、GA_3 溶液浓度为 150mg/L 的条件下，竹节参种子的浸种温度以 25℃为宜，此时种子的萌发率最大，萌发时间相对合理。

表 2-3 浸种温度对竹节参种子萌发的影响

浸种温度（℃）	种子萌发数（*N*）（粒）	萌发时间（天）	每天最大萌发数（粒）及萌发天数	萌发率（GP）（%）	萌发势（GT）	萌发指数（GI）
10	11（20）	30	2（15）	55±0.09	289.5±0.41	0.05±0.22
15	13（20）	28	3（16）	65±0.38	317.4±0.17	0.09±0.51
20	16（20）	26	2（13）	80±0.11	346.8±0.08	0.09±0.37
25	18（20）	22	5（10）	90±0.25	401.2±0.44	0.41±0.01
30	15（20）	15	4（8）	75±0.48	211.5±0.31	0.50±0.54
35	10（20）	18	3（6）	50±0.35	208.6±0.41	0.28±0.36
CK（对照）	12（20）	34	3（16）	60±0.07	328.7±0.64	0.06±0.41

2.1.4 正交试验优化竹节参种子萌发

由表 2-4 的正交试验结果极差 GP-R 值看出，3 个因素中对竹节参种子 GP 影响最大的为浸种时间，GA_3 浓度和浸种温度次之，效果等同；GA_3 浓度对应的 GP-K 值最大为 230，浸种时间对应的 GP-K 值最大为 240，浸种温度对应的 GP-K 值最大为 230。

表 2-4 竹节参种子萌发的正交试验

试验号	A（GA_3浓度）（mg/L）	B（浸种时间）（h）	C（浸种温度）（℃）	D（误差）	萌发率（GP）（%）	萌发指数（GI）
1	145	22	20	1	65	0.06
2	145	24	25	2	80	0.32
3	145	26	30	3	50	0.04
4	150	22	25	3	75	0.47
5	150	24	30	1	85	0.68
6	150	26	20	2	70	0.38
7	155	22	30	2	65	0.05
8	155	24	25	3	75	0.45
9	155	26	20	1	60	0.03
GP-K_1	195	205	195	210		
GP-K_2	230	240	230	215		
GP-K_3	200	180	200	200		
GP-R	11.67	20	11.67	5.00		
GP-S	239	606	239	186		
GI-K_1	0.42	0.58	0.47	0.77		

续表

试验号	A（GA_3浓度）（mg/L）	B（浸种时间）（h）	C（浸种温度）（℃）	D（误差）	萌发率（GP）（%）	萌发指数（GI）
GI-K_2	1.53	1.45	1.24	0.75		
GI-K_3	0.53	0.45	0.77	0.96		
GI-R	0.37	0.33	0.26	0.07		
GI-S	0.519	0.197	0.100	0.009		

注：K_1、K_2、K_3代表对应因素水平的萌发率与萌发指数的和，$R=(K_{max}-K_{min})/3$

同理，由极差 GI-R 值可以看出，3 个因素对竹节参种子 GI 影响的主次顺序依次是 GA_3浓度、浸种时间、浸种温度；依次对应的最大 GI-K 值为 1.53、1.45、1.24。上述直观分析指出，在试验设置范围内，竹节参种子 GP 的优化组合为 $A_2B_2C_2$，即 GA_3浓度为 150mg/L，浸种时间为 24h，浸种温度为 25℃；GI 的优化组合也为 $A_2B_2C_2$（图 2-1A～F）。

竹节参种子萌发正交试验方差分析（表 2-5）指出，在所设置的水平梯度范围内，GA_3 浓度、浸种时间和浸种温度对竹节参种子萌发率（GP）的影响在统计学水平上差异不显著；但对于其种子萌发指数（GI）的影响均达到极显著水平。

植物种子萌发是一个复杂的过程，至今尚未能清楚地阐明其调控机制，但对于休眠性植物种子用低温（5℃）沙藏层积处理可提高发芽率，已早有报道。对于竹节参从每年秋末冬初开始，其种子在植株上已经成熟，但从生殖生理的角度看并未成熟，必须经过 60～70 天的自然低温处理，胚在形态和生理上才能够完全成熟。另外，从生态环境来看，竹节参主要生长在海拔 2000m 左右的地带，每年的冬季正好是温度较低的季节，有利于低温诱导胚的后熟作用。现代研究已经证实，竹节参种子具有典型的休眠作用。因此，用低温沙藏处理，可能会增加种子内源赤霉素含量，促进种子后熟，解除种子休眠，对提高 GP 具有一定的促进作用。施加外源赤霉素是打破植物种子休眠、提高种子 GP 的主要方法之一，但因所施加赤霉素浓度、处理温度和时间的不同，效果会有所差异。竹节参种子萌发的单因素试验结果表明，GA_3 的最适浓度为 150mg/L，最适浸种温度为 25℃，最适浸种时间为 24h；与此最适萌发条件相应的 GP 依次为 95%、90%、90%。而竹节参种子萌发的 $L_9(3^4)$

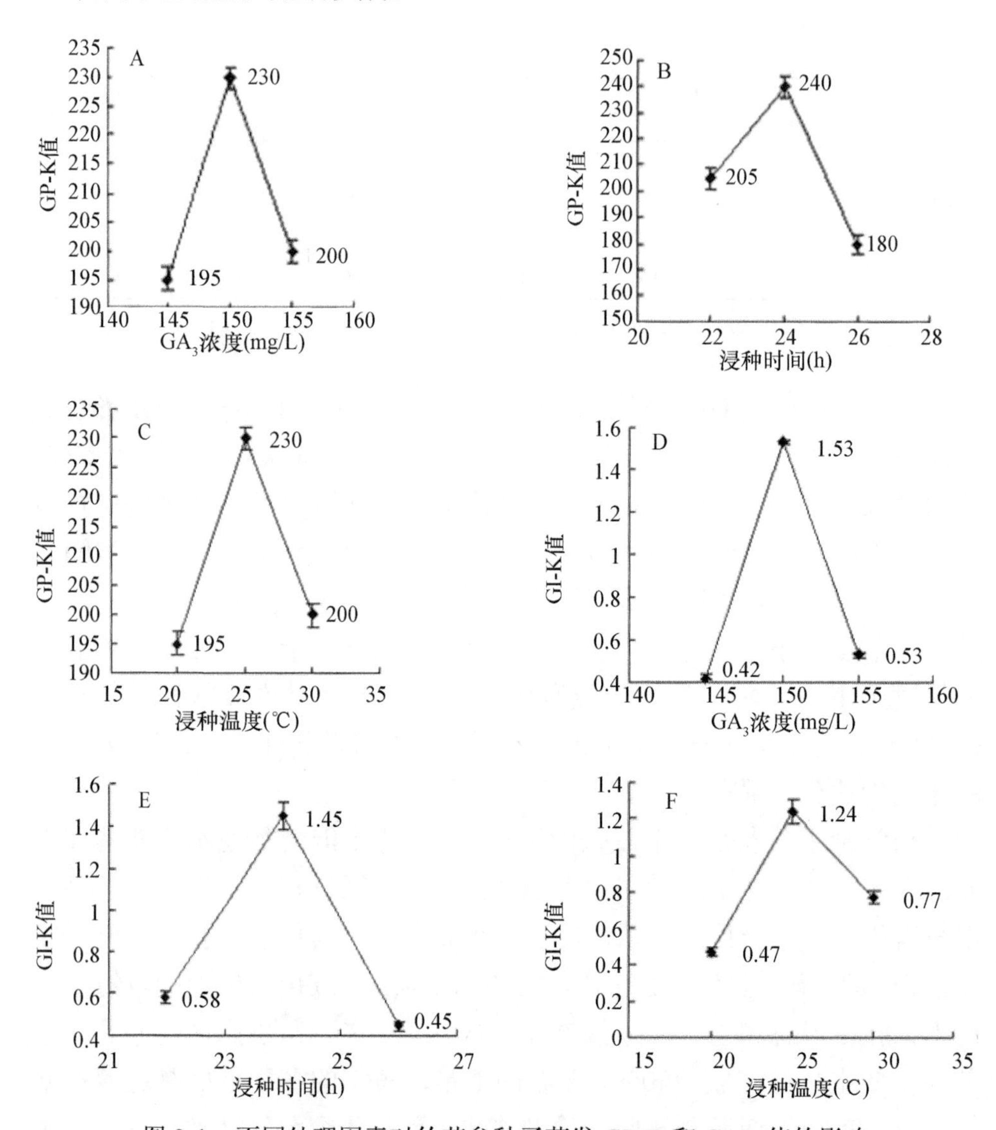

图 2-1　不同处理因素对竹节参种子萌发 GP-K 和 GI-K 值的影响

表 2-5　竹节参种子萌发正交试验方差分析

方差来源	离差平方和		自由度	均方		*F* 值		显著性	
	GP	GI		GP	GI	GP	GI	GP	GI
A（GA_3 浓度）	239	0.519	2	119.5	0.2595	1.28	57.67	*	**
B（浸种时间）	606	0.197	2	303	0.0985	3.26	21.89	*	**
C（浸种温度）	239	0.100	2	119.5	0.0500	1.28	11.11	*	**
D（误差）	186	0.009	2	93	0.0045				

注：$F_{0.05(2,9)}$=4.26；$F_{0.01(2,9)}$=8.02；*表示在 0.05 水平上显著，**表示在 0.01 水平上显著

正交试验结果表明，对竹节参种子 GP 影响最大的为浸种时间，GA_3 浓度和浸种温度次之；对 GI 影响的主次顺序依次是 GA_3 浓度、浸种时间、浸种温度。在试验设置范围内，竹节参种子 GP 的优化组合也为 $A_2B_2C_2$，即 GA_3 浓度为 150mg/L，浸种时间为 24h，浸种温度为 25℃；GI 的优化组合也为 $A_2B_2C_2$，即 GA_3 浓度为 150mg/L，浸种时间为 24h，浸种温度为 25℃。在统计学水平上，所有因子的不同梯度水平对竹节参种子 GP 的影响无显著差异，但对于 GI 则达到极显著水平。因此本试验表明，在一定范围（时间和温度）内，不同浓度的赤霉素能显著促进竹节参种子的萌发，但不是浓度越大 GP 越高。

2.2 组培繁殖技术

2.2.1 不同消毒方法对竹节参愈伤组织诱导的影响

竹节参的嫩茎和叶对乙醇的敏感度较高，掌握适当的乙醇处理时间对获得茎和叶的无菌外植体非常重要。竹节参果实是浆果，种皮较为粗糙，播种前需经沙藏后熟处理，胚在剥离前，本身的污染就较严重，且竹节参种子子叶淀粉化程度高，导致消毒难度大。如表 2-6 所示，种子经 75%乙醇处理 60s 后经 0.1%氯化汞浸泡 12min 所获得的胚具有较高的成活率和较低的污染率；茎和叶采用 75%乙醇处理 15s 后经 5%次氯酸钠浸泡 5min，能达到较好的消毒效果。

表 2-6　不同消毒方法对竹节参外植体成活率的影响

外植体	处理方法	接种数	污染数	污染率（%）	存活数	成活率（%）
种子（个）	75%乙醇 30s，0.1%氯化汞浸泡 12min	30	29	96.67	0	0
	75%乙醇 45s，0.1%氯化汞浸泡 12min	30	26	86.67	1	3.33
	75%乙醇 60s，0.1%氯化汞浸泡 12min	30	20	66.67	5	16.67
茎（根）	75%乙醇 10s，5%次氯酸钠浸泡 5min	30	19	63.33	10	33.33
	75%乙醇 15s，5%次氯酸钠浸泡 5min	30	13	43.33	16	53.33
	75%乙醇 20s，5%次氯酸钠浸泡 5min	30	8	26.67	13	43.33
叶（片）	75%乙醇 10s，5%次氯酸钠浸泡 5min	30	16	53.33	8	26.67
	75%乙醇 15s，5%次氯酸钠浸泡 5min	30	10	33.33	13	43.33
	75%乙醇 20s，5%次氯酸钠浸泡 5min	30	5	16.67	10	33.33

2.2.2 不同激素水平对竹节参愈伤组织诱导的影响

2.2.2.1 光照条件下不同激素水平对不同外植体愈伤组织诱导的影响

在光照条件下，竹节参胚和茎段所诱导出的愈伤组织均出现不同程度的褐化（图 2-2A、B）。统计结果见表 2-7。竹节参胚接种到相应浓度的培养基上 25 天左右开始发芽，继而基部形成愈伤组织，继续培养 45 天左右，萌发的小苗开始枯萎死亡，愈伤组织继续生长。茎段接种到相应浓度的培养基上 5 天左右，茎两端切口处开始膨大，10 天左右长出淡黄绿色愈伤组织，愈伤组织增殖较快。叶接种到相应浓度的培养基后 20 天左右开始形成愈伤组织，诱导出的愈伤组织生长缓慢，疏松易碎，呈晶体状，相对于胚和茎诱导出的愈伤组织，褐化程度较轻，但增殖速

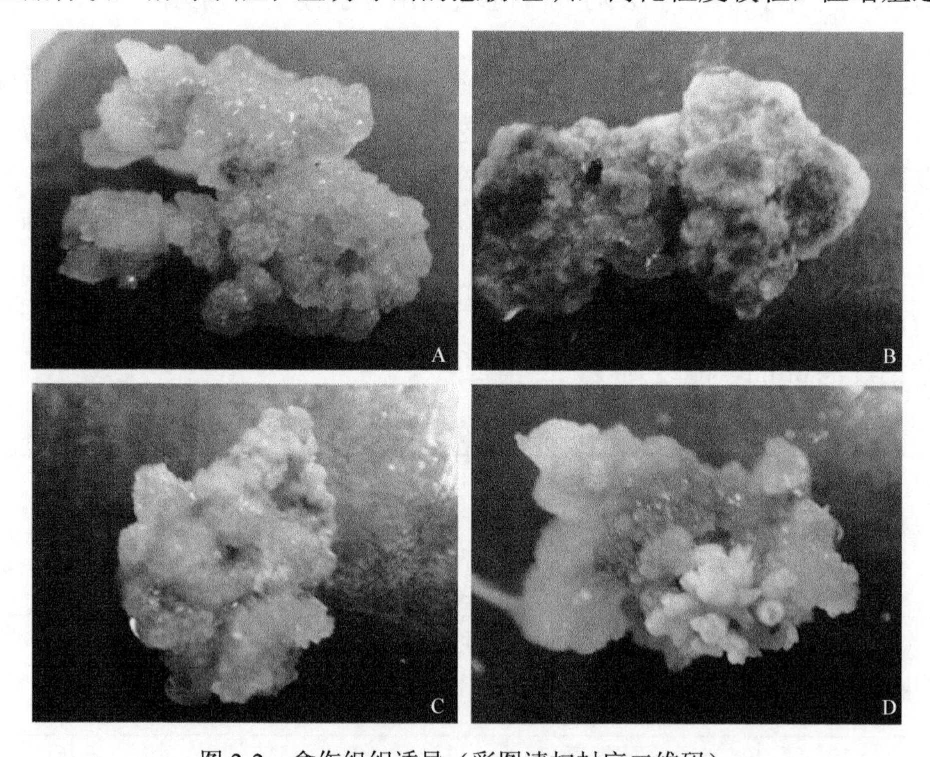

图 2-2 愈伤组织诱导（彩图请扫封底二维码）

A、B. 光照条件下不同褐化程度的愈伤组织；C. 黑暗条件下的愈伤组织；D. 黑暗条件下产生的体细胞胚愈伤组织

表 2-7　光照条件下竹节参不同外植体愈伤组织诱导正交试验

编号	激素水平			胚		茎		叶	
	NAA（mg/L）	2,4-D（mg/L）	KT（mg/L）	诱导率（%）	褐化程度	诱导率（%）	褐化程度	诱导率（%）	褐化程度
1	0.5	0.5	0.1	60.00	+++++	66.67	+++++	10.00	+
2	0.5	1.0	0.2	66.67	++++	76.67	++++	36.67	++
3	0.5	1.5	0.3	60.00	+++++	63.33	+++++	20.00	++
4	1.0	0.5	0.2	63.33	+++	66.67	+++	23.33	++
5	1.0	1.0	0.3	76.67	++	86.67	++	43.33	++
6	1.0	1.5	0.1	83.33	++	90.00	++	43.33	++
7	1.5	0.5	0.3	70.00	+++	76.67	+++	33.33	+
8	1.5	1.0	0.1	96.67	+	100.00	+	50.00	+
9	1.5	1.5	0.2	100.00	++	100.00	++	56.67	+

注：用“+”表示褐化程度，将褐化程度分为五个等级，“+”越多表示褐化程度越高

度较慢。极差和方差分析如表 2-8 所示，在光照条件下萘乙酸（NAA）和 2,4-D 对竹节参的胚、茎和叶的愈伤组织诱导的影响达到极显著水平；激动素（KT）对胚愈伤组织诱导的影响达到显著水平，对茎和叶愈伤组织诱导的影响则不显著。

表 2-8　光照条件下竹节参不同外植体愈伤组织诱导正交试验极差及方差分析

材料		NAA	2,4-D	KT
胚	K_1	62.22	64.44	80.00
	K_2	74.44	80.00	76.67
	K_3	88.89	81.11	68.89
	R	26.67	16.67	11.11
	F	55.97**	25.52**	7.40*
茎	K_1	68.89	70.00	85.56
	K_2	81.11	87.78	81.11
	K_3	92.22	84.44	75.56
	R	23.33	17.78	10.00
	F	40.32**	24.68**	3.29
叶	K_1	22.22	22.22	34.44
	K_2	36.66	43.33	38.89
	K_3	46.67	40.00	32.22
	R	24.45	21.11	6.67
	F	46.08**	38.69**	−0.41

注：$F_{0.05(2,\ 9)}$=4.26；$F_{0.01(2,\ 9)}$=8.026；*表示在 0.05 水平上显著，**表示在 0.01 水平上显著

三种激素对胚、茎和叶愈伤组织诱导的影响程度大小都是 NAA＞2,4-D＞KT，从正交试验优先原则和诱导率选择判断来看，胚用 1.5mg/L NAA+1.5mg/L 2,4-D+0.1mg/L KT；茎用 1.5mg/L NAA+1.0mg/L 2,4-D+0.1mg/L KT；叶用 1.5mg/L NAA+1.0mg/L 2,4-D+0.2mg/L KT 的激素配比能较好地诱导出愈伤组织，茎相对于胚和叶片较易诱导出愈伤组织，且其增殖速度快。

2.2.2.2 黑暗条件下不同激素水平对不同外植体愈伤组织诱导的影响

黑暗条件下竹节参不同外植体愈伤组织诱导正交试验见表 2-9，“—”表示没有出现褐化。三种外植体在黑暗条件下诱导出的愈伤组织均呈黄色或淡黄色，不发生褐化（图 2-2C）。试验表明，在竹节参的愈伤组织培养过程中，暗培养能减轻愈伤组织的褐化，但黑暗条件下愈伤组织的总体诱导率较光照条件下低，茎愈伤组织的诱导率高于胚和叶片。

表 2-9　黑暗条件下竹节参不同外植体愈伤组织诱导正交试验

编号	激素水平			胚		茎		叶	
	NAA（mg/L）	2,4-D（mg/L）	KT（mg/L）	诱导率（%）	褐化程度	诱导率（%）	褐化程度	诱导率（%）	褐化程度
1	0.5	0.5	0.1	50.00	—	60.00	—	0	—
2	0.5	1.0	0.2	56.67	—	66.67	—	10.00	—
3	0.5	1.5	0.3	56.67	—	60.00	—	10.00	—
4	1.0	0.5	0.2	63.33	—	60.00	—	3.00	—
5	1.0	1.0	0.3	70.00	—	70.00	—	16.67	—
6	1.0	1.5	0.1	80.00	—	83.33	—	13.33	—
7	1.5	0.5	0.3	56.67	—	63.33	—	16.67	—
8	1.5	1.0	0.1	63.33	—	73.33	—	33.33	—
9	1.5	1.5	0.2	76.67	—	80.00	—	30.00	—

将竹节参胚接种到相应浓度的培养基上，暗条件下，竹节参胚的萌发较光照条件慢 5 天左右，40 天左右形成愈伤组织，萌发的小苗培养一段时间后枯萎死亡，但不影响愈伤组织的继续生长。竹节参茎段接种到相应浓度的培养基上 15 天左右开始形成愈伤组织，愈伤组织呈黄色或淡黄色，接种在 8 号培养基上（表 2-10）的愈伤组织培养三个月后有

白色体细胞胚形成（图 2-2D），将其转接于附加 1.5mg/L GA_3 的 MS 培养基上光照培养 25 天后能正常产生芽体。叶片接种到相应浓度的培养基上 25 天左右开始出现晶体状、疏松易碎的愈伤组织，并且其生长速度较慢。极差分析表明，三种激素对竹节参胚和叶片愈伤组织诱导的影响程度大小依次为 NAA＞2,4-D＞KT，从正交试验优先原则和诱导率选择判断来看，胚用 1.0mg/L NAA+1.5mg/L 2,4-D+0.2mg/L KT；叶片用 1.5mg/L NAA+1.0mg/L 2,4-D+0.1mg/L KT 的激素配比能达到较好的诱导效果。三种激素对竹节参茎愈伤组织诱导的影响依次为 2,4-D＞NAA＞KT，激素配比为 1.5mg/L NAA+1.5mg/L 2,4-D+0.1mg/L KT 时能达到较好的诱导效果。整体分析来看，茎的诱导率最高，叶片的诱导率最低。

表 2-10　不同激素水平对竹节参丛生芽诱导的影响

MS 编号	激素水平		诱导率（%）
	6-BA（mg/L）	GA_3（mg/L）	
1	1.0	1.0	50.00
2	1.0	1.5	60.00
3	1.0	2.0	53.33
4	2.0	1.0	56.67
5	2.0	1.5	80.00
6	2.0	2.0	73.33
7	3.0	1.0	86.67
8	3.0	1.5	66.67
9	3.0	2.0	56.67

方差分析如表 2-11 所示，黑暗条件下 NAA 对竹节参的胚和叶片愈伤组织诱导的影响达到极显著水平，对茎愈伤组织诱导的影响达到显著水平；2,4-D 对三种外植体愈伤组织诱导的影响均达到极显著水平；KT 对胚、茎、叶愈伤组织的诱导则无显著影响。

表 2-11　黑暗条件下竹节参不同外植体愈伤组织诱导正交试验极差及方差分析

材料		NAA	2,4-D	KT
胚	K_1	54.45	56.67	64.44
	K_2	71.11	63.33	65.56
	K_3	65.56	71.11	61.11
	R	16.66	14.44	4.45
	F	22.21^{**}	15.64^{**}	−0.004

续表

材料		NAA	2,4-D	KT
茎	K_1	62.22	61.11	72.22
	K_2	71.11	70.00	68.89
	K_3	72.22	74.44	64.44
	R	10.00	13.33	7.78
	F	5.76*	11.11**	0.82
叶	K_1	6.67	6.56	15.55
	K_2	11.00	20.00	14.33
	K_3	26.67	17.78	14.45
	R	20.00	13.44	1.22
	F	36.38**	16.79**	−0.37

注：$F_{0.05(2,9)}$=5.117；$F_{0.01(2,9)}$=10.56；*表示在 0.05 水平上显著，**表示在 0.01 水平上显著

2.2.3 不同激素水平对竹节参芽诱导的影响

竹节参愈伤组织接种在表 2-10 所示的培养基上 45 天左右丛生芽开始萌发，1 号培养基中的少数愈伤组织发芽并长出根，但所得小苗长势弱（图 2-3A）。5 号和 7 号培养基丛生芽诱导率能达到 80%及以上（图 2-3B）。丛生芽形成的启动阶段，芽的生长和分化速度较慢，但继续培养 20 天左右，丛生芽的生长速度加快，芽分化的数量增多。结果表明竹节参愈伤组织在激素配比为 3.0mg/L 6-苄基腺嘌呤（6-BA）+1.0mg/L GA_3 的培养基中丛生芽的诱导率最高。

2.2.4 不同激素水平对竹节参根诱导的影响

当芽长至 1.5cm 左右，选择生长健壮、发育良好的小苗，将其切下，接种于表 2-12 所示的培养基上，接种 10 天左右小苗开始生根。表中的 9 个组合均能诱导竹节参的芽生根（图 2-3C），但用 1 号、5 号、7 号培养基诱导出的根细弱，在激素配比为 1.0mg/L 6-BA+3.0mg/L IBA 的 3 号培养基中，芽的生根率最高，根生长健壮，所得的再生试管苗可用于室外移栽。

2.2.5 竹节参室外移栽

竹节参为阴生植物，对光的直射较为敏感，其野生环境对遮阴度要

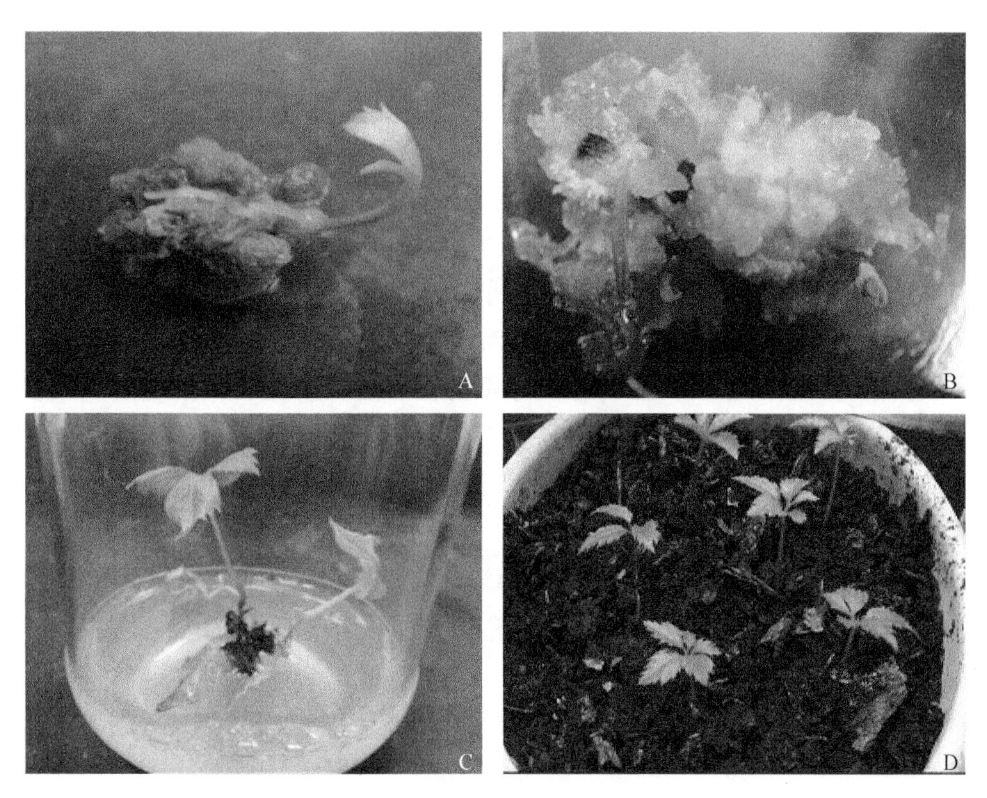

图 2-3　植株再生（彩图请扫封底二维码）

A. 发芽的愈伤组织；B. 丛生芽；C. 生根培养；D. 室外移栽

表 2-12　不同激素水平对竹节参生根的影响

MS 编号	激素水平		生根率（%）	平均发根数（条）
	6-BA（mg/L）	IBA（mg/L）		
1	1.0	1.0	83.33	4
2	1.0	2.0	86.67	6
3	1.0	3.0	100.00	7
4	2.0	1.0	76.67	5
5	2.0	2.0	90.00	6
6	2.0	3.0	93.33	6
7	3.0	1.0	70.00	5
8	3.0	2.0	90.00	6
9	3.0	3.0	83.33	6

求较为苛刻，一年生竹节参要求遮蔽度在 60%左右，随着生长年限的增加，遮蔽度逐年下降。组织培养中获得的再生植株较脆弱，移栽时严格

控制光照强度和空气湿度是移栽成活的关键。移栽试验发现，没有经过复壮培养的竹节参组培苗容易折干而死亡，导致其成活率降低，经壮苗培养则能显著提高其移栽成活率（图 2-3D）。

在植物离体培养过程中导致愈伤组织褐化的因素很多，包括植物种类、外植体的选择、培养基、激素类型与浓度、培养条件等。竹节参的愈伤组织诱导过程中，光照条件下所诱导的愈伤组织均出现不同程度的褐化，而暗培养则没有出现褐化现象，说明光照是影响竹节参愈伤组织褐化的重要因素之一。这一结果与熊丽和吴丽芳（2003）报道的暗培养能抑制愈伤组织褐化；以及许传俊和李玲（2006）研究蝴蝶兰黑暗条件下的组织培养时，外植体褐变程度较轻结果一致。这可能与植物体本身内含物质的差异有关。

离体培养过程中激素的类型和浓度对植物外植体愈伤组织的诱导与植株再生起到至关重要的作用。有研究报道指出，竹节参愈伤组织诱导过程中，单独使用 2,4-D 所诱导出的愈伤组织质地紧密，褐化程度较高。在试验中发现，2,4-D 配合 NAA 和 KT 使用也能诱导出愈伤组织。黑暗条件下竹节参愈伤组织的生长速度较光照条件下慢。从生芽培养一段时间后，少量新叶出现轻微的白化和玻璃化现象，是环境条件影响还是激素选用和配比导致这种现象产生有待深入研究。试验发现，黑暗条件下愈伤组织在 1.5mg/L NAA+1.0mg/L 2,4-D+0.1mg/L KT 的培养基上能形成白色体细胞胚，其在附加有 1.5mg/L GA_3 的 MS 培养基上能正常产生芽体，这为竹节参丛生芽的诱导提供了另一途径。

选择适当的消毒剂和消毒方法是获得无菌外植体的关键，本试验中采用氯化汞、次氯酸钠和乙醇作为消毒剂，通过控制适当的消毒时间获得无菌外植体。值得注意的是外植体经消毒剂处理后，第一次洗涤时要迅速，及时除去表面残留的消毒剂，避免其对外植体的进一步毒害，随后几次则应适当延长时间以除去或稀释外植体内部残留的消毒剂。

植物组织培养一般先将种子进行消毒后在培养基上萌发获得无菌苗，再以无菌苗的不同组织、器官作为外植体或直接取自然生长的植株的不同组织、器官消毒后作为组织培养的外植体。胚诱导出的愈伤组织获得再生植株的频率较高，因而常以胚作为外植体进行再生试验。但竹节参的胚较为幼嫩，剥离难度高，对高毒性和高渗透性的消毒剂异常敏感，直接对胚进行消毒不易掌握处理时间，因而很难获得无菌的胚作为外植体，同时消毒剂对胚具有很强的杀伤力，会使愈伤组织的形成推迟和降低外植体的再生能力，并且消毒剂在外植体中的残留也会影响后续植株再生，获得的再生植株易产生畸变。本试验先对种子进行消毒后，再剥取胚作为外植体，较易掌握处理时间，同时避免了消毒剂与胚接触时间过长而影响后续再生试验（罗正伟等，2011）。

2.3　地下块茎繁殖技术

2.3.1　切块时间与出苗率的关系

竹节参地下块茎繁殖属于营养繁殖，对竹节参种质资源保存、开发利用具有十分重要的作用。竹节参块茎繁殖从切块时间试验来看，每年 8～9 月切块处理出苗率高达 96%及以上; 10 月 10 日切块处理出苗率达 86%; 11 月 15 日切块处理出苗率很低，仅 10%（表 2-13）。因此切块繁殖时间是能否出苗的关键，10 月中旬以前处理地下茎尚能进行越冬芽的分化，因而出苗率高；11 月中旬以后切块，由于切块后立即进入冬季，越冬过程中休眠芽不分化，但已分化的越冬芽仍能出苗，因而出苗率低，不适宜进行切块繁殖。试验也发现不同部位切块对出苗有一定影响，但并不明显。无论是第 1 节，还是中间节，甚至是肉质根出苗率都在 88%及以上（表 2-14）。因此竹节参切块繁殖时整个根状茎和肉质根都可用来作繁殖材料。

表 2-13　不同切块处理出苗情况（一）

切块时间	处理数（块）	出苗数（株）	出苗率（%）
8 月 1 日	50	48	96
9 月 4 日	50	49	98
10 月 10 日	50	43	86
11 月 15 日	50	5	10

表 2-14　不同切块处理出苗情况（二）

切块部位	处理数（块）	出苗数（株）	出苗率（%）
第 1 节	50	50	100
第 2 节	50	47	94
中间节	50	44	88
肉质根	50	44	88

2.3.2　根状茎粗细与苗大小的关系

为了探讨竹节参根状茎粗细与苗大小的关系，有学者设计了相关试验，研究结果表明，重复试验的调查结果为出苗 92 株（单节或肉质根出现双苗的也只算 1 株），出苗率达 92%。也证明只要切块时间在 10 月 10 日以前，出苗率就有保证。因此可以认为：竹节参进行切块繁殖是一种可行的加快种苗繁殖的有效途径之一。试验中同时还观察到：切块繁殖出的苗的大小由根茎粗细决定，茎粗 1cm 以上的茎段，繁殖出的幼苗相当于种子繁殖二年生或三年生苗，有的甚至能开花结果。茎粗在 1cm 以下的茎段，出苗只相当于种子繁殖一年生或二年生的实生苗；未出苗的当年并未腐烂，仍有芽分化，来年还能出苗。

2.4　种苗栽培技术

2.4.1　选地与整地

一般选择腐殖质层厚的缓坡地或林间空地，距水源较近的地方栽培。尤以林间空地栽培较优，因其夏凉冬暖，有利于竹节参生长。质地黏重、贫瘠、地下水位高、排水不良的渍水地不宜栽种竹节参。竹节参喜肥趋湿，忌阳光直射，适宜在偏酸性（pH 5.5～6.5）土壤生长。种植地一般为落叶阔叶林和针叶混交林带，土壤以山地黄棕壤和山地棕壤为主。园地选好后，应在夏季整地翻挖土壤，将树根杂物耙于土层表面，并铺盖一层枯枝杂草，晒一个月左右，将覆盖物烧尽，搭棚遮阴，翻土耙细，每亩[①]施农家肥 2500kg，并加过磷酸钙 30g，耕翻、耙平。

2.4.2　定植与遮阴

定植行距 20～27cm，定植沟厢规格均为畦宽 115cm，畦长 10m，厢面清沟排渍，沟深 25cm。

竹节参幼苗的自然荫蔽度为 70%～80%。竹节参属于喜阴作物。在强光照射下，叶片发黄，植株矮小，生长不良，一、二年生参苗易枯萎死亡。在栽培上采取人工搭棚遮阴，是竹节参正常生长发育的一项基本措施。搭棚材料可以因地制宜，选择经腐耐烂的木材作桩和横杆。桩距 1.8～2.0m，棚高 1.6～1.7m。在木桩顶部架设横、纵杆，绑缚牢固。上铺杂木树枝，使荫蔽度达到要求即可。育苗地棚盖荫蔽度应稍大一点。四周设栏，以防人畜践踏。搭设人工棚，遮光处理设置：不遮阴（CK）、45%、55%和 65%。四种处理的小气候呈明显相关关系，平均气温分别为 24℃、20.3℃、19.2℃和 18℃；5cm 下地温分别为 21℃、19.7℃、19.2℃和 18.5℃，相对湿度分别为 62%、84%、87%和 96%；最高气温分别为 26℃、21.2℃、20.3℃和 20.0℃，最低气温分别为 15℃、7.0℃、6.8℃和 6.5℃。虽然各处理下小气候不同，但病害发生期阴雨连绵，减小了小气候的差异，各处理植株发病率分别为 13%、10%、9.5%和 12.6%，遮阴度处理不同对病害发生影响不明显，差异不显著。各处理植株长势差异较明显，株高分别为 103cm、98cm、102.3cm 和 110.7cm，冠幅分别为 44.60cm、33.80cm、59.29cm 和 61.36cm，叶色分别为淡绿色、黄绿、嫩绿、暗绿色，茎粗分别为 1.3cm、1.2cm、1.5cm 和 1.7cm，根茎全年重分别为 245g、311.0g、257.2g 和 115.3g，根茎折干率分别为 35%、33.5%、32%和 30.0%，生物量分别为 301g、411.6g、341.6g 和 285.0g。

竹节参移栽第一年应遮光 65%，植株各项生长指标合理，而不遮光和遮光率低的两处理植株日灼损伤严重；随着栽培年龄的增长，竹节参抵抗阳光照射的能力提高，光合生产率也逐年提高，在一定范围内，光照越强，植株长势也越快。为了提高单位面积产量，逐年降低遮阴棚遮

---

① 1 亩≈666.7m^2

光度是必要的栽培管理措施之一。竹节参不同苗龄及生育阶段对光照强度的适应和极限有待进一步研究。

2.4.3 移栽规格

竹节参移栽后，前两三年生长量较小，以后生长量逐年增大。五年生植株单株覆盖面积可达 65～70cm^2。根据这一特点，药农摸索出一条“计划栽植”的路子。当年生苗移栽规格为 13～20cm；第二年将株距改为行距，从中间移走一株，成为 20～26cm；第三年定植为 26～40cm。

2.4.4 起苗移栽

竹节参起苗时应小心细致，切忌碰撞幼芽，折断须根，避免将根与根茎分离。起苗时，若苗地干旱板结，应在前一天下午浇足一次水，便于起苗。阴雨连绵，土壤湿度过大，或雪霜冰冻时，不宜起苗和移栽。边起苗边整理，将竹节参苗上泥土和枯萎的地上部分轻轻剥去，剔除病苗和极小苗。移栽应在阴天进行。根据行距挖沟，沟宽 7cm，深度依竹节参苗长短而定。挖一沟栽一沟，第二沟土覆盖第一沟苗，循序而进。覆土深浅以芦头入土 1.5cm 或更浅一点为宜。栽完后，把畦面耙平耙细，将所剩下的基肥撒于畦面，然后覆盖腐殖土或熏土，再盖一层秸秆杂草，待来年早春揭除即可（杨永康和甘国菊，2004）。

2.5 田间管理技术

栽培竹节参的田间管理主要包括除草、松土、追肥、培土、调节荫蔽度、防旱排涝和疏花疏果等内容（杨永康和甘国菊，2004）。

2.5.1 除草

竹节参移栽后第二、三年，因竹节参苗较小，田间空隙较大，易生杂草。第四年以后，田间杂草渐少。除草要勤，保持畦面基本无杂草，以保证竹节参旺盛生长。

2.5.2 松土

松土结合除草进行。一、二年生园地行间可用小锄浅刨，减轻地下部分生长阻力。雨后放晴，应及时刨松土表层，以免板结硬化，减少土壤水分蒸发。一般一年松土 3～4 次。即 4～6 月松土 2～3 次，9 月松土一次。三年生以上植株可结合 6 月松土对地下根状茎末端膨大节进行破皮或切割，促进幼芽形成，以便翌年抽薹发芽，可增加单株年生物量。9 月松土，切忌损伤幼芽。

2.5.3 追肥

竹节参在田间留储年限较长，各阶段长势又不尽相同，所以追肥的时间、数量与肥料种类视植株年龄和长势而异。第一、二年，当幼芽春季萌动出土前，施一次芽肥，称为“上闷肥”。每亩浇施人尿（约 3 份水，1 份尿），兑水浇施（3 份水，1 份尿）；或用尿素 2.5～3kg 拌熏土撒施。4 月竹节参苗出齐后，施一次苗肥，每亩施水粪 1000～1500kg。5 月每亩施复合肥 5kg 以壮根状茎。11 月结合间移施冬肥一次，用捣碎的腐熟牛马粪约 1000kg 拌适量的过磷酸钙（20～25kg）、饼肥（100kg）撒施于畦面，然后覆盖 1.5cm 厚的腐殖土或熏土。第三年后，随着竹节参的不断生长施肥量也要增加。除适度掌握好壮芽肥外，还要把握好植株出苗展叶以后各个生长环节的施肥时间、数量和肥料种类。植株出苗展叶后，地上部进入旺盛生长期，需肥量较前两年大。4 月施春肥，每亩施尿素 5kg，或水粪 1500～2500kg；5 月雨季，每亩撒施草木灰 100kg；6 月始花期每亩施腐熟的饼肥 100kg、尿素 2～2.5kg，同时喷雾过磷酸钙水溶液（2%）作根外追肥。11 月，剪除枯枝，清洁田园，施冬肥，每亩施厩肥 1500kg、磷肥 50kg 铺盖畦面，盖住冬芽，以促进翌年旺盛生长。

2.5.4 培土

竹节参田间栽培观察发现，凡裸露于地表的根状茎，其表皮暗绿色，植株较瘦弱、易早衰，根状茎较细小而不饱满。根据竹节参根状茎斜向生长而又长不出地表的特性，必须逐年培土，促进根状茎正常生长，这是提高竹节参产量的一项重要措施。培土主要结合施冬肥进行。冬肥铺入畦面后，再覆盖一层薄土。培土的厚薄因植株年龄大小而不同，一般培土高度为 2～2.5cm。一、二年生植株培薄土，三年生以上植株逐年增厚。培土以疏松肥沃的腐殖土、熏火土、堆肥为好。不宜在步道挖土作培土，一是步道泥土结构较差；二是随着年限增长，步道逐年加深，畦边土壤不断被侵蚀，影响畦四周植株生长发育。

2.5.5 调节荫蔽度

竹节参在整个生长发育期间，以半阴半阳的荫蔽环境为适宜。在每年的生长发育周期中，由于季节、气候、植株年龄大小和环境条件不同，对光照的需求量也不同。4～5 月雨水较多，园内温度较低，土壤湿度大，荫蔽度宜调节至 30%～40%；6～7 月，气温较高，需适当加大荫蔽度至 50%左右。海拔 1500m 以上地区，在种子成熟期，应适当加大透光度，促使种子迅速成熟。

2.5.6 防旱排涝

竹节参既怕干旱又怕涝渍。引起干旱的主要是“伏旱”和“秋旱”。干旱造成土壤畦面发白裂口，严重时植株枯萎死亡。遇有干旱迹象则应注意浇水，每天下午用清水轻浇、匀浇，畦四周多浇，保持土壤适宜的含水量。在多雨季节，则应疏通步道，开好拦山沟，保证园内排水畅通。

2.5.7 疏花疏果

二年生竹节参多抽薹开花但很少结实，应在展叶未抽薹时摘除花蕾，减少养分消耗。三年生以上竹节参，主花薹多，侧生小花枝结实率极低，需及时摘除，以集中养分供应主花薹结实。主花薹小花较多，应适当疏除一部分以保证果实肥壮、籽粒饱满。一般每株小花量控制在 50～60 朵较为适宜。竹节参花薹较长，开花结实时，花盘重量不断加大，使花薹弯曲或折断，必须在竹节参旁设立支柱，支持花薹直立，绑缚时不能过紧。

2.5.8 防寒越冬

竹节参喜肥趋湿的特性造成其地下根状茎横走向上生长，每年增生一节，且芽苞生于根状茎顶端，因而易于露出地面。根据观察，凡经冬季凝冻的根状茎及越冬芽裸露地表呈现绿色的竹节参植株，展叶较晚，且瘦弱，大部分早衰。为了保证地下根状茎及芽苞的正常生长和发育，每年越冬前，结合追施盖头肥，加盖一层厚 5cm 的防寒土，并于第 2 年春季出苗前 10 天撤除。

2.6 病虫害防治技术

长期田间观察发现，竹节参的主要病害有疫病、立枯病、根腐病、锈腐病和菌核病等。防治应采取农业综合措施与药剂防治并举方案，做好种子、种苗及土壤消毒工作，忌连作。多雨季节注意及时清沟排涝，松土施肥，在雨天和露水未干时，不能开展田间工作，发现病株应及时清除，并用生石灰消毒病穴，控制传染（杨永康和甘国菊，2004）。危害竹节参的虫害主要有蛴螬和地老虎等，可采用‘西维因’和‘敌百虫’等药物进行防治。

2.6.1 疫病

【危害及症状】疫病又称湿腐病，是竹节参成株期的严重病害之一，每年均有不同程度的发生和危害，严重时造成大面积减产，雨水量大和林下栽培竹节参受害严重。竹节参疫病由疫霉菌侵染所致。此菌属藻菌纲霜霉目腐霉科疫霉属真菌。疫病感染竹节参的叶片、叶柄、花梗、茎和根部。叶片上的病斑呈水浸状，无边缘，暗绿色，如同热水烫过似的，病斑较大而且发展快，能使全部复叶枯萎下垂，俗称“耷拉手巾”，病部出现白色霉层，即分子孢子。茎上端和基部感病，可使全部叶片萎垂。茎部感病呈水浸状，暗绿色，凹陷，长斑，最终腐烂倒伏。根部感病后，表现为黄褐色软腐、水浸状，逐渐扩展，软化腐烂，根皮很易剥离，重者参根滴水，腐烂，参肉黄褐色有花纹，并有腥臭味，后期外皮带有白色菌丝，常黏着土块成团。

【发病规律】疫霉菌以菌丝孢子附着在病残体上或土壤中越冬。参根也能带病菌，为第 2 年的侵染来源。疫病菌侵染竹节参以后，在病部产生游动孢子囊，借风、雨或人的活动进行传播和侵染，高温高湿条件下疫霉菌可多次侵染，6～8 月为发病时期。参床土壤黏重、板结，土壤湿度过大，植株过密，通风透光不良时，疫病蔓延很快，如不及时防治，会造成大面积死亡。

【防治方法】①加强田间管理，保持田间卫生，防止参棚滴水不均匀，床面覆盖落叶，创造良好的通风、排水条件，可以预防疫病发生。②雨季前，每 7～10 天喷洒波尔多液 120～140 倍液，或代森锰锌 800 倍液，或代森铵 1000 倍液，或甲基托布津 1200 倍液。连续喷洒 2～3 次，叶的反面以及茎、果实、床面和参棚都要喷洒。③及时拔除病株，病原处用 0.5%～1%的高锰酸钾溶液消毒。

2.6.2 红皮病

【发病症状】竹节参植株患红皮病后须根枯死，参根变色。轻的带黄色，在土壤条件改善时可逐渐恢复，地上部分无任何症状；重的病根呈黄褐色，或暗红褐色，表皮组织变粗，茎叶萎僵状干缩死亡。

【发病原因】对竹节参植株及根际土壤中铁、锰的分析和病根病原微生物的分离证明，竹节参红皮病是土壤中金属元素（铁、锰等）的毒害反应所致，致病的主导因素是土壤中积累大量的有毒物质，如锰、铁、铝等，还有还原性的金属元素，主要是活性锰离子。过量的锰可抑制生长，使生长完全停滞以致死亡。

【防治方法】①选择地势高、排水良好的田地，避免使用低洼积水的地块栽种竹节参。使用隔年土，经多次耕翻晒垡，使土壤充分腐熟，有利于二价铁离子氧化成三价铁离子，可杜绝或减轻红皮病。②低洼易滞水地要做高床，勤松土，以减少土壤水分，提高土壤通透性。同时要经常清理排水沟，避免积水。黑土掺 1/4～1/3 的褐黄土，可改善土壤物理性状，减轻红皮病的发生。

2.6.3　蛴螬和地老虎

【危害及症状】蛴螬为金龟子幼虫的总称，又名蛭虫、白地蚕、地漏子、核桃虫、大头虫、老鸦虫等，属鞘翅目金龟子科。蛴螬是杂食性昆虫。春季解冻后即活动为害，是为害竹节参较严重的一种虫害。幼虫为害竹节参根部，把竹节参根咬成缺刻和丝网状，幼虫也为害接近地面的嫩茎，严重时，竹节参幼苗枯萎死亡。成虫为害竹节参叶片，咬成缺刻状，影响竹节参的光合作用和植株的正常生长。

地老虎又名地蚕、切根虫、土蚕，属鳞翅目夜蛾科。地老虎种类多，为害竹节参的多为小地老虎，大地老虎有时也会发生。地老虎分布广，食性杂，发生较普遍，在地势低洼处发生严重，以幼虫为害竹节参根。出孵幼虫多集中在叶背处为害，3 龄后分散为害，昼伏于 2cm 以内表层土中，夜间出来为害，咬断接近地表的竹节参嫩茎及根部。1 只幼虫一夜能为害 3～5 株，最多达 10 株幼苗，造成严重的嫩茎折断。

【防治方法】施用的有机肥要充分腐熟，栽种前用 5%‘西维因’ 7.5kg/hm^2，拌细土 225kg 撒施。田间发生时用乐果 1600 倍液或敌百虫 800～1000 倍液喷雾茎秆或浇灌地面。

2.6.4　立枯病

【危害及症状】立枯病主要为害竹节参幼苗，受害枝条茎基部呈黄褐色腐烂，缢缩变细，地上部分折倒，造成大面积死亡。三年生以上的竹节参植株受害后，病茎呈撕裂状。该病在土壤带菌，春季出苗时开始发生，7 月以后发病自然停止。

【防治方法】在播种或定植前用 70%代森锰锌 7.5kg/hm^2 进行土壤消毒处理，发病期用 70%代森锰锌 800 倍液或 50%甲基托布津 600 倍液喷洒，每隔 5～7 天喷洒一次，连续喷 3 次可以达到控制病害的效果。

2.6.5 锈腐病、根腐病和菌核病

【危害及症状】锈腐病和根腐病主要为害根和芽苞，使根腐烂变为灰黑色或呈锈红色。菌核病主要为害根部，病根内部腐烂，仅剩参根皮，烂根上生长白色绒毛状菌丝，并形成菌核，形如黑色的鼠粪。

【防治方法】发病期用 50%多菌灵或 50%甲基托布津 500 倍液浇病穴，及时拔除病株，病穴用生石灰消毒，雨季及时排水。与禾本科作物轮作也可防治。

第 3 章　竹节参光合生理

研究植物光合生理特性，对农业生产起着基础指导作用，目的是以较少的投入获得较高的产量，有利于指导合理密植、立体种植等农业生产。在自然状态下，竹节参分布十分狭窄，为了探讨竹节参在不同环境下的光合作用和适应能力及机制，探明遮阴对竹节参生长发育和光合生理特性的影响，本章以过氧化氢酶（catalase，CAT）、过氧化物酶（peroxidase，POD）和超氧化物歧化酶（superoxide dismutase，SOD）活性以及丙二醛（malondialdehyde，MDA）和叶绿素含量为研究指标体系，从竹节参不同居群的光合特性及保护酶活性、遮阴对竹节参光合生理特性的影响、竹节参叶片抗氧化酶活性和丙二醛含量的变化等内容开展研究与分析，研究结果可为竹节参资源保护、野生驯化、优良品种的选育及栽培的生态适应性提供理论基础和科学依据。

3.1　竹节参不同居群的光合特性及保护酶活性

3.1.1　试验地环境与设计

试验地位于云南省农业科学院药用植物研究所药材种质资源圃内，地理坐标为 25°11′N、102°59′E，海拔 1995m，年均气温 14.26℃，年均降雨量 957.12mm，年均蒸发量 2655.33mm，直接辐射≥20W·m^2，年日照时数 3016.25h，极端最低温−4.29℃，极端最高温 29.55℃，年均风速 1.524m/s，地面 20cm 深度的年均地温 16.58℃。土壤为石灰岩母质发育的山地红壤，其基础养分为：全氮 2.38g/kg、全磷 0.75g/kg、全钾 14.15g/kg、水解氮 185.30mg/kg、速效磷 10.25mg/kg、速效钾 272.80mg/kg、有机质 50.60g/kg，pH 5.96～6.27。竹节参居群（地下根状茎）于 2010 年 9 月 25 日种植在遮阴棚中，遮阴棚透光率为全光照的 50%～60%。小区面积 1.5m^2，株行距 10cm×15cm，3 次重复，随机排列，栽培管理条件一致。试验材料分别来源于丽江、怒江、大理、文山、昆明等地（表 3-1）。

表 3-1 竹节参来源

编号	来源	海拔（m）	经度（E）	纬度（N）
1	云南文山	2740±6	103°35′	24°48′
2	云南昆明梁王山	2761±11	102°53′	24°45′
3	云南大理洱源县马鞍山	3958±8	99°29′	26° 45′
4	云南丽江玉龙纳西族自治县拉美荣	2818±10	99°29′	29°69′
5	云南怒江兰坪白族普米族自治县河西	3981±8	99°59′	26°15′
6	云南怒江兰坪白族普米族自治县雪邦山	2909±8	98°34′	27°43′
7	云南怒江兰坪白族普米族自治县新生桥	2616±10	99°21′	29°27′
8	云南怒江兰坪白族普米族自治县富和山	3187±8	99°16′	29°25′

3.1.2 试验方法

3.1.2.1 光合作用测定

于 2013 年 5 月 22 日 10：00～11：30（天气晴朗少云），采用 LI-6400XT 便携式光合仪（LI-COR，美国）测定各项光合作用指标。每个小区选择长势基本一致的 3 个植株进行测量，3 次重复。待系统稳定后，每个叶片取 3 个瞬时净光合速率[Pn，μmol/(m^2·s)]，仪器同时记录气孔导度[Cond，mol/(m^2·s)]、胞间 CO_2 浓度（Ci，μmol/mol）、蒸腾速率[Tr，mmol/(m^2·s)]、叶片蒸汽压亏缺（Vpdl，kPa）等因子。将测过光合作用指标的叶片采后用自封袋装好迅速保存于−80℃液氮中，带回实验室用于测定保护酶活性、丙二醛含量和叶绿素含量。

3.1.2.2 保护酶活性测定

酶液提取：称取新鲜竹节参叶片约 0.5g 于预冷的研钵中，加适量预冷的 0.05mol/L（pH 7.8）磷酸缓冲液、少量石英砂和聚乙烯吡咯烷酮在冰浴上研磨成浆，转移至刻度离心管中，用缓冲液冲洗研钵 2～3 次，使终体积为 8mL。将提取液于 4℃下 12 000r/min 离心 15min，取上清液用于 SOD、POD、CAT 活性测定及 MDA 含量测定。SOD 活性采用氮蓝四唑（NBT）光还原法测定，以抑制NBT光还原反应50%所需的酶量为一个酶活性单位（U），活性以U/g FW表示；POD活性采用愈创木酚显色法测定，以每分钟OD_{470}变化0.01为一个过氧化物酶活性单位（U），活性以U/g FW表示；CAT活性采用紫外吸收法测定，以1min内OD_{240}降低0.01为一个酶活性单位（U），活性以U/g FW表示（赵毅等，2011）。

3.1.2.3 丙二醛含量测定

丙二醛（MDA）含量测定参照Zhang和Kirkham（1994）的方法。取上述酶提取液1.5mL，加入2.5mL 0.5%的硫代巴比妥酸（用5%三氯乙酸配制），在沸水中加热20min，冰浴速冷，离心，取上清液于分光光度计上分别测定450nm、532nm和600nm处的吸光值，计算MDA含量，含量以nmol/g FW表示。

3.1.2.4 叶绿素含量测定

叶绿素含量采用直接浸提法测定（赵毅等，2011）。将新鲜竹节参叶片剪成小块混匀后，称取约0.1g，放入25mL具塞刻度试管中。在试管中加入0.5mL纯丙酮和10～15mL 80%的丙酮，并仔细将黏附在瓶壁边缘的叶片碎末洗到丙酮溶液中去，盖上瓶塞，套上黑色纸套，置室温下浸提约30h，其间摇动3～4次。用80%丙酮定容至25mL，过滤后用分光光度计分别在波长645nm和663nm下测定吸光度，以80%丙酮为对照。计算叶绿素a、叶绿素b、叶绿素a+b含量和叶绿素a/b值。

3.1.3 结果与分析

3.1.3.1 竹节参不同居群的光合特性

由表3-2可知，8个竹节参居群的光合生理指标存在一定差异。Pn值最大的是居群7，居群1次之；Pn值最小的是居群4，居群6次之。居群7、1的Pn值分别是居群4的2.21倍和2.18倍，居群6的2.02倍和2.00倍，差异均达显著水平，4者与其余居群间差异不显著。Cond

值最大的是居群 1，居群 7 次之；Cond 值最小的是居群 6，居群 4 次之。其中居群 1 的 Cond 值是居群 6 的 2.61 倍，差异显著，其余居群间差异不显著。Ci 值在各居群间的差异均不显著。Tr 值最大的是居群 1，居群 7 次之；Tr 值最小的是居群 6，居群 4 次之，其中居群 1 的 Tr 值是居群 6 的 2.35 倍，差异显著，其余居群间差异不显著。Vpdl 值最大的是居群 6，居群 4 次之；Vpdl 值最小的是居群 2，居群 1、5、7 次之。其中居群 6 的 Vpdl 值是居群 2 的 1.14 倍，居群 1、5、7 的 1.11 倍，差异均达显著水平。

表 3-2 竹节参不同居群光合生理指标

居群	Pn [μmol/(m²·s)]	Cond [mol/(m²·s)]	Ci （μmol/mol）	Tr [mmol/(m²·s)]	Vpdl （kPa）
1	6.94±0.56a	0.073±0.004a	218.00±15.56a	2.87±0.16a	3.10±0.12b
2	5.97±0.88ab	0.064±0.026ab	231.67±37.77a	2.42±0.84ab	3.01±0.14b
3	5.84±0.95ab	0.051±0.015ab	177.89±30.68a	2.09±0.56ab	3.22±0.11ab
4	3.18±1.04b	0.030±0.000ab	208.01±50.20a	1.27±0.01ab	3.24±0.00ab
5	6.22±0.51ab	0.061±0.002ab	205.00±8.70a	2.41±0.12ab	3.10±0.07b
6	3.47±1.53b	0.028±0.001b	176.22±37.54a	1.22±0.35b	3.43±0.07a
7	7.02±1.04a	0.071±0.023ab	200.00±31.39a	2.77±0.78ab	3.10±0.02b
8	5.34±1.04ab	0.048±0.020ab	185.44±33.68a	1.96±0.61ab	3.20±0.08ab

注：同列数据后小写英文字母不同者表示差异显著，表 3-3、表 3-4 同

3.1.3.2 竹节参不同居群的保护酶活性和 MDA 含量

由表 3-3 可知，竹节参不同居群的保护酶活性和 MDA 含量存在一定差异。CAT 活性最大的是居群 2，居群 1 次之；CAT 活性最小的是居群 6，居群 4 次之。其中居群 2 的 CAT 活性分别是居群 6、4 的 3.15 倍和 2.26 倍，差异均达显著水平，与其余几个居群间差异不显著。POD 活性最大的是居群 5，居群 1 次之；POD 活性最小的是居群 6，居群 4 次之。居群 5 的 POD 活性分别是居群 6、4、7、3 的 2.14 倍、1.99 倍、1.82 倍和 1.62 倍，差异均达显著水平，与其余几个居群间差异不显著。SOD 活性最大的是居群 6，居群 4 次之；SOD 活性最小的是居群 7，居群 2 次之，但各居群之间差异不显著。MDA 活性最大的是居群 4，居群 6 次之；MDA 活性最小的是居群 1，居群

表 3-3　竹节参不同居群保护酶活性和 MDA 含量

居群	CAT 活性（U/g FW）	POD 活性（U/g FW）	SOD 活性（U/g FW）	MDA 含量（nmol/g FW）
1	2 909.65±356.02ab	10 850.39±1 642.12ab	270.55±181.55a	24.5±5.56b
2	3 432.96±1 194.27a	9 530.74±1 120.31ab	184.07±62.84a	49.03±2.99ab
3	1 844.98±368.99ab	8 534.93±1 154.58b	377.76±203.57a	27.34±10.05ab
4	1 516.64±429.91b	6 959.88±103.35b	379.93±129.03a	61.28±2.68a
5	2 470.92±899.54ab	13 855.23±367.49a	253.23±133.38a	50.92±4.68ab
6	1 090.04±542.95b	6 459.85±686.09b	420.69±125.69a	56.04±6.48ab
7	1 657.07±567.46ab	7 600.19±943.02b	175.65±69.52a	47.56±3.61ab
8	1 910.95±606.12ab	9 730.12±212.74ab	232.88±89.33a	47.39±6.91ab

3 次之。居群 4、6 的 MDA 活性分别是居群 1 的 2.50 倍和 2.29 倍，居群 3 的 2.24 倍和 2.05 倍。

3.1.3.3　竹节参不同居群的叶绿素含量

由表 3-4 可知，竹节参不同居群的叶绿素含量存在一定差异。叶绿素 a 和叶绿素 a+b 含量最大的是居群 2，最小的是居群 4；居群 2 的叶绿素 a 和叶绿素 a+b 含量均为居群 4 的 1.51 倍，差异显著，其余各居群间差异不显著。叶绿素 b 含量最大的是居群 2，居群 1 次之；叶绿素 b 含量最小的是居群 4，居群 3 次之，各居群之间差异不显著。叶绿素 a/b 值最大的是居群 8，居群 2 次之；叶绿素 a/b 值最小的是居群 1，居群 4、7 次之，各居群之间差异不显著。

表 3-4　竹节参不同居群的叶绿素含量

居群	叶绿素 a 含量（mg/g）	叶绿素 b 含量（mg/g）	叶绿素 a+b 含量（mg/g）	叶绿素 a/b
1	1.78±0.08ab	0.73±0.06a	2.51±0.09ab	2.42±0.05a
2	1.98±0.30a	0.74±0.13a	2.73±0.43a	2.68±0.17a
3	1.56±0.09ab	0.60±0.06a	2.15±0.12ab	2.60±0.09a
4	1.31±0.10b	0.54±0.01a	1.81±0.11b	2.44±0.14a
5	1.70±0.17ab	0.65±0.06a	2.35±0.25ab	2.61±0.44a
6	1.58±0.14ab	0.63±0.05a	2.22±0.18ab	2.50±0.06a
7	1.49±0.13ab	0.61±0.04a	2.15±0.19ab	2.44±0.04a
8	1.83±0.19ab	0.68±0.17a	2.51±0.24ab	2.70±0.17a

3.1.4 结论与讨论

植物光合作用的生理过程对环境变化很敏感，光合作用和水分代谢特性与植物所生存的环境密切相关，是植物适应环境能力评价的重要参考指标（马成仓等，2004）。蒸腾作用是反映植物水分代谢的重要生理指标，由于蒸腾速率直接受气孔导度的影响（高延军等，2004），而气孔导度在一定条件下与土壤含水量或根系吸收水分的能力呈正相关关系（曾小平等，2004），因而蒸腾速率越大说明根系吸收水分的能力越强；另外，叶片蒸汽压亏缺受根系吸收水分能力和叶片保持水分能力的影响（杨峻山和沉香，1997），叶片蒸汽压亏缺越大，说明根系吸收水分能力和叶片保持水分能力越弱。本试验对 8 个竹节参居群的光合特性进行比较研究，结果表明，居群 7、1 的 Pn 值分别是居群 4 的 2.21 倍和 2.18 倍，居群 6 的 2.02 倍和 2.00 倍，差异均达显著水平。居群 1、7 的 Cond 和 Tr 值较大，其中居群 1 的 Cond 和 Tr 值分别是居群 6 的 2.61 倍和 2.35 倍，差异均达显著水平，Vpdl 值较小；居群 4 和 6 则情况相反。表明在相同的生长环境下，居群 7、1 的植株比居群 4、6 具有更强的水分利用能力，利用水分能力的差异，是导致它们之间光合能力存在差异的主要原因之一，这可能主要是由原产地水分状况差异引起的，有待进一步研究。在光合作用中，叶片叶绿素含量是反映植物光合能力的一个重要指标（吴爱琴等，2007）。本试验中，居群 4、6 的叶片叶绿素含量较低，其中居群 4 的叶绿素 a 和 a+b 含量显著低于居群 2，因此叶绿素含量低也是导致它们光合能力小于其他居群的原因之一。

植物在适应环境条件变化时，总有一套产生与清除活性氧（reactive oxygen species，ROS）的平衡机制，不适宜的生长环境会破坏植物体内氧自由基的产消平衡（Foyer et al.，1995），而大量自由基使膜脂过氧化程度加大，使膜系统的结构和功能受到损伤，对植物细胞造成伤害（Thomas et al.，2005；Zheng et al.，2009；鲁艳等，2014）。MDA 是植物细胞膜脂过氧化作用的最终产物，直接反映了细胞膜脂受损伤的程度，是常用的膜脂过氧化指标（Sofia et al.，2010；Tommasino et al.，

2012）。SOD、POD 和 CAT 是植物细胞内清除活性氧的酶促保护系统，它们协同作用维持活性氧生产与清除的动态平衡，以保证植物细胞的正常机能，其活性的高低可反映植物对环境适应能力的强弱（Lima et al.，2002；Bajji et al.，2002；Jebara et al.，2005；谭会娟等，2013）。因此，各种抗氧化酶的协调作用在维持低水平的活性氧和保护植物细胞免受氧化胁迫伤害中具有十分重要的作用。本试验中，虽居群 4、6 的 SOD 活性较大，但其 CAT 和 POD 活性则小于居群 7、1，且其 MDA 含量较大，Pn 值较小。表明单一的一种酶活性高，并不一定使植物具有较强的抗氧化能力，而一种酶活性低，也并不能说明植物抗氧化能力弱。竹节参不同居群的抗氧化酶系统之间可能存在一定的协同关系，这种协同作用与光合作用密切相关，可能是竹节参适应环境变化的重要生理机制之一。

3.2　遮阴对竹节参光合生理特性的影响

3.2.1　试验材料与设计

试验材料种植于陕西太白县鹦鸽镇竹节参苗圃园。该地地处 54°8′N、107°40′E，海拔 1754m，年均日照时数 2085h，年平均气温 9～10℃，夏季平均气温 20.5℃，年降水量 652mm。

试验竹节参为 2013 年秋季种子实生苗，2016 年春选择健康且大小均一的带芽种茎播于盆中（相当于三年生竹节参），待地上部分出芽后进行 3 种光照处理：全光照、1 层黑色遮阳网、2 层黑色遮阳网。利用照度计在竹节参生长期内晴天中午进行相对透光率测试，全光照透光率为 100%，1 层遮阳网为 70%，2 层遮阳网为 50%，相当于遮阴度分别为 0（CK）、30%和 50%。竹节参植物学性状、生理指标以及光合指标的测定于 2016 年 7 月同时进行，各处理随机选取 5 株长势基本一致的植株，每株随机选取同一叶位（自下而上第 1 批叶）同一掌状复叶中的 2 片小叶（相当于 10 次重复）测定光合作用指标。并记录主要植物学性状，将测定完光合作用指标的叶片剪下，做好标记，经液氮速冻后存入冰盒中，随后测定叶绿素含量、丙二醛含量和保护酶活性。

3.2.2 试验方法

3.2.2.1 农艺性状的测定

竹节参株高和叶柄长度采用直尺测量，主茎粗和根状茎直径使用游标卡尺测量，根状茎节间长度为 2 个念珠状相邻根状茎之间的平均长度。

3.2.2.2 叶片光合参数的测定

分别于测量当天的7时、9时、11时、13时、15时和17时，用 LI-6400XT 便携式光合仪（LI-COR，美国）测定叶片的净光合速率（Pn）、气孔导度（Gs）、蒸腾速率（Tr）及胞间 CO_2 浓度（Ci）等参数，测定时用普通叶室自然光，CO_2 气体由小钢瓶提供，控制浓度为 400μmol/mol。

3.2.2.3 叶绿素和丙二醛含量的测定

叶片叶绿素采用丙酮法提取（高俊凤，2006）、分光光度法测定：取 0.5g 鲜叶，加入少许 $CaCO_3$ 和石英砂，用 80%丙酮研磨提取后，于 663nm 和 645nm 处测定吸光度，计算总叶绿素含量。丙二醛（MDA）含量采用双组分光光度法测定，含量以 nmol/g FW 表示。

3.2.2.4 保护酶活性的测定

参照高俊凤（2006）的方法，采用氮蓝四唑（NBT）光还原法测定，以抑制 NBT 光还原反应 50%所需的酶量为 1 个酶活性单位（U），活性以 U/g FW 表示；CAT 活性采用紫外吸收法测定，以 1min 内 OD_{240} 降低 0.01 为 1 个酶活性单位（U），活性以 U/g FW 表示；POD 活性测定采用分光光度法，以每分钟 OD_{470} 变化 0.01 为 1 个过氧化物酶活性单位（U），活性以 U/g FW 表示。

3.2.3 结果与分析

3.2.3.1 遮阴对竹节参植物学性状的影响

在不同遮阴处理下，竹节参的生长有很大的差异（表 3-5）。一定程

表 3-5　遮阴对竹节参植物学性状的影响

处理	株高（cm）	主茎粗（cm）	叶柄长（cm）	叶片数（片）	果实数（个）	根茎节间长度（cm）	根状茎直径（cm）
CK	27.3±2.3b	0.45±0.01b	7.2±0.26a	29±3.6a	35.6±2.5b	3.9±0.7a	2.6±0.4b
30%	31.9±1.7a	0.5±0.02a	6.47±0.15b	33.3±2.9a	43.6±2.5a	2.8±0.3b	3.4±0.2a
50%	30.3±1.2ab	0.45±0.01b	6.47±0.15b	34.3±0.6a	30.6±2c	3.2±0.3ab	3.2±0.2ab

度的遮阴处理加快了竹节参的生长，主要表现为株高较高和地下根状茎直径较粗，但遮阴处理后竹节参叶柄变短，叶片数与全光照处理无显著差异。遮阴度为 30%时，地上部分株高、主茎粗和果实数远高于全光照处理；地下部分根状茎直径较粗，是 CK 的 1.3 倍，两者差异显著，而节间长度仅为 CK 的 71.8%，由此可见在该处理下竹节参的生长情况最好。遮阴度为 50%时，虽然株高和根状茎直径大于 CK，但两者差异不显著，此外，50%遮阴处理使竹节参果实数下降，分别仅为 CK 和 30%遮阴处理的 86%和 70.2%。

3.2.3.2　遮阴对竹节参生理指标的影响

由表 3-6 可知，30%遮阴处理下竹节参叶片叶绿素含量远高于全光照处理和 50%遮阴处理，分别为其 1.68 倍和 1.15 倍，三者之间差异显著。全光照下 MDA 含量高于遮阴处理，分别为 30%和 50%遮阴处理的 1.59 倍和 1.39 倍。遮阴处理增强了竹节参叶片抗氧化保护酶活性，总体趋势为 30%＞50%＞CK；30%和 50%遮阴处理时，SOD 和 POD 的活性与 CK 差异达显著水平，但 3 种保护酶活性在 2 种遮阴处理间差异不显著。

表 3-6　遮阴对竹节参生理指标的影响

处理	叶绿素含量（mg/g）	MDA 含量（nmol/g）	SOD 活性（U/g）	CAT 活性（U/g）	POD 活性（U/g）
CK	1.91±0.13c	51.71±5.42a	242.97±20.18b	89.51±9.58a	377.94±10.12b
30%	3.20±0.12a	32.56±2.47b	287.19±9.55a	108.84±4.82a	414.90±10.70a
50%	2.79±0.22b	37.14±1.33b	272.36±5.63a	103.21±16.13a	411.55±15.73a

3.2.3.3　遮阴对竹节参光合特性日变化的影响

由图 3-1 可知，全光照和 30%遮阴处理情况下竹节参叶片的净光合速率日变化呈明显的“双峰”型曲线，并有明显的“午休”现象，2 种处理的净光合速率峰值均出现在 11 时，其后又在 15 时左右出现另一个小高峰。50%遮阴处理的净光合速率曲线呈“单峰”型，在 11 时达到最大，与 CK 差异显著。遮阴降低了竹节参叶片净光合速率，总体表现为全光照＞30%遮阴＞50%遮阴。同净光合速率一样，全光照和 30%遮阴处理情况下竹节参叶片的气孔导度日变化呈明显的“双峰”型曲线，50%遮阴处理则呈“单峰”型曲线。遮阴处理降低了竹节参叶片气孔导度，11 时 3 种处理的气孔导度达到一天中的最大值，遮阴 30%和 50%处理的气孔导度分别只有 CK 的 72.24%和 57.57%，三者间差异显著。气孔导度与叶片蒸腾速率间呈明显正相关关系，其变化总体趋势相似，但全光照处理下，竹节参叶片蒸腾速率的最大值出现在 15 时左右，分别为同时期 30%和 50%遮阴处理的 1.4 倍和 1.83 倍，遮阴处理明显降低了竹节参叶片的蒸腾速率。遮阴处理后竹节参叶片胞间 CO_2 浓度高于全

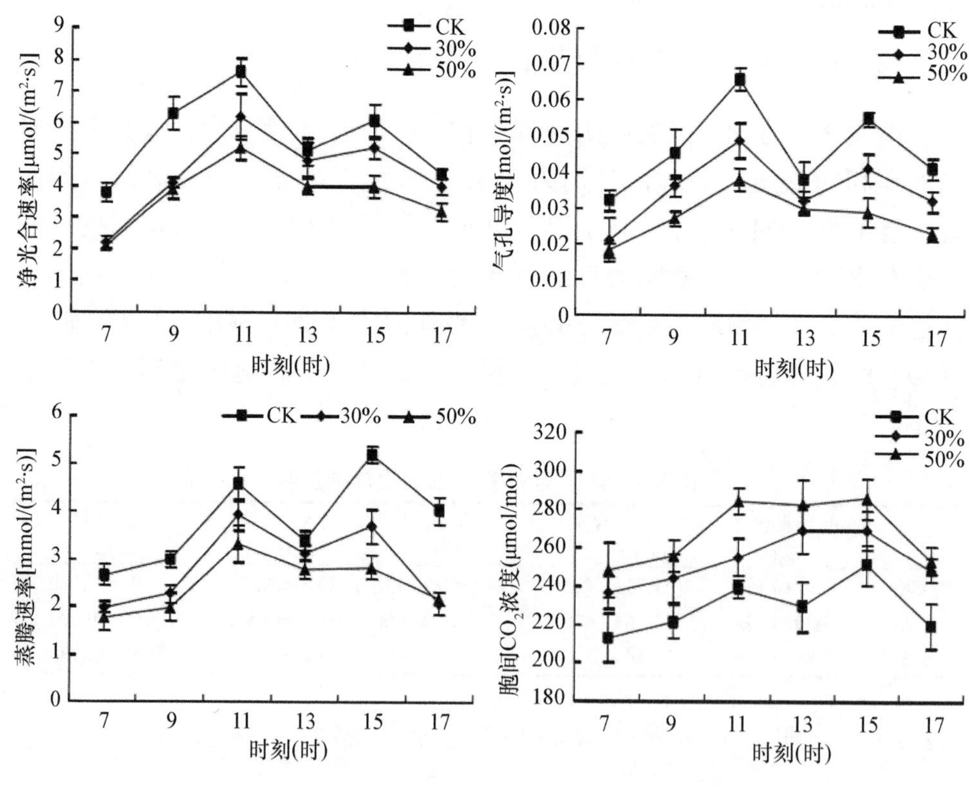

图 3-1 遮阴对竹节参光合特性日变化的影响

光照处理，11～15 时胞间 CO_2 浓度维持在一个较高水平；全光照条件下竹节参胞间 CO_2 浓度在 15 时达到一天当中最大值，与 7 时和 17 时差异显著，其他时间段之间差异不显著，同时，在 15 时与 50%遮阴处理差异显著。

3.2.4 结论与讨论

通过本试验研究发现，全光照下竹节参生长缓慢，植株矮化，地下根状茎直径较小；遮阴能够在一定程度上促进三年生竹节参的生长，具体表现为株高的增加、地下根状茎节间的缩短和地下根状茎直径的增大，此外三年生竹节参叶片中叶绿素含量和抗氧化保护酶活性较高而 MDA 含量则较低，以上生理生化特性和植物学性状的改变均有利于竹节参商品化品质的提升，尤其以遮阴 30%处理最为显著。遮阴 50%的竹节参在株高和地下根状茎直径等方面虽优于全光照，但两者差异不显著，且荫蔽度增大使得竹节参结实率变低，不利于竹节参种子的形成，影响竹节参繁殖。

在自然状态下，野生竹节参多生于林下溪边等背风荫蔽地带，对光照要求比较特殊，在野生变家种过程中，控制合适的光照条件十分必要。有学者（赵新礼，2015a）认为，竹节参对光敏感，要求的荫蔽度为 70%～80%，而刘万里等（2014）建议种植时的荫蔽度则为 30%左右，这可能是由所研究的竹节参栽培年限不同所致。从遮阴之后的生理指标来看，遮阴处理竹节参叶片的叶绿素含量高于全光照，而 MDA 含量则较全光照低得多，这可能是由于竹节参是阴生植物，在强光下其叶片难以全部消耗过量的光能，过量光能会产生光抑制，不利于竹节参叶绿素的形成；此外强光可引起叶片温度升高，导致活性氧平衡被打破，造成膜脂过氧化作用增加，引起 MDA 含量升高（左应梅等，2016）。

全光照下竹节参叶片净光合速率、气孔导度和蒸腾速率的日变化均为“双峰”型曲线，叶片“午休”现象明显；50%遮阴处理下叶片以上 3 个指标的日变化为“单峰”型，无明显“午休”现象；30%遮阴处理下叶片的以上 3 个指标虽也呈“双峰”型曲线，但变化程度均小于全光照处理，其在 11 时和 15 时的大小无显著差异。由此说明遮阴能够在一定程度上缓解午休现象，结合其高叶绿素含量能够有效降低光抑制，提高光合作用的同化能力，这一点与同为阴生植物的半夏相类似（薛建平等，2008；孟祥海等，2007）。多数学者认为，光合速率降低若伴随着胞间 CO_2 浓度的升高，光合速率降低一定是非气孔因素，主要是叶肉细胞光合活性下降造成的（许大全，2002）。本试验结果表明，遮阴后竹节参净光合速率较低，气孔导度变小，并且拥有较高的胞间 CO_2 浓度，这说明遮阴降低竹节参叶片净光合速率不是气孔限制而是叶肉细胞光合活性下降引起的。全光照下竹节参叶片净光合速率虽然总体上高于同时期遮阴处理，但其气孔导度大，高蒸腾作用同时也易引起能量的过分消耗，这也可能是全光照下竹节参一直处于“亚健康”状态的主要原因。

竹节参为喜阴植物，大田栽培中采取遮阴处理能够降低光照强度、降低环境温度、减少水分蒸发，进而促进其生长发育，改善其光合生理特性。本试验表明，30%遮阴处理为三年生竹节参提供了较为适宜的生长环境，有利于竹节参的生长发育，有效地降低了光抑制，但不同居群、不同生长年份和发育阶段的竹节参对光照的需求不尽相同（赵新礼，2015a；郭乔仪等，2016；左应梅等，2014）。因此，下一步还应开展更为深入系统的研究，以期为竹节参高效优质栽培提供坚实的理论依据。

3.3 竹节参叶片抗氧化酶活性和丙二醛含量的变化

3.3.1 试验材料

本研究材料共 20 个居群的竹节参，其采集地点及地理位置见表 3-7。采样时间为 2016 年 7～8 月。在每个采样点采具有代表性的 10 株正常成熟植株，所采植株大小基本一致，地下根状茎个数为 5～6 个。将叶片装于袋内，密封后迅速放入−80℃液氮保存。

3.3.2 试验方法

3.3.2.1 保护酶活性测定

酶液提取参照高俊凤（2006）的方法，略有改进，即称取新鲜竹节

表 3-7　采样点地理位置

编号	来源	海拔（m）	经度（E）	纬度（N）
1	云南昆明市呈贡区梁王山	2761	002°53′	24°45′
2	云南香格里拉市藏彝观景台	3318	099°52′	27°24′
3	云南禄劝彝族苗族自治县小板桥水库	2816	102°34′	26°06′
4	云南玉龙纳西族自治县拉美荣村	2818	099°28′	27°09′
5	云南鹤庆县马厂	3361	100°00′	26°29′
6	云南香格里拉市小中甸	3490	099°49′	27°34′
7	云南香格里拉市纳帕海	3574	099°39′	27°48′
8	云南维西傈僳族自治县攀天阁	2940	099°16′	27°20′
9	云南禄劝彝族苗族自治县撒营盘镇撒永山	2918	102°33′	26°00′
10	云南丽江市鲁甸乡新主村	2853	100°20′	26°53′
11	云南丽江市福国寺	2824	100°11′	26°57′
12	云南丽江市福国寺	3021	100°10′	26°57′
13	云南德钦县德钦隧道	3397	098°55′	28°27′
14	四川木里藏族自治县	3377	101 °28′	27°54′
15	四川盐源县	3177	101°30′	27°25′
16	云南丽江市古城区文海	3320	100°17′	27°00′
17	云南香格里拉市虎跳峡	3210	099°54′	27°21′
18	云南寻甸回族彝族自治县新田支锅山	2761	103°03′	25°36′
19	云南禄劝彝族苗族自治县马鹿塘乡	2806	102°32′	26°04′
20	云南维西傈僳族自治县马厂	3200	099°24′	27°08′

参叶片约 0.5g 于预冷的研钵中，加适量预冷的 0.05mol/L（pH 7.8）磷酸缓冲液、少量石英砂和聚乙烯吡咯烷酮于冰浴上研磨成浆，转移到刻度离心管内，用磷酸缓冲液冲洗研钵 2～3 次，使终体积为 8mL。将提取液在 4℃下 12 000r/min 离心 15min，上清液用于 CAT、POD、SOD 活性测定及 MDA 含量测定。SOD 采用氮蓝四唑（NBT）光还原法测定，以抑制 NBT 光还原反应 50%所需的酶量为一个酶活性单位（U），活性以 U/g FW 表示；POD 采用愈创木酚显色法测定，以每分钟 OD_{470} 变化 0.01 为一个过氧化物酶活性单位（U），活性以 U/g FW 表示；CAT 采用紫外吸收法测定，以 1min 内 OD_{240} 降低 0.01 为一个酶活性单位（U），活性以 U/g FW 表示。

3.3.2.2 丙二醛含量测定

丙二醛（MDA）含量测定方法：取上述酶提取液 1.5mL，加入 2.5mL 0.5%的硫代巴比妥酸（用 5%三氯乙酸配制），沸水中加热 20min，冰浴速冷，离心，取上清液于分光光度计上分别测定 450nm、532nm 和 600nm 处的吸光值，计算 MDA 含量，含量以 nmol/g FW 表示。

3.3.3 结果与分析

3.3.3.1 不同居群保护酶活性和丙二醛含量比较

由表 3-8 可知，CAT 活性最大的是居群 1，最小的是居群 8。居群 1 的 CAT 活性显著大于居群 2、5、6、8、9、10、11、12、14、15、16、17；居群 3、4、7、13、18、19 和 20（前）之间的 CAT 活性差异不显著，居群 5、6、8、9、10、11、14、15、16 和 17（后）之间的 CAT 活性差异不显著，但前面一组的 CAT 活性显著大于后面一组。POD 活性最大的是居群 1，最小的是居群 6。居群 1 的 POD 活性除了与居群 8、12 间的差异不显著，与其余居群间的差异均达显著水平；居群 2、3、10、13、14、15、16、17、19（前）间的 POD 活性差异不显著，居群 4、5、6、7、9、11、18、20（后）间的 POD 活性差异不显著，其中前一组居群的 POD 活性显著大于后一组的居群 4、6、7 和 9。SOD 活性最大的是居群 13，最小的是居群 17。居群 13 的 SOD 活性显著大于居群 9 和 17，与其余居群间的差异均不显著。MDA 含量最大的是居群 15，最小的是居群 4。居群 15 的 MDA 含量显著大于居群 1、3、4、7、9、14、18，与其余居群间的差异均不显著。由此可见，20 个居群竹节参的保护酶活性和丙二醛含量存在一定差异，可能与其生长的海拔、遮阴度和光照等因素有关，具体情况值得深入研究以揭示其规律。

根据 CAT、POD、SOD 活性和 MDA 含量对 20 个竹节参居群进行聚类分析，分为 3 类（图 3-2）。第Ⅰ类包括 1、3、9、18、4 和 7，共计 6 个居群；第Ⅱ类包括 2、5、10、19、20 和 14，共计 6 个居群；第Ⅲ类包括 6、12、13、11、16、17、8 和 15，共计 8 个居群。

表 3-8　不同居群保护酶活性和丙二醛含量

编号	CAT 活性（U/g FW）	POD 活性（U/g FW）	SOD 活性（U/g FW）	MDA 含量（nmol/g FW）
1	3 628.99a	9 521.86a	225.52ab	22.81bc
2	1 928.44bc	5 964.00bc	199.27ab	33.72abc
3	2 187.75ab	5 762.47bc	327.46ab	23.77bc
4	3 323.35ab	2 777.08d	533.79a	15.02c
5	1 495.04cd	4 095.59bcd	464.57ab	31.42abc
6	1 538.68cd	2 473.69d	470.01a	45.84abc
7	2 032.15ab	3 295.47d	207.86ab	18.46c
8	808.09d	6 850.84ab	348.89ab	52.27ab
9	1 349.09cd	3 210.53d	80.75b	21.55bc
10	1 033.16cd	4 275.11bc	158.99ab	31.49abc
11	1 194.34cd	4 108.05bcd	168.41ab	41.49abc
12	1 924.12bc	6 619.61ab	423.40ab	48.37ab
13	2 459.80ab	5 388.74bc	728.37a	47.21abc
14	1 282.65cd	4 608.50bc	401.79ab	27.45bc
15	1 313.36cd	4 989.96bc	473.34a	57.52a
16	1 095.08cd	4 304.49bc	400.62ab	42.95abc
17	828.43cd	4 252.11bc	59.76b	38.71abc
18	2 055.35ab	3 954.78bcd	577.20a	21.74bc
19	2 078.90ab	4 731.07bc	466.76ab	29.99abc
20	2 233.34ab	3 770.13bcd	516.76a	30.45abc

注：采用 JMP7 统计分析软件对数据进行差异显著性检验（图基法），同行数据后不同字母表示差异具有统计学意义，$P<0.05$

3.3.3.2　各类居群的保护酶活性和丙二醛含量

为了比较各类居群的保护酶活性和丙二醛含量的差异，对 CAT、POD、SOD 活性和 MDA 含量的均值进行显著性检验。由表 3-9 可知，POD 和 SOD 活性在各类居群间的差异不显著；第Ⅰ类居群的 CAT 活性分别是第Ⅱ、Ⅲ类居群的 1.45 倍和 1.74 倍，其中第Ⅰ类的显著大于第Ⅲ类；第Ⅲ类居群的 MDA 含量分别是第Ⅰ、Ⅱ类的 2.28 倍和 1.52 倍，三者间的差异达显著水平。

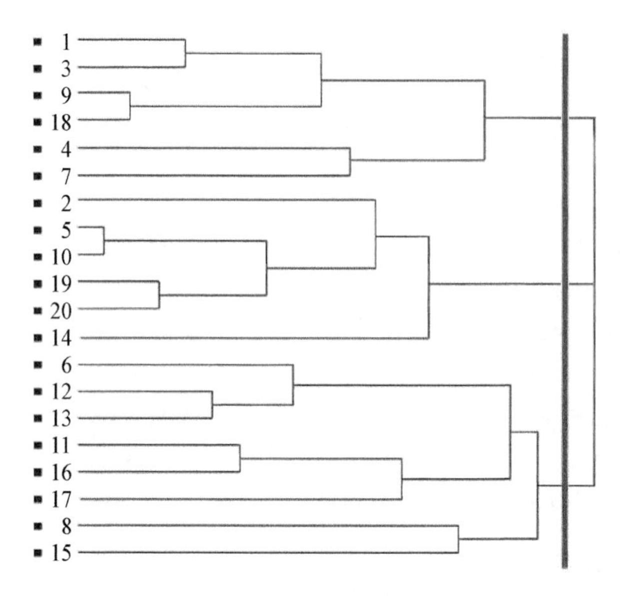

图 3-2 20 个居群竹节参的聚类分析树状图

表 3-9 各类居群的保护酶活性和丙二醛含量的均值

居群类别	CAT 活性（U/g FW）	POD 活性（U/g FW）	SOD 活性（U/g FW）	MDA 含量（nmol/g FW）
Ⅰ	2429.45a	4753.70a	325.43a	20.56c
Ⅱ	1675.26ab	4574.07a	368.02a	30.75b
Ⅲ	1395.24b	4873.50a	384.10a	46.80a

注：采用 JMP7 统计分析软件对数据进行差异显著性检验（图基法），同行数据后不同字母表示差异具有统计学意义，$P<0.05$

3.3.3.3 各类居群的保护酶活性和丙二醛含量与海拔间的关系

为了探讨各类居群的保护酶活性和丙二醛含量与海拔间的关系，将各类居群的 CAT、POD、SOD 活性和 MDA 含量分别与海拔进行相关性分析，结果如图 3-3～图 3-5 所示。由图 3-3A～C 可以看出在海拔 2600～3600m，第Ⅰ类居群的 CAT、POD 和 SOD 活性随着海拔的升高呈二次凹函数关系，相关系数 r 分别为 0.6396、0.5971 和 0.6344；MDA 含量与海拔间相关性较差（图 3-3D）。由图 3-4A～D 可以看出，在海拔 2600～3600m，第Ⅱ类居群的 CAT、POD、SOD 活性和 MDA 含量与海拔无相关性。由图 3-5A、C 可以看出，在海拔 2600～3600m，CAT 和

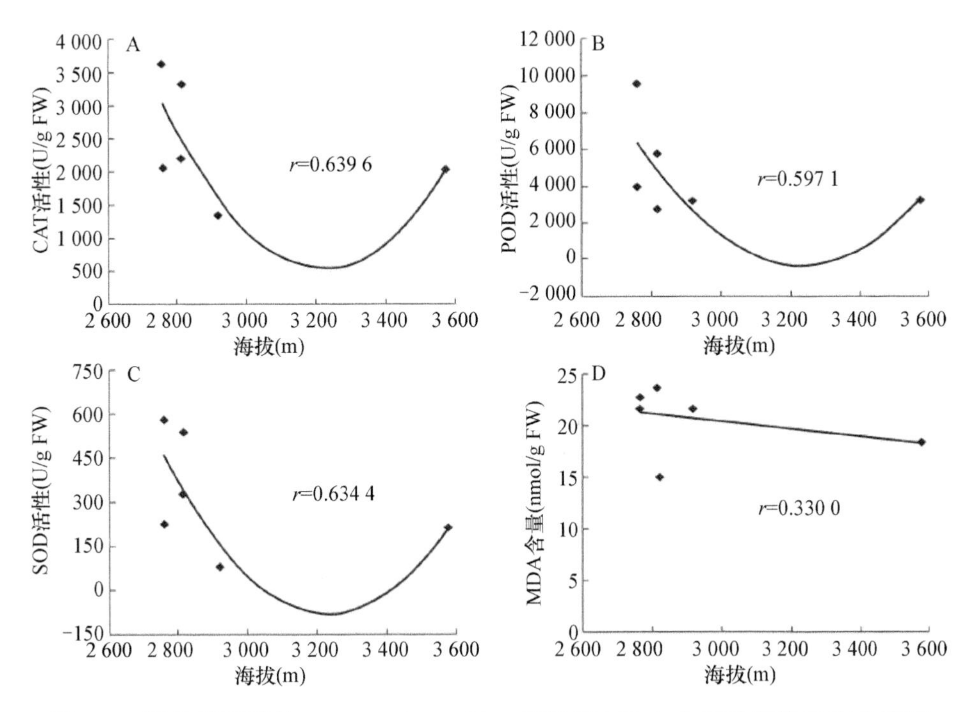

图 3-3　第Ⅰ类居群的 CAT、POD、SOD 活性和 MDA 含量随海拔的变化情况

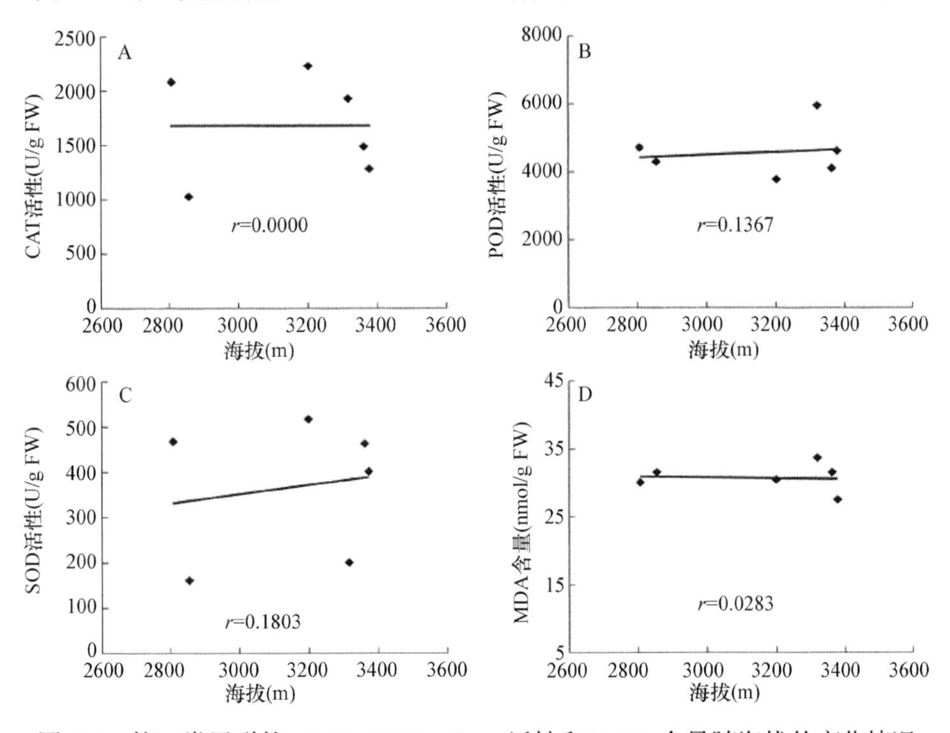

图 3-4　第Ⅱ类居群的 CAT、POD、SOD 活性和 MDA 含量随海拔的变化情况

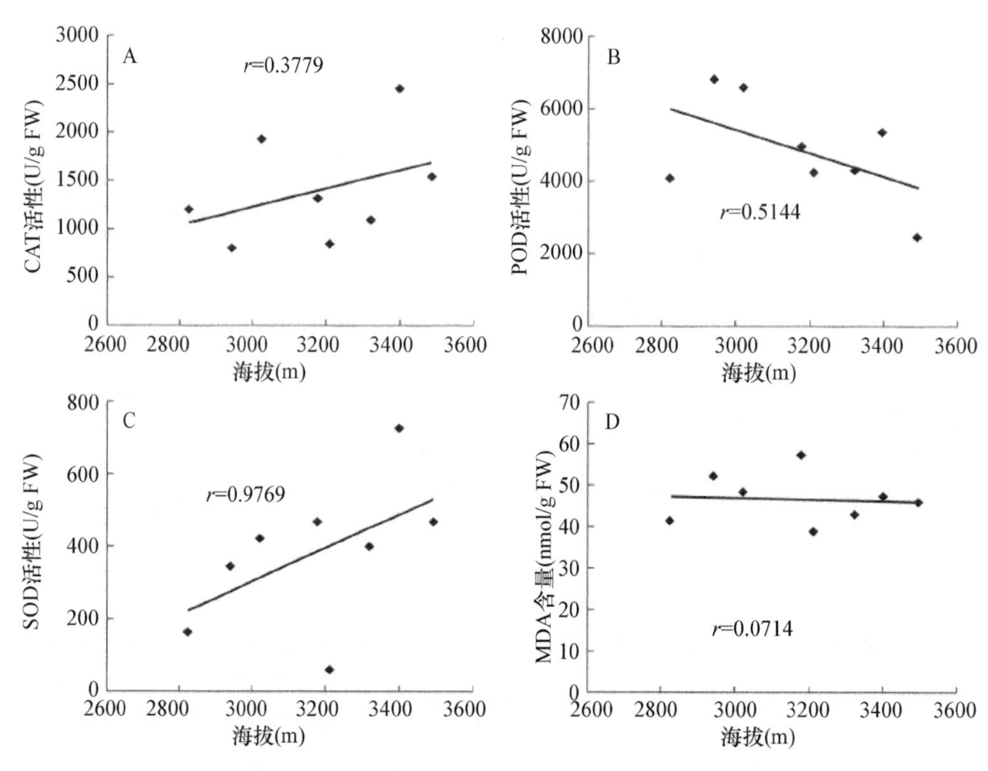

图 3-5 第Ⅲ类居群的 CAT、POD、SOD 活性和 MDA 含量随海拔的变化情况

SOD 活性与海拔呈正相关关系，相关系数 *r* 分别为 0.3779 和 0.9769；POD 活性与海拔呈负相关关系，相关系数 *r* 为 0.5144（图 3-5B）；MDA 含量与海拔间无相关性（图 3-5D）。

3.3.4 结论与讨论

各种逆境对植物体的伤害大多与植物体内自由基代谢平衡有关。逆境能引起植物体内活性氧代谢紊乱，从而引起自由基的积累和膜脂过氧化，使膜系统的结构和功能受到损伤，造成植物细胞伤害，其中表现之一就是细胞中 MDA 含量的增加（刘亚云等，2007）。相应地植物体内也形成复杂的抗氧化系统，保护植物免受活性氧伤害（Niki et al.，1991；Bailly et al.，1996；Türkan et al.，2005）。SOD 被认为是植物体内氧代谢的关键酶，它的活力变化直接影响植物体内$\cdot O_2^-$与 H_2O_2 的含量；POD 是活性较高的适应性酶，是细胞中降解活性氧（ROS）的保护酶复合物的一员，其主要作用是清除 H_2O_2 以保护细胞；CAT 主要存在于植物的过氧化物酶体（或乙醛酸循环体）中，主要功能是清除光呼吸或脂肪酸β氧化过程中形成的 H_2O_2。活性氧的清除涉及一系列细胞代谢和酶促反应过程，由非酶保护系统和酶保护系统的成员协同作用使细胞内的活性氧维持在较低水平，确保植物正常生长和代谢（马旭俊和朱大海，2003）。SOD、POD 和 CAT 是保护酶系统的主要酶，SOD、POD 和 CAT 协同作用可降低其对膜脂的攻击，其活性的高低可反映植物对环境条件适应能力的强弱（Bajji et al.，2002；Jebara et al.，2005；Franca et al.，2000；Lima et al.，2002）。在经纬度和海拔等自然梯度上，气候、植被、土壤等环境因子具有明显的和系统性的变化规律。其中，海拔梯度是一复合梯度，海拔高低不同，有可能造成不同地区光、温、水、气、肥的巨大差别，从而影响植物生长（Krner，2003）。Wildi 和 Lütz（1996）认为，植物体内保护物质对海拔的变化有着各自不同的响应模式。

本研究从竹节参的保护酶活性和膜质过氧化水平对 20 个居群竹节参进行聚类分析，然后分析各类居群对海拔梯度的响应特性。结果表明，20 个居群竹节参可分为 3 个类群，随着海拔的升高，各类居群的保护酶活性和丙二醛含量表现出不同的响应特性。第 I 类居群的保护酶 CAT、POD 和 SOD 活性随着海拔的升高呈现“高—低—高”的变化趋势。这表明当海拔相对较低时，竹节参植株体内 CAT、POD 和 SOD 活性增强，能有效地清除体内由生态因子胁迫而产生的活性氧，保护细胞免受伤害。随着海拔升高，生态条件逐渐适合竹节参生长，从而改变代谢途径使产生的活性氧自由基减少，CAT、POD 和 SOD 活性降低，说明该类居群竹节参具有性喜冷凉的生物学特性。当海拔较高时，CAT、POD 和 SOD 活性又呈增强的趋势，这可能是由于在高海拔条件下温度下降，较低的土壤温度影响了竹节参植物根系对土壤水分的吸收能力，受到了较严重的水分胁迫等不利因素的影响，竹节参抗逆酶活性诱导增强，这与陈晓莉等（2009）在祁连圆柏上的研究结果类似。在海拔 2600～3600m，随着海拔的升高，CAT、POD、SOD 活性表现出相同的变化趋势，这表明三种抗氧化酶具有较强的协同作用关系，能及时有效地清除由海拔改变而产生的活性氧自由基，使得 MDA 含量保持在较低水平，三个抗氧化保护酶的协同作用与该类居群的抗逆性和对环境的适应性密切相关，可能是竹节参居群适应环境胁迫的重要生理机制之一。第Ⅱ类居群，随着海拔的升高，CAT、POD、SOD 活性和 MDA 含量的变化规律不明显，这表明在海拔 2600～3600m，生态因子变化并未使得该类居群的保护酶活性等方面发生明显变化，因此海拔可能不是最主要的影响因子。第Ⅲ类居群，在海拔 2600～3600m，CAT 和 SOD 活性与海拔呈正相关关系，POD 活性与海拔呈负相关关系；MDA 含量随海拔变化的规律不明显，但其含量显著大于第Ⅰ类和第Ⅱ类居群。这表明，随着海拔的升高该类居群的 CAT、SOD 活性有一定的增加，但 CAT 活性显著小于第Ⅰ类居群，POD 活性下降，三种抗氧化酶系统的协同作用小，对清除活性氧自由基的作用减弱，因此膜质过氧化程度较高，生态适应性差。

以上分析表明，随着海拔的升高，3 类居群竹节参对由海拔引起的生态因子变化的适应能力不同，第Ⅰ类居群的膜质过氧化程度最低，生态适应性较好；第Ⅲ类的膜质过氧化程度最高，生态适应性较差。保护酶 CAT、POD 和 SOD 活性随着海拔的升高也表现出不同的响应特征。因此，从抗氧化系统和膜质过氧化水平角度对竹节参居群进行分类，并研究各类居群对海拔变化的响应特征，探讨其生态适应性机制，可为竹节参的引种驯化和栽培的生态适应性提供科学依据。此外，20 个居群竹节参的生理特征并没有完全依地理距离而聚类，即竹节参居群间生理特征的变异存在不连续性，这可能是生活在不同生境中的竹节参在形态等方面发生了适应性变化，在生理特征方面也同样发生了变异。

第4章 竹节参生长生理

植物的生长发育是植物生命活动的外在表现。植物生长是由植物细胞数目增加、体积扩大而导致植物个体体积和重量不可逆转的增加过程。植物生长发育是代谢作用的综合表现与最终结果。为了探讨竹节参的生长生理，以愈伤组织培养、种子萌发、种胚发育、根状茎发生发育和影响根状茎药材主要物质积累的土壤因子为研究内容，研究激光、光照和黑暗对竹节参愈伤组织培养的影响；探讨 GA_3 对竹节参种子萌发效果的影响；考察温度对竹节参种胚发育的影响；观察竹节参种子萌发过程和栽培植株生长期内根状茎切片以研究其根状茎发生发育规律，采用植物生长调节剂处理根状茎切段以探索竹节参根状茎繁殖方法；筛选影响竹节参药材质量的土壤主导因子。通过竹节参生长生理的系统研究，为竹节参细胞培养获得其有效成分提供试验依据，为竹节参规范化栽培提供参考，为揭示影响竹节参药材质量的土壤主导因子和规范化种植及适宜生长区的选择提供技术支撑。

4.1 激光对竹节参愈伤组织诱导的影响

4.1.1 试验方法

4.1.1.1 材料处理

将竹节参植株分成两组（分别标为处理组和对照组 CK）。处理组用激光处理，激光器光束波长为 632.8nm（夜间处理避免杂光干扰），光斑直径为 2mm。环境温度为 20～23℃。激光的焦点到植株顶端的距离为 15.0cm。激光处理组又分为激光功率和激光处理时间两个试验组。第一组激光功率为 5mW、10mW、15mW、20mW、25mW、30mW，每天照射 5min，连续照射 3 天接种。第二组激光功率为 15mW，照射时间分别为 3min、4min、5min、6min、7min、8min，连续照射 3 天接种。CK 组无激光处理，作为对照组。其余条件两组处理均相同。

4.1.1.2 接种

以竹节参（处理组和 CK 组）的叶和茎为试验材料进行愈伤组织的诱导，每组接种 50 个外植体于含 2.0mg/L 2,4-D+0.2mg/L 6-BA 的 MS 培养基上。重复 3 次。外植体在光照培养箱中培养，培养条件为每天光照 10h，培养温度为 23℃。愈伤组织的诱导率=(形成愈伤组织的材料数/接种材料总数)×100%。

4.1.2 结果与分析

4.1.2.1 激光对竹节参叶愈伤组织诱导的影响

由表 4-1 看出，经 t 检验，激光处理 5mW×5min 组与对照无差异，其余处理组与对照均有显著性差异（$P<0.01$），表明控制激光处理时间，变动激光处理强度的试验条件下，可以显著提高竹节参叶愈伤组织的诱导率。诱导竹节参叶愈伤组织的最佳激光功率是 25mW。

表 4-1 不同功率激光处理 5min 对竹节参叶愈伤组织诱导的影响

处理	功率（mW）	时间（min）	2,4-D（mg/g）	6-BA（mg/g）	外植体（个）	试验重复（次）	愈伤组织（个）	诱导率（%）	P
试验组	5	5	2	0.2	50	3	1	0.7	a
	10	5	2	0.2	50	3	3	2	b
	15	5	2	0.2	50	3	4	2.7	b
	20	5	2	0.2	50	3	4	2.7	b
	25	5	2	0.2	50	3	10	6.7	b
	30	5	2	0.2	50	3	8	5.3	b
CK	0	0	2	0.2	50	3	1	0.7	a

注：a 表示非显著性差异；b 表示显著性差异。本章余同

在表 4-2 中，经 t 检验，所有激光处理组与对照均有显著差异（$P<0.01$），表明控制激光处理强度，变动激光处理时间的试验条件下，可以显著提高竹节参叶愈伤组织的诱导率。诱导竹节参叶愈伤组织的最佳激光处理时间是 7min。

表 4-2　15mW 激光处理不同时间对竹节参叶愈伤组织诱导的影响

处理	功率（mW）	时间（min）	2,4-D（mg/g）	6-BA（mg/g）	外植体（个）	试验重复（次）	愈伤组织（个）	诱导率（%）	P
试验组	15	3	2.0	0.2	50	3	2	1.3	b
	15	4	2.0	0.2	50	3	3	2	b
	15	5	2.0	0.2	50	3	4	2.7	b
	15	6	2.0	0.2	50	3	5	3.3	b
	15	7	2.0	0.2	50	3	9	6	b
	15	8	2.0	0.2	50	3	6	4	b
CK	0	0	2.0	0.2	50	3	1	0.7	a

表 4-1 和表 4-2 试验结果表明，经过激光处理，竹节参叶愈伤组织诱导率比对照（不经激光处理）竹节参叶愈伤组织诱导率整体上有所提高。究其原因，可能是激光处理导致竹节参叶细胞分裂和增殖能力增强，从而表现出竹节参叶愈伤组织的诱导率提高。

4.1.2.2　激光对竹节参茎愈伤组织诱导的影响

由表 4-3 可以看出，控制激光处理时间，变动激光处理强度的试验条件下，除处理组 5mW×5min 和 30mW×5min 外，其余处理组与对照相比均有显著性差异，其中 15mW×5min 处理组与对照相比差异极显著（$P<0.01$），剩余组差异显著（$P<0.05$）。表明适当的激光处理可以显著提高竹节参茎愈伤组织诱导率，诱导竹节参茎愈伤组织的最佳激光功率是 15mW。

表 4-3　不同功率激光处理 5min 对竹节参茎愈伤组织诱导的影响

处理	功率（mW）	时间（min）	2,4-D（mg/g）	6-BA（mg/g）	外植体（个）	试验重复（次）	愈伤组织（个）	诱导率（%）	P
试验组	5	5	2.0	0.2	50	3	72	48.0	a
	10	5	2.0	0.2	50	3	90	60.0	b
	15	5	2.0	0.2	50	3	132	88.0	b
	20	5	2.0	0.2	50	3	128	85.3	b
	25	5	2.0	0.2	50	3	99	66.0	b
	30	5	2.0	0.2	50	3	82	54.7	a
CK	0	0	2.0	0.2	50	3	68	45.3	a

由表 4-4 可以看出，控制激光处理强度，变动激光处理时间的试验

条件下，激光处理可以显著提高竹节参茎愈伤组织诱导率。其中15mW×5min、15mW×6min和15mW×7min处理组与对照差异极显著（P<0.01），15mW×4min和15mW×8min处理组与对照差异显著（P<0.05），只有15mW×3min处理组与对照差异不显著。诱导竹节参茎愈伤组织的最佳激光处理时间是5min。

表4-4 15mW激光处理不同时间对竹节参茎愈伤组织诱导的影响

处理	功率（mW）	时间（min）	2,4-D（mg/g）	6-BA（mg/g）	外植体（个）	试验重复（次）	愈伤组织（个）	诱导率（%）	P
试验组	15	3	2.0	0.2	50	3	81	54.0	a
	15	4	2.0	0.2	50	3	99	66.0	b
	15	5	2.0	0.2	50	3	138	92.0	b
	15	6	2.0	0.2	50	3	124	82.7	b
	15	7	2.0	0.2	50	3	112	74.7	b
	15	8	2.0	0.2	50	3	102	68.0	b
CK	0	0	2.0	0.2	50	3	68	45.3	a

表4-3和表4-4试验结果表明，经过激光处理，竹节参的茎愈伤组织诱导率比对照（不经激光处理）竹节参茎愈伤组织诱导率均有所提高。竹节参茎经过不同激光强度和激光处理时间处理，其愈伤组织的诱导率有所提高，这一现象与叶的原因分析相似。

4.1.2.3 竹节参茎与叶愈伤组织诱导率比较

从试验结果可以看出，不经激光处理，竹节参对照组的茎愈伤组织诱导率比竹节参叶愈伤组织诱导率高，经统计分析，差异极显著（P<0.01）。在同样激光处理条件下，竹节参茎的愈伤组织诱导率也均比竹节参叶愈伤组织的诱导率高（P<0.01）。在分别控制激光处理强度、变动激光处理时间和控制激光处理时间、变动激光处理强度的试验条件下，竹节参茎和叶的愈伤组织诱导率差异也极显著（P<0.01）。表明无论是否经过激光处理，竹节参不同外植体的愈伤组织诱导能力不同，茎比叶更容易诱导出愈伤组织。究其原因，可能是竹节参茎细胞分裂增殖能力强于叶。

4.1.2.4 愈伤组织生长

竹节参叶诱导出的愈伤组织开始为淡黄色，大约15天后变为褐色，

1 个月后死亡，且生长缓慢，激光处理与对照组之间没有明显差别。竹节参茎诱导出的愈伤组织开始也为淡黄色，生长较快，大约 20 天后变为淡绿色。同时，相同生长时间（30 天）下，激光处理后的茎愈伤组织生长速度均较对照组快，处理组茎愈伤组织发生大约在接种后 10 天，对照大约需 17 天。

4.1.3　结论与讨论

通过激光处理竹节参植株，以竹节参茎和叶作外植体进行愈伤组织诱导，对于外植体叶，无论是否经过激光处理，愈伤组织诱导率都很低；同样处理条件下外植体茎的愈伤组织诱导率较叶的都高，表明外植体茎要比叶更容易诱导出愈伤组织。在本试验条件下，激光诱导的最佳剂量和最佳处理时间对于竹节参茎和叶是不同的，分别为茎 15mW×5min，叶 25mW×7min，表明茎对激光处理比叶更敏感。同时，激光处理过的竹节参茎愈伤组织诱导率比对照组要高（达到了显著水平），并且愈伤组织的生长比对照快。说明激光有助于竹节参茎愈伤组织的诱导和生长。

本研究表明激光有助于竹节参茎愈伤组织的诱导和生长。经激光处理后，竹节参茎愈伤组织反应更快，生长状况更好，说明激光有助于获得生长旺盛的用于细胞悬浮培养的植物细胞。同时，激光处理属于物理方法，较化学方法更安全，更有利于植物有效化学成分的利用。本研究不仅为竹节参的利用提供了一条新的途径，也为其他通过细胞悬浮培养获得有效成分材料的研究提供了一定的理论依据。

4.2　温度对竹节参种胚生长发育的影响

4.2.1　试验方法

4.2.1.1　种子处理

8 月上中旬采集移栽的竹节参植株的成熟果实，经水浸泡 24h 后搓去果皮，取沉于水下的种子作为试验材料。先将种子用 500 倍 80%多菌灵水溶液浸泡消毒 30min，再将种子与高温灭菌的河沙按 1∶10 比例拌匀，沙子含水量以手捏成团后自然松散为宜，放入培养皿中，每皿200粒，处理三皿，先放在25～32℃室温下，约10天后再分别转入5℃、10℃、15℃、20℃、25℃及实验室（变温5～25℃）等6种条件下培养。每隔20天取种子10粒，采用徒手解剖，在解剖镜下对胚的形态大小及发育情况进行观测。

4.2.1.2 种胚发育观测

对15℃培养的种子，每10天取种子10粒，用FAA固定，石蜡法制永久切片，切片厚度 8～12μm，番红-固绿染色。用显微镜对胚的形态大小及发育情况进行观测。

4.2.2 结果与分析

4.2.2.1 种子的形态结构

竹节参种子实质上是包括内果皮的果核，形状为倒卵状肾形，长3～5mm，宽 2.5～3.5mm，乳白色或米黄色，表面凸凹不平，近果柄处有一小喙，内含种子1粒。种子形状与果核相似，长2.0～3.5mm，宽2～3mm，表面凸凹不平，淡黄色，种脐凸出成一小喙，种皮极薄，膜质，胚乳丰富，近种脐处有一长圆形的空腔，长0.3～0.4mm，宽0.2～0.3mm；胚位于空腔基部，极小；种子尖端为脐孔，沿脐孔有结合缝，裂口时从结合缝处裂开，胚根由脐孔处萌发。

4.2.2.2 种胚的后熟发育

观测6种不同温度条件下种胚发育情况（表4-5）发现，在15℃下种胚发育最好。在设置的观察时间内，培养160天种胚长度达2.8mm，转入5℃低温处理60天开始裂口。将已裂口种子放在10℃培养5天就开始萌发。也就是说，竹节参种子要完成后熟过程必须经历2个阶段，即在15℃条件下经过160天处理可以完成种胚的形态发育，再在5℃条件下经过60天完成其生理后熟，即可打破休眠。

表 4-5　不同培养温度对竹节参种胚生长发育的影响（长度：mm）

温度（℃）	0 天	20 天	40 天	60 天	80 天	100 天	120 天	140 天	160 天
5	0.25	0.26	0.26	0.29	0.31	0.32	0.33	0.35	0.36
10	0.25	0.26	0.28	0.29	0.33	0.31	0.36	0.42	0.43
15	0.25	0.34	0.55	0.90	1.20	1.50	1.80	2.10	2.80
20	0.25	0.26	0.30	0.38	0.60	0.70	1.00	1.40	1.90
25	0.25	0.25	0.28	0.30	0.32	0.31	0.35	0.37	0.45
实验室	0.25	0.26	0.26	0.28	0.30	0.33	0.36	0.42	0.52

在其他温度条件下培养 160 天时，胚的发育情况明显不同。但 20℃培养可使种胚长度达 1.9mm，培养效果相对较佳，纵切片可见营养叶原基已开始分化为小叶原基，胚芽原基亦已出现。5℃、10℃、25℃及实验室等条件下种胚发育更差，仅形成叶原基和凹陷，还处在胚后期发育的初期阶段。

4.2.2.3　种胚后熟过程的形态结构变化

对 15℃下种胚生长发育情况进行细致的观察，根据胚各部分的发生状况，将整个过程分成 4 个阶段。

原胚初分化期（子叶原基的发生期）。果实成熟时，多数种胚已完成原胚发育阶段，刚刚开始胚胎的后期发育，进入心形胚期，也有少数种胚呈马蹄形，出现了子叶原基，但尚看不到组织的分化。正面观纵切片可见，胚为倒心形或马蹄形，长约 0.11mm，宽约 0.15mm，细胞近等圆形，大小一致，排列不整齐，细胞核大，原生质浓厚。侧面切片可见胚呈长圆形，长约 0.17mm，宽约 0.11mm，细胞略呈长方形，纵向排列，在近珠孔端细胞较小。在 25～32℃高温下湿沙保藏 10 天后，胚体增大，全部为马蹄形，长和宽近相等，约 0.25mm，说明种子成熟后，在适宜的水分、温度条件下胚可立即开始后熟发育。从切片可以看出，胚顶端中间凹陷，两侧形成 2 个明显的凸起（子叶原基）。凹陷处是以后胚芽原基发育的场所，将继续分化出一枚营养叶；子叶原基将增大，分化成为成熟胚的子叶；这时，细胞也开始分化，子叶原基中央有 2～3 列细胞较小，着色较深，排列紧密，为子叶原基内明显的子叶迹，且与下面的组织相连续，是形成维管组织的原始细胞；在子叶迹外围，有 4～6

层细胞着色略浅，分化不明显，是以后子叶薄壁组织的原始细胞；在凹陷处，最顶端有 3～4 层细胞较小，细胞核大，排列紧密，着色较深，是以后植物体茎端原始组织，可明显分出原套和原体；在靠近胚柄处也有一些细胞着色略深，但无明显分化，是以后胚根的原始细胞。转入 15℃条件下培养以后，胚继续发育。20 天后胚体开始拉长，长约 0.34mm，宽 0.15mm。由于子叶原基的伸长，中间凹陷处更深，从切片可见顶端原始细胞数目增加，5～6 层，7～8 列。

营养叶的发生与分化。在 15℃条件下培养 30 天后，胚体呈短棒状，长约 0.55mm，宽约 0.25mm。纵切片可见子叶原基伸长至 0.30～0.35mm，细胞长方形，排列整齐，着色较深。在两枚子叶原基之间凹陷处出现高约 0.15mm 的凸起，其顶端略偏斜，有再分化的趋势，这就是第 1 枚营养叶原基，它从凹陷的一侧发生，但迅速生长并很快占据凹陷内空间的大部分，其细胞略呈长方形，排列整齐，原生质浓厚，细胞核大，分裂旺盛。这时胚根端细胞排列开始层次化，有分化之趋势。在 15℃条件下培养 50 天后胚体呈棒状，长 0.8～1.0mm，胚根端钝圆。纵切片可见始有组织分化，最顶端是由一层细胞分别构成的根冠原和表皮原，它们有共同的来源；向内是皮层原和中柱原。这时，子叶长约 0.55mm，薄壁组织原始细胞着色变浅；幼叶原基长约 0.33mm，顶端形成偏斜或 2 个明显的小凸起（小叶原基）。

胚芽原基的形成。在 15℃条件下培养 80 天后凹陷处中央部位形成圆丘状的胚芽，胚长约 1.5mm，达满胚期的 2/3 长，以后胚体生长减慢。胚根端各原始细胞群数目增多，分化更为明显。子叶伸长约 1mm，组织分化明显，在着色较深、细胞较小的子叶迹内可见原生韧皮部筛管。营养叶原基伸长 0.55～0.60mm，顶端小叶原基呈棒状。这时，在位于凹陷处正中央出现圆丘状的胚芽原基，其细胞等径形，排列紧密，原生质浓厚，细胞核大；以后细胞数目不断增多，体积增大，并向远离幼叶一侧偏斜，由于肥大幼叶的压迫而成为顶端扁尖状的凸起，高 0.10～0.20mm。胚芽生长方向的改变，为萌发时根状茎横向伸长发育打下基础。

满胚期。在 15℃条件下培养 120 天时有个别种子已达到满胚期，培养约 150 天后胚芽增高并向远离幼叶一侧偏斜，由于肥大幼叶的压迫而呈扁尖状。大多数种子在培养 160 天时达到满胚期，完成胚的形态后熟。胚体呈长棒状，长 2.1～2.8mm，宽约 1mm，生长基本停止；胚根端钝圆，子叶基部扁圆，上端扁平，几乎与胚乳等长。胚根、胚轴、子叶、幼叶均已分化完成。连续横切片可见在胚根、胚轴部位已有中轴原形成层的分化；子叶的分化程度较高，各组织的分化更进一步，表皮仍为胚性细胞；基本分生组织皮层细胞已明显液泡化，着色较浅；原形成层束外侧可见分泌道，向内可见子叶原生韧皮部筛管和原生木质部导管；幼叶具三枚小叶片，也已分化出原形成层束。在胚后熟发育的整个过程中，可以看到胚体在增大，胚腔也随之增大，虽未见破毁的胚乳细胞，但胚腔周围的胚乳细胞内贮藏物明显少于远端胚乳细胞，显然胚生长所需营养来源于胚乳细胞。

4.2.3　结论与讨论

在自然状态下，竹节参为阴生植物，果实成熟时种胚由一团很少分化的细胞构成，呈心形或马蹄形，在胚胎发育过程中属于后期分化的开始阶段，经过 160 天完成种胚的形态后熟，然后在 5℃条件下经过约 60 天完成其种胚的生理后熟，在 10℃下 5 天种子开始发芽。而培养 160 天时，20℃有个别种子达满胚，多数种胚为满胚的 2/3，5℃、10℃、25℃及实验室等条件下胚生长发育更差。

竹节参种胚属高低温型，竹节参种胚在 15℃条件下经过 5 个多月时间完成了形态后熟过程，其中前 3 个月是种胚分化发育最活跃的时期，即由果实成熟时的原胚进一步先后形成心形胚、子叶原基、幼叶原基和胚芽原基，胚长增长也较快；以后 2 个月只是种胚体积的缓慢增大。因此，若要缩短胚形态后熟的时间，可以在种子采收后立即进行处理，并在后 2 个月内考虑增加其他处理措施，并进一步通过试验研究其可行性。

4.3 竹节参根状茎发育特性及其切段繁殖

4.3.1 试验方法

4.3.1.1 材料处理

以野生竹节参根状茎为繁殖材料，种植密度 25cm×20cm。搭棚遮阴，透光率 30%。竹节参根状茎发育观察选用栽培植株和种子作为试验材料。根状茎切段繁殖材料取自野生竹节参不带更新芽的根状茎，将其切成一节一段和两节一段，用植物生长调节剂处理试验材料。

4.3.1.2 观察栽培植株根状茎形态变化

定时切取尖端固定，切片材料用 FAA 固定，石蜡切片，切片厚度 8～12μm，用番红-固绿染色。将采集的种子进行沙藏层积处理，待种子解除休眠在 10℃下萌发后观察根的变化。

每年 9 月下旬，将根状茎切段先用 500 倍 80%多菌灵液浸泡处理 1h，取出控干根状茎表面水分，再分别用水、赤霉素（GA_3）50mg/L、GA_3 100mg/L、6-苄基腺嘌呤（6-BA）40mg/L、6-BA 80mg/L 溶液浸泡 24h，取出用水冲去根状茎表面附着的药液，沙藏。每 7 天观察 1 次，于 10 月底取出统计更新芽形成数，并每组随机抽取 30 个根段统计芽的生长情况，然后全部移栽于大田，第 2 年 6 月 5 日调查出苗情况。每个处理 500 个根段左右。

4.3.2 结果与分析

4.3.2.1 根及根系的形成

将成熟种子在 15℃下沙藏 160 天后再转入 5℃低温处理 60 天即开始裂口，将已裂口种子置 10℃培养 5 天即开始萌发。胚根先伸出种皮，4 天长至 3～5mm 时出现根毛，这时胚轴全部随根伸出，可见子叶基部、上部仍在胚乳中吸收营养。8～10 天后胚根长 5～10mm，幼叶亦被拖出并伸向地面。随后地上叶生长较快，根长 1.0～1.5cm 时地上叶 2.0～2.5cm，无侧根；根长 2～3cm 时出现侧根，以后数目渐增，并沿与主根呈锐角的方向斜伸。若主根顶端受破坏，在其稍偏上处可接连生出多条侧根来。成年植株未见直根系，而在横走根状茎膨大处长出数条不定根，构成疏散的须根系。

4.3.2.2 根状茎的形态及其发展

根状茎横走，呈串珠状，一般 8～10 节，多的达 15～17 节，最长可达 40cm。膨大部分呈不规则球形或略呈纺锤形，直径 5～45mm；节间细长，直径 3～5mm，长 2～7cm。茎叶倒苗后至出苗期间，根状茎顶端是一个略膨大的芽。5 月中下旬，茎叶完全展开后幼嫩根状茎也开始伸长，这样便在芦处留下较膨大的部分。8 月中旬，地上茎叶枯萎倒苗，幼嫩根状茎长 2～7cm，并在顶端又形成一个新的芽；次年春该芽又萌发，再形成一个膨大的部分，如此下去，根状茎每年伸长一节并形成一个膨大，不断伸长。同时，在膨大处具有次生生长能力，使膨大部分再增大，这样串珠状根状茎便形成并不断发展。

4.3.2.3 胚中根状茎的发生

在种胚后熟末期的纵切片中，可见胚芽原基向远离幼叶一侧偏斜形成一个约 7μm 的小凸起，即最早根状茎的基础——根状茎原基。种子萌发时根状茎原基随之伸长并在顶端开始分化而成为幼根基。当苗高约 5cm 时，幼嫩根状茎长 5mm，直径 0.8～1.0mm，细弱。

4.3.2.4 更新芽分化及根状茎的发生

1. 未开花植株

5 月 20 日前后地上茎叶完全展开时，剖开不开花植株的根状茎，芽鳞已枯萎，幼嫩根状茎开始横向伸长。幼嫩根状茎顶端钝尖，长 1～5mm 时其纵切面（0.14mm×0.13mm 处）可见最外层两片幼鳞叶完全套合成两层，组织已分化。向内从一侧伸出长约 20μm 弯曲状的叶原基，其细胞着色略深但组织没有分化。最中心是半圆形着色最深的顶端原分生组织。同期的有些材料可见叶原基呈帽状盖在半圆形的原分生组织上面。5 天之后根状茎顶端稍钝，并可见分化痕迹，长 5～8mm，纵切片可见外鳞叶已拉开，细胞着色更浅，外鳞叶表皮下木栓形成层已开始活动；叶原基长约 26μm；原分生组织增高；但也有的材料叶原基仍为帽状。再过 5 天后，根状茎顶端圆钝，分化明显，长 8～12mm，纵切片可见鳞叶外层已有 3～4 层木栓组织，叶原基长约 63μm，在顶端形成一细棒状小叶原基；其旁有高 26μm 的凸起，为根状茎原基，分生组织转至凸起端部，并在顶端一侧已存在长约 10μm 的下一代鳞叶原基，凸起在前方，另一侧亦略高出，准备形成另一个鳞叶。8 月中下旬地上茎叶变黄近枯萎时，根茎伸长停止，顶端的芽已发育完全。解剖镜下可见最外两片相对而生的鳞叶顶部套合（起保护作用），向内 1、2 片幼叶拳卷，高约 2.5mm；幼嫩根状茎高约 1.2mm，顶端已有所分化，位于芽的最中间；纵切片可见最外表皮已全被周皮所代替，鳞叶细胞着色很浅，细胞间隙明显，在原形成层处有 1～2 个分泌道，而微管组织不发达；向内可见幼叶柄已开始有组织分化，上部可见许多叶片的横切片的原形成层，幼嫩根状茎基部也已着色不均匀，顶端两侧各一片向内弯曲的鳞叶原基，大小略有区别，大原基具有包住小原基的趋势。节以下根状茎组织已分化成为初生构造，在最基部已可见维管形成层活动。

竹节参第 1 节根状茎是胚芽的延伸，以后每节根状茎在芽的分化中发生，当芽萌发时开始生长伸长，同时其顶端又重新孕育分化新的芽和新的根状茎。与一般种子植物茎的生长类似，但又有其独特性。在一个生长季内顶端只形成 2 或 3 次凸起，且间期不均匀。芽形成过程中在地上茎叶形成之后，顶端原分生组织伸长一段，然后其一侧产生凸起——外鳞叶原基，接着几乎不伸长便又在另一侧形成第一个凸起——内鳞叶原基，这就构成了芽中的幼嫩根状茎；次年春芽萌发，幼嫩根状茎伸长，顶端继续分化，出现与地上茎叶有关的凸起，然后顶端分生组织再伸长，开始下一个生长周期。伊稍（1982）认为叶原基在顶端分生组织周围发生的位置与茎上的叶序有关。竹节参根状茎顶端这种分化方式也是与它的叶序相关。在根状茎顶端上只有 2 片保护芽的鳞叶存在，故而也只有分化的鳞叶原基，且两叶间几乎没有间隙，这与两鳞叶共同保护一个芽的作用相关。2 片鳞叶先后发生，应包括 2 个节，没有节间是其对功能的适应，所以竹节参膨大部位是由 2 个莲座状的节构成的。

2. 开花植株

当竹节参植株有 2～3 批叶子时开始转入生殖生长，这时芽的分化方式有所改变，在 6 月初某些纵切片可见，幼叶原基顶端两侧形成 2 个均等的小叶原基，中间形成扁圆形花序原基。7 月初纵切片可见小幼叶已形成，花序原基仍未分化，根状茎原基顶端在分化出两片鳞叶原基以后，两侧同时又均等形成 2 个凸起——轮生的叶原基。8 月上旬前后，芽发育完全；鳞叶内 3～4 枚轮生拳卷状的幼叶，长约 2mm，中间包着幼小花序；幼嫩根状茎高约 1.5mm，顶端似有分化，位于芽的中央；芽萌发时轮生幼叶随花葶抽出地面，幼嫩根状茎伸长并继续分化形成新芽，但顶端无分生组织，不再分化形成新的根状茎原基，而是周围 4 枚轮生幼叶，其余全部成为花序原基；而由鳞叶内休眠的腋芽发育成新的根状茎。8 月中旬芽发育完成；解剖可见，鳞叶内 4 枚拳卷的幼叶轮生，中间包着的小花序较大，高约 3mm，位于芽的中央，几乎占据芽内所有空间；幼嫩根状茎仅为一凸起，位于内鳞叶基部；该芽萌发时根状茎发育较晚。转入生殖生长以后，根状茎顶端转化为花芽，休眠的腋芽活动形成幼嫩根状茎，再继续增加根状茎的节数与长度。

4.3.2.5　竹节参根状茎切段繁殖试验

由表 4-6 可知，用 GA_3 50mg/L 处理的一节段根状茎，未成芽占总处理节数的 19.2%，形成更新芽的占 62.4%，其中双芽数占 11.76%，其余均为单芽；用 GA_3 50mg/L 处理的二节段根状茎，82.6%形成了更新芽。所形成的更新芽大多数细长，且不整齐，平均长度约 24.32mm，最长的达 143mm，平均直径约 1.84mm，较根状茎自然形成的更新芽弱，第 2 年成苗率为 47.2%。用 GA_3 100mg/L 处理的根状茎切段有 80%及以上形成更新芽，所形成的更新芽较 GA_3 50mg/L 处理的更细更长，整齐度更差，平均长度在 34mm 左右，最长的达 115mm，平均直径在 1.21～1.30mm，第 2 年成苗率在 50%以上。

用 6-BA 40mg/L 处理的根状茎切段有 90%以上形成更新芽，所形成的更新芽比较整齐，芽长6～12mm，直径3～6mm，且形成的双芽较多，占65%以上，与自然状况下根状茎的发育程度相似或较优。故此法处理所得到的出苗率与全株移栽竹节参类似，同时也能产生多茎竹节参，这为竹节参生物产量的增加提供了较自然状态下更多的光合面积，所以这一处理无论在促进根状茎切段上休眠芽的萌发方面，还是在提高生物产量方面都有很大潜力，为竹节参根状茎切段繁殖较优的处理方法。用6-BA 80mg/L处理的根状茎切段也有90%以上形成更新芽，每个切段上更新芽的数目为1～5个，双芽率较高，且发现极少数重叠芽，芽长3～12mm，直径 2～5mm。类似于自然界竹节参根状茎的发育程度，故该处理也较适合于竹节参根状茎的切段繁殖。6-BA 处理较好地解决了根段的腐烂问题，使腐烂率显著降低。

用自来水作对照处理一节段和两节段根状茎，当年均未形成更新芽，在次年6～8月才形成更新芽，在第3年才出土形成苗，但根段有60%以上在土壤中腐烂。用植物生长调节剂处理竹节参根状茎切段进行繁殖，根状茎最好切成两节一段，同时要做好根状茎切段的防腐处理工作。

表4-6　植物生长调节剂处理对竹节参根茎切段生长的影响

处理（mg/L）	根段数	根段节数	腐烂根段		芽形成段		新芽生长		成苗数目	
			数目	占比（%）	数目	占比（%）	长度（mm）	直径（mm）	数目	占比（%）
$GA_3$50	500	1	92	18.4	312	62.4	23.56±21.93	1.72±1.13	158	31.6
	500	2	87	17.4	413	82.6	28.07±24.32	1.84±1.16	236	47.2
$GA_3$100	480	1	96	20.0	384	80.0	33.44±30.45	1.24±1.21	251	52.3
	500	2	79	15.8	421	84.2	34.87±28.51	1.30±1.22	284	56.8
6-BA40	500	1	45	9.0	455	91.0	8.30±3.21	4.00±1.89	499	89.8
	500	2	36	7.2	464	92.8	8.50±4.39	4.20±2.22	459	91.8
6-BA80	500	1	42	8.4	458	91.6	6.30±1.24	3.70±0.98	422	84.4
	500	2	38	7.6	462	92.4	6.70±1.35	3.80±1.33	446	89.2
CK	480	1	163	34.0	0	0	0	0	0	0
	480	2	149	31.0	0	0	0	0	0	0

4.3.3　结论与讨论

竹节参种子繁殖的幼苗，根的发生及根系形成与一般双子叶植物相似。但后来随着根状茎的生长伸长，其逐渐代替了根的功能，根也就枯萎了，所以成年竹节参植株没有直根系。这与许多多年生宿根草本植物地下器官的演替相似。营养生长时根状茎是单轴分枝的主干，生殖生长时根状茎成为合轴分枝式的侧枝。

用 GA_3、6-BA 处理根状茎切段可使根状茎上的休眠芽萌发，形成翌年的生长植株，而未经处理的根状茎切段尚需经过第 2 年的发育形成更新芽，且根状茎在地下的腐烂较为严重。用 GA_3 50mg/L 或 100mg/L 单独处理根状茎切断段，形成的更新芽又细又长，第 2 年形成的苗比较弱小；而用 6-BA 40mg/L 或 80mg/L 处理根状茎切段，所形成的更新芽与自然状况下根茎的发育程度相似或较优，所形成的苗类似于全株移栽竹节参的生长，为竹节参根状茎切段繁殖较优的处理方法。

4.4　土壤因子对竹节参药材质量的影响

4.4.1　试验方法

4.4.1.1　土壤理化性质测定

根际土壤理化性质指标主要是土壤的 pH 以及各肥力指标，参照《土壤农化分析》方法（鲍士旦，2000），采用电位测定法测定土壤 pH；重铬酸钾容量法测定土壤有机质含量；凯氏定氮法测定土壤全 N；NaOH 熔融-钼锑抗比色法测定土壤全 P；NaOH 熔融-火焰原子吸收分光光度法测定土壤全 K；碱解扩散法测定土壤速效 N；0.03mol/L NH_4F-0.025mol/L HCl 浸提-钼锑抗比色法测定土壤速效 P；乙酸铵-火焰原子吸收分光光度法测定土壤速效 K。

4.4.1.2　土壤中重金属元素检测

土壤样品中铅（Pb）、砷（As）[①]、镉（Cd）、汞（Hg）、铬（Cr）、铜（Cu）等重金属元素按照国家土壤环境质量标准（GB 15618—2018）选配方法进行测定。

① 砷（As）为非金属，鉴于其化合物具有金属性，本书将其归入重金属一并统计

4.4.1.3 皂苷类有效成分（人参皂苷Ro、竹节参皂苷Ⅳa）含量测定

采用 HPLC 同时测定皂苷类有效成分（国家药典委员会，2010）。Accurasil C_{18}（4.6mm×250mm，5μm）色谱柱；流动相 A 为 0.2%磷酸溶液，B 为乙腈，线性梯度洗脱；检测波长 203nm；柱温 25℃；流速 1.0mL/min；进样量 10μL。精密称取竹节参样品粉末（过二号筛）0.1g 于具塞锥形瓶中，加 60%乙醇 25mL，超声（功率 180W，频率 40kHz）40min，取出，放冷，用 60%乙醇补足减失的重量，摇匀，经 0.45μm 微孔滤膜滤过，即得供试品溶液。取供试品溶液 20μL，进样测定。每份样品重复 3 次。

4.4.2 结果与分析

4.4.2.1 竹节参不同生长地土壤理化性质

根据全国第二次土壤普查制定的养分分级标准（沈善敏，1998），土壤养分指标分级见表 4-7。

表 4-7 土壤养分指标分级

等级	有机质（%）	全 N（g/kg）	全 P（g/kg）	全 K（g/kg）	速效 N（mg/kg）	速效 P（mg/kg）	速效 K（mg/kg）
1 很丰富	＞4.00	＞0.200	＞0.200	＞3.00	＞150	＞40	＞200
2 丰富	3.01～4.00	0.151～0.200	0.161～0.200	2.41～3.00	121～150	21～40	151～200
3 中等	2.01～3.00	0.101～0.150	0.121～0.160	1.81～2.40	91～120	11～20	101～150
4 缺乏	1.01～2.00	0.076～0.100	0.081～0.120	1.21～1.80	61～90	5～10	50～100
5 很缺乏	0.60～1.00	0.050～0.075	0.040～0.080	0.60～1.20	30～60	3～5	30～50
6 极缺乏	＜0.60	＜0.050	＜0.040	＜0.60	＜30	＜3	＜30

将竹节参不同生长地土壤的养分测定数据（表 4-8）与土壤分级标准进行对比，结果表明，竹节参生长地土壤 pH 在 5.87～6.92，均值为 6.44，主要呈弱酸性；有机质含量在 2.96%～49.19%，均值为 23.87%，除了陕西宁强的有机质含量为中等水平（3 级）外，其余均属于很丰富水平（1 级）；全 N 含量在 0.172～1.658g/kg，均值为 0.68g/kg，均属于很丰富或丰富范围（1 级、2 级）；全 P 含量在 0.05～1.12g/kg，均值为

表 4-8　竹节参不同生长地土壤营养状况及等级

产地	pH	有机质		全 N		全 P		全 K		速效 N		速效 P		速效 K	
		含量（%）	等级	含量（g/kg）	等级	含量（g/kg）	等级	含量（g/kg）	等级	含量（mg/kg）	等级	含量（mg/kg）	等级	含量（mg/kg）	等级
陕西太白县山神庙	6.73	16.80	1	0.576	1	0.12	4	1.03	5	48.90	5	4.12	5	337.3	1
陕西太白县石沟	6.57	25.26	1	0.385	1	0.1	4	0.82	5	78.30	4	8.5	4	273.6	1
陕西宝鸡市方山坪	6.52	26.43	1	0.857	1	0.1	4	1.34	4	93.20	3	6.69	4	448.8	1
陕西周至县厚畛子	6.67	10.72	1	0.22	1	0.12	4	1.83	3	22.40	6	4.15	5	112.9	3
四川康定市雅拉乡	5.87	29.78	1	0.925	1	0.11	4	0.76	5	193.34	1	38.42	2	424.3	1
四川峨眉山市黄湾乡*	6.62	16.72	1	0.601	1	1.12	1	1.04	5	107.02	3	73.68	1	310.6	1
陕西洋县华阳镇	6.44	49.19	1	1.658	1	0.11	4	0.54	6	134.10	2	19.39	3	388.2	1
陕西宁强县舒家坝*	6.92	2.96	3	0.172	2	0.05	5	1.94	3	20.13	6	5.54	4	183.9	2
云南玉龙纳西族自治县鲁甸乡	6.07	39.82	1	0.718	1	0.1	4	0.85	5	214.05	1	29.95	2	513.2	1
云南玉龙纳西族自治县鲁甸乡*	6.02	20.99	1	0.661	1	0.25	1	1.46	4	361.94	1	12.7	3	124.1	3
均值	6.44	23.87		0.68		0.22		1.16		127.34		20.31		311.69	

注：*为栽培，其余为野生

0.22g/kg，野生竹节参生长地土壤全 P 含量均较为缺乏（4 级），栽培的竹节参除陕西宁强的全 P 含量为很缺乏（5 级）外，四川峨眉山和云南玉龙的全P含量都很丰富，可能是由于施加了复合肥；全K含量在0.54～1.94g/kg，均值为 1.16g/kg，除陕西周至和陕西宁强的全 K 含量为中等水平（3 级）外，其余为缺乏及以下水平，陕西宝鸡和云南玉龙（栽培）全 K 含量为缺乏（4 级），陕西太白、四川康定、四川峨眉山、云南玉龙（野生）全K含量为很缺乏（5级），陕西洋县全K含量为极缺乏（6级）；速效N含量在20.13～361.94mg/kg，均值为127.34mg/kg，四川康定、云南玉龙和陕西洋县速效N含量为很丰富或丰富水平（1级、2级），陕西宝鸡和四川峨眉山速效N含量为中等（3级），陕西太白、周至和宁强速效N含量为缺乏至极缺乏（4～6级）；速效P含量在4.12～73.68mg/kg，均值为20.31mg/kg，四川和云南速效P含量多为很丰富或丰富水平（1级、2级），陕西速效P含量多为缺乏或很缺乏水平（4级、5级）；速效K含量在112.9～513.2mg/kg，均值为311.69mg/kg，各地速效K含量相差不大，除陕西周至和云南玉龙（栽培）速效K含量为中等水平（3级）外，其余产地速效K含量均为丰富或很丰富水平（1级、2级）。

4.4.2.2 竹节参不同生长地土壤重金属残留量

表4-9指出，竹节参不同生长地土壤重金属残留量存在差异，就同一产地而言，栽培的土壤重金属残留量大多比野生的要高；四川峨眉山的重金属总残留量最高，陕西太白、宁强的次之，云南玉龙（野生）最低；四川峨眉山的Pb、As、Cd、Cr残留量最高；Cu的残留量陕西宁强最高；Hg的残留量云南玉龙（野生）含量最高，是其他地区的3倍

表4-9 竹节参不同生长地土壤重金属含量测定结果（单位：mg/kg）

产地	Pb	As	Cd	Hg	Cr	Cu
陕西太白县山神庙	22.3	7.59	0.284	0.944	57.1	24.1
陕西太白县石沟	22.9	6.60	0.303	0.197	46.0	20.7
陕西宝鸡市方山坪	27.5	5.35	0.160	0.316	41.2	20.8
陕西周至县厚畛子	19.7	5.73	0.096	0.736	28.9	12.6
四川康定市雅拉乡	14.9	7.04	0.151	0.338	34.8	12.0
四川峨眉山市黄湾乡*	69.7	19.50	1.980	0.573	64.9	20.8
陕西洋县华阳镇	34.4	5.10	1.090	0.306	35.7	15.8
陕西宁强县舒家坝*	20.5	3.42	—	0.107	61.4	26.8
云南玉龙纳西族自治县鲁甸乡	19.0	3.25	0.090	3.650	22.2	6.5
云南玉龙纳西族自治县鲁甸乡*	28.1	6.84	—	0.356	39.8	12.9

注：“—”表示未检出，辐射的检测限为0.06mg/kg；*为栽培，其余为野生

以上至三十几倍，属于严重超标；Cd、Hg 的残留量陕西宁强相对较低，Pb 的残留量四川康定最低；As、Cr、Cu 的残留量云南玉龙（野生）相对较低。根据土壤环境质量标准（GB 15618—2018），Pb 和 As 的残留量除四川峨眉山符合二级标准外，其余均符合一级标准；Cd 的残留量四川峨眉山和陕西洋县超标，陕西太白符合二级标准，其余均符合一级标准；Hg 的残留量云南玉龙（野生）严重超标，陕西宁强符合一级标准，其余均符合二级标准；Cr 和 Cu 的残留量均符合一级标准。

4.4.2.3　不同产地竹节参皂苷类成分

测试结果见表 4-10，不同产地的竹节参皂苷类成分含量存在差异。人参皂苷 Ro 和竹节参皂苷 IVa 的含量均是陕西最高，四川和云南次之。按照 2010 年版《中华人民共和国药典》规定（不得少于 3.0%），云南和四川康定样品的竹节参皂苷 IVa 含量低于药典标准，陕西所有样品竹节参皂苷 IVa 含量均高于药典标准。

表 4-10　不同产地竹节参皂苷类成分含量测定结果（%）

产地	人参皂苷 Ro	竹节参皂苷 IVa
陕西太白县山神庙	19.72	6.14
陕西太白县石沟	21.83	7.01
陕西宝鸡市方山坪	28.52	8.95
陕西周至县厚畛子	23.78	7.51
四川康定市雅拉乡	10.52	0.98
四川峨眉山市黄湾乡*	12.39	4.34
陕西洋县华阳镇	15.74	4.86
陕西宁强县舒家坝*	18.17	6.37
云南玉龙纳西族自治县鲁甸乡	5.39	1.17
云南玉龙纳西族自治县鲁甸乡*	6.18	2.96

注：*为栽培，其余为野生

4.4.2.4　竹节参土壤因子与其质量的相关性

将土壤养分及重金属矿质元素所测值作为土壤因子组，人参皂苷 Ro 和竹节参皂苷 IVa 测量值作为竹节参药材质量组，对土壤因子组及药材质量组进行相关分析。从表 4-11 可以看出，竹节参人参皂苷 Ro 含

表 4-11　竹节参土壤因子与其质量的相关性

项目	pH	有机质	全 N	全 P	全 K	速效 N	速效 P	速效 K	Pb	As	Cd	Hg	Cr	Cu	人参皂苷 Ro	竹节参皂苷 IVa
pH	1.000															
有机质	–0.574	1.000														
全 N	–0.430	0.865*	1.000													
全 P	0.099	–0.173	–0.044	1.000												
全 K	0.455	–0.827*	–0.711*	–0.087	1.000											
速效 N	–0.859**	0.423	0.354	0.056	–0.266	1.000										
速效 P	–0.281	0.171	0.208	0.839**	–0.398	0.227	1.000									
速效 K	–0.650*	0.250	0.239	0.013	–0.058	0.926**	0.001	1.000								
Pb	0.214	–0.031	0.151	0.942**	–0.151	–0.002	0.737*	–0.001	1.000							
As	0.116	–0.202	–0.046	0.962**	–0.160	–0.018	0.791**	–0.046	0.889**	1.000						
Cd	0.195	0.172	0.341	0.846**	–0.394	–0.113	0.764*	0.000	0.928**	0.829**	1.000					
Hg	–0.329	0.354	–0.001	–0.071	–0.220	0.231	0.160	0.064	–0.163	–0.203	–0.138	1.000				
Cr	0.632*	–0.587	–0.318	0.504	0.209	–0.395	0.202	–0.213	0.525	0.560	0.431	–0.496	1.000			
Cu	0.803**	–0.556	–0.303	0.138	0.278	–0.624	–0.184	–0.383	0.239	0.221	0.189	–0.591	0.892**	1.000		
人参皂苷 Ro	0.688*	–0.310	–0.209	–0.244	0.307	–0.773**	–0.513	0.580	–0.115	–0.133	–0.106	0.464	–0.204	0.552	1.000	
竹节参皂苷 IVa	0.760**	–0.411	–0.297	–0.136	0.442	–0.709*	–0.537	0.445	–0.023	–0.074	–0.047	0.474	0.325	0.633*	0.943**	1.000

注：双侧 t 检验，*表示水平显著相关（$P<0.05$），**表示水平极显著相关（$P<0.01$）

量与其生长土壤 pH 呈显著正相关（P＜0.05），与速效 N 呈极显著负相关（P＜0.01）；竹节参皂苷 IVa 含量与其生长土壤 pH 呈极显著正相关（P＜0.01），与速效 N 呈显著负相关（P＜0.05），与矿质重金属元素 Cu 呈显著正相关（P＜0.05）。同时从表 4-11 还可以看出，土壤因子间互相存在一定的相关性，土壤 pH 与速效 N、速效 K 呈显著或极显著负相关（P＜0.05 或 P＜0.01），与矿质重金属元素 Cr、Cu 呈显著或极显著正相关（P＜0.05 或 P＜0.01）；有机质含量与全 N 呈显著正相关（P＜0.05），与全 K 呈显著负相关（P＜0.05）；全 N 与全 K 呈显著负相关（P＜0.05）；全 P 与速效 P、Pb、As、Cd 呈极显著正相关（P＜0.01）；速效 N 与速效 K 呈极显著正相关（P＜0.01）；速效 P 与 Pb、As、Cd 呈显著或极显著正相关（P＜0.05 或 P＜0.01）；Pb 与 As、Cd 呈极显著正相关（P＜0.01）；As 与 Cd 呈极显著正相关（P＜0.01）；Cr 与 Cu 呈极显著正相关（P＜0.01）。

4.4.2.5　影响竹节参质量的土壤主导因子

以竹节参土壤因子 pH（X_1）、有机质含量（X_2）、全 N（X_3）、全 P（X_4）、全 K（X_5）、速效 N（X_6）、速效 P（X_7）、速效 K（X_8）、Pb（X_9）、As（X_{10}）、Cd（X_{11}）、Hg（X_{12}）、Cr（X_{13}）、Cu（X_{14}）为自变量，以竹节参人参皂苷 Ro 含量（Y_1）、竹节参皂苷 IVa 含量（Y_2）为因变量，应用多变量逐步回归剔除对目标函数影响较小的因子（P＞0.1），建立竹节参有效成分与土壤主导因子的回归方程：$Y_1=23.343-0.056X_6$，$R_2=0.597$；$Y_2=-34.972+6.208X_1$，$R_2=0.634$。从回归方程可以看出，对竹节参人参皂苷Ro含量影响最大的土壤因子是速效N，决定系数为0.597，说明竹节参人参皂苷 Ro 含量变化的 59.7%可归因于土壤速效 N 含量；对竹节参皂苷 IVa 含量影响最大的土壤因子是土壤 pH，决定系数为 0.634，说明竹节参皂苷 IVa 含量变化的 63.4%可归因于土壤 pH。

4.4.3　结论与讨论

本试验研究结果表明，竹节参适宜生长在腐殖质丰富的微酸性（5.87～6.92）土壤中，竹节参不同生长地的有机质、全 N、速效 K 含量绝大多数处于较丰富水平，全 P、速效 K、速效 *P* 的含量在不同生长地变化较大，而全 K 的含量在不同生长地大多数处于缺乏水平，尤其是陕西洋县达到极缺乏水平。且各养分之间存在一定的相关性，土壤 pH 与速效 N、速效 K 呈显著或极显著负相关（$P<0.05$ 或 $P<0.01$）；有机质含量与全N呈显著正相关（$P<0.05$），与全K呈显著负相关（$P<0.05$）；全 N 与全 K 呈显著负相关（$P<0.05$）；全 P 与速效 P 呈极显著正相关（$P<0.01$）；速效 N 与速效 K 呈极显著正相关（$P<0.01$）。竹节参生长地的土壤环境质量大多数符合二级以上标准，有少数地区的 Cd、Hg 残留量超标，说明竹节参种植基地应该选在土壤环境质量二级以上的标准地区。

中药材的质量受到遗传和环境的双重影响，土壤是重要的环境因子，竹节参药材的质量与土壤的理化性质密切相关。通过对竹节参生长地土壤因子与竹节参皂苷类有效成分含量的相关性分析发现，竹节参人参皂苷 Ro 含量与其生长土壤 pH 呈显著正相关（$P<0.05$），与速效 N 呈极显著负相关（$P<0.01$）；竹节参皂苷 IVa 含量与其生长土壤 pH 呈极显著正相关（$P<0.01$），与速效 N 呈显著负相关（$P<0.05$）、与矿质重金属元素 Cu 呈显著正相关（$P<0.05$），说明土壤因子是影响竹节参药材质量的重要因素。进一步通过多元逐步回归分析发现，对竹节参人参皂苷 Ro 含量影响最大的土壤因子是速效 N，对竹节参皂苷 IVa 含量影响最大的土壤因子是土壤 pH，说明土壤 pH 和速效 N 含量可能是影响竹节参药材质量的土壤主导因子。

本试验通过相关性、逐步回归性等统计方法对影响竹节参质量的土壤因子进行分析，并初步筛选了影响竹节参质量的土壤主导因子，为竹节参栽培基地的选择和生产优质高效的药材奠定了良好的基础。但是这些土壤主导因子是否直接影响竹节参有效成分的积累和品质形成，其调控机制和量化规律如何等问题尚需下一步深入研究。

第 5 章　竹节参形态建成

植物胚胎发育不仅需要将分裂产生的细胞分化成具有不同功能的特异细胞类型，同时要将一些细胞组成功能和形态不同的组织或器官，最后形成一个具有表现型特征的个体，这一过程称为形态建成。根据光的有无将植物形态建成分成光形态建成和暗形态建成。根据植物器官的构造，分成营养器官（根、茎、叶）形态建成和生殖器官（花、果实、种子）形态建成。在植物形态建成过程中，细胞间的位置关系要发生改变，同功能细胞组成组织，其关系密切，与不同功能的组织细胞进行协调工作，共同维持个体生命。为了掌握竹节参形态建成，本章对其形态发生、组织分化、地上和地下部分显微特征，以及根茎节部结构与皂苷积累等内容进行系统观察和研究，可以丰富竹节参胚胎学方面的研究，对竹节参药材的开发、规范栽培和提高其产量具有指导意义；可为研究制定竹节参地上部分的质量标准、开发利用和扩大药用资源范围提供理论基础。

5.1　竹节参雌配子体的发育

5.1.1　试验方法

5.1.1.1　光学显微镜观察

材料经卡诺氏固定液（无水乙醇和冰醋酸 3∶1）固定，爱氏苏木精整体染色，乙醇系列脱水，石蜡包埋，切片厚度为 10μm。切片用 Olympus BH-2 型显微镜观察照相。

5.1.1.2　组织化学观察

固定方法同上。材料经石蜡包埋、切片后，用 PAS 反应鉴定多糖类物质。切片用 Olympus BH-2 型显微镜观察照相。

5.1.1.3 电子显微镜观察

材料经 3%戊二醛和 1%锇酸双重固定，丙酮系列脱水，Spurr 包埋剂渗透包埋后，在LKBⅢ型超薄切片机上用玻璃刀切片。部分材料切成 1μm 厚的切片，经 1%碱性亚甲蓝水溶液染色，用于光学显微镜观察；其余材料切超薄切片，经乙酸双氧铀和柠檬酸铅双重染色，在 H-300 电子显微镜下观察照相。

5.1.2 结果与分析

5.1.2.1 光学显微镜观察

竹节参小花的子房 2～3 室，每室着生 1 个胚珠。胚珠倒生，单珠被。发育完全的胚珠具发达的胎座组织，向珠孔方向突出形成珠孔塞。

大孢子母细胞和大孢子时期。胚珠发育初期，珠心原基表皮细胞下单个孢原细胞进行平周分裂，产生周缘细胞和造孢细胞（图 5-1A）。周缘细胞继续分裂，形成周缘珠心组织，因而竹节参具厚珠心胚珠。造孢细胞不再分裂，体积逐渐增大，直接转变成大孢子母细胞（图 5-1B）。该时期的胚珠生长很快，并弯曲成倒生胚珠，同时珠被伸长将珠心包围形成珠孔。珠心细胞主要进行垂周分裂以适应细胞体积显著增大和伸长的大孢子母细胞（图 5-1C）。大孢子母细胞减数分裂形成线形排列的大孢子四分体（图 5-1D）。以后合点端的大孢子体积开始增大，成为功能大孢子（图 5-1E），最后发育成胚囊。此时尚未见非功能大孢子的退化。另外，在一例制片中看到合点端的大孢子和珠孔端大孢子体积同时增大的现象。

游离核胚囊时期。功能大孢子进行 3 次游离核分裂，依次形成 2 核、4 核（图 5-1F）和 8 核胚囊（图 5-1G）。随着胚囊体积的增大，珠心细胞逐渐解体。在此发育期间，胚囊珠孔端正前方常可看到 2～3 个染色较深的细胞（图 5-1F、G），光学显微镜下难以辨认。在电镜观察中则看到 2 核胚囊的珠孔前端染色较深的细胞是尚未完全退化的非功能大

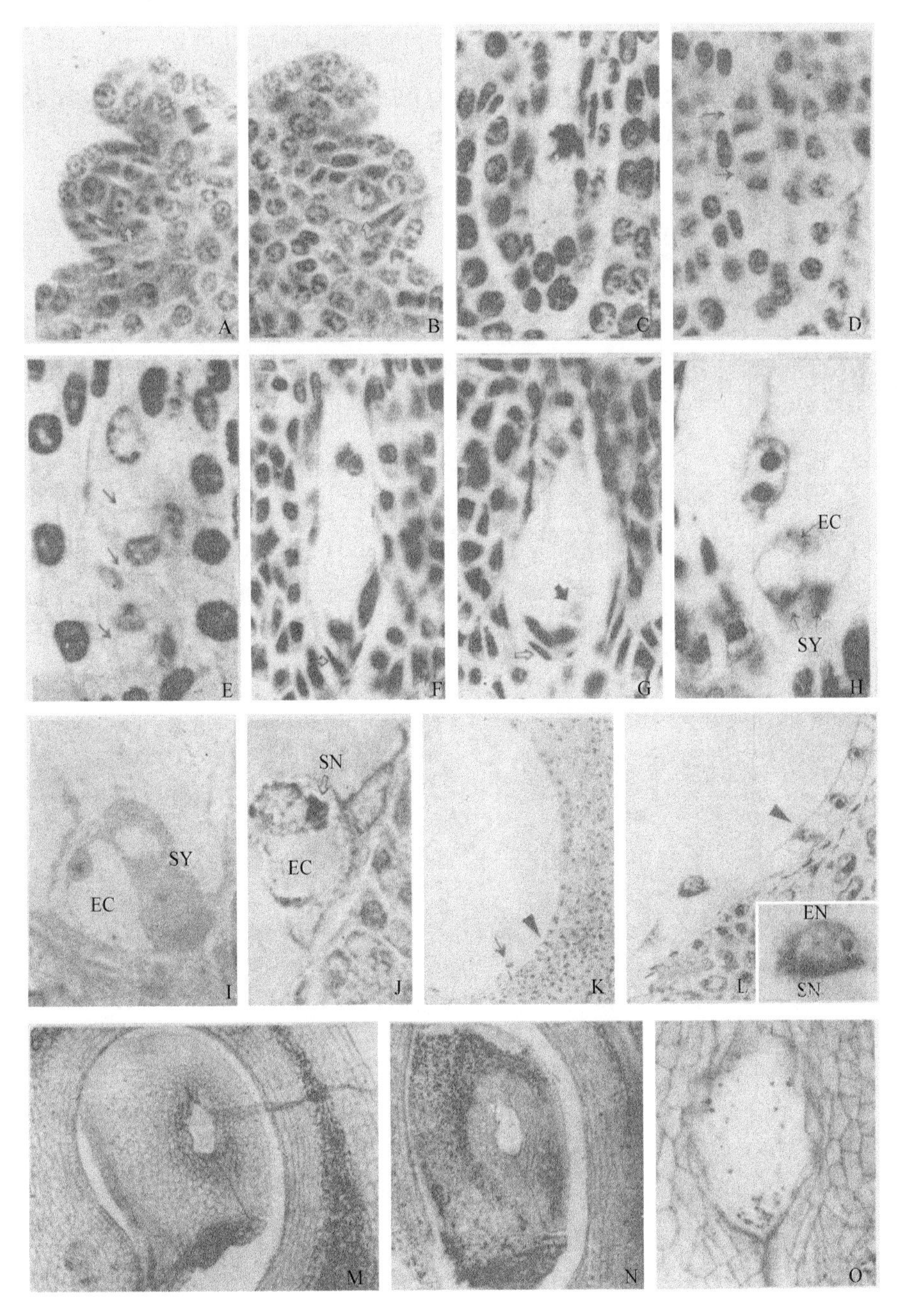

图 5-1 竹节参雌配子体发育（一）

A 中箭头所指为造孢细胞；B 中箭头所指为大孢子母细胞；D 中箭头所指为大孢子四分体；E 中箭头所指为大孢子间的细胞壁；F 中箭头所指为胚囊珠孔前端的深色细胞；G 中空心箭头所指为胚囊珠孔前端的深色细胞，实心箭头所指为上极核；K 中左侧箭头所指为受精卵，右侧箭头所指为胚乳游离核；L 中箭头所指为珠孔端受精卵旁的游离核。EC，卵细胞；SY，助细胞；SN，精核；EN，卵核孢子（图 5-2B）。游离核胚囊时期还可看到一些异常现象：在同一个胚珠中出现两个 2 核胚囊（图 5-2A）；有的胚珠中央珠心细胞呈退化状态，看不到正常发育的胚囊，只有细胞解体后留下的空腔。

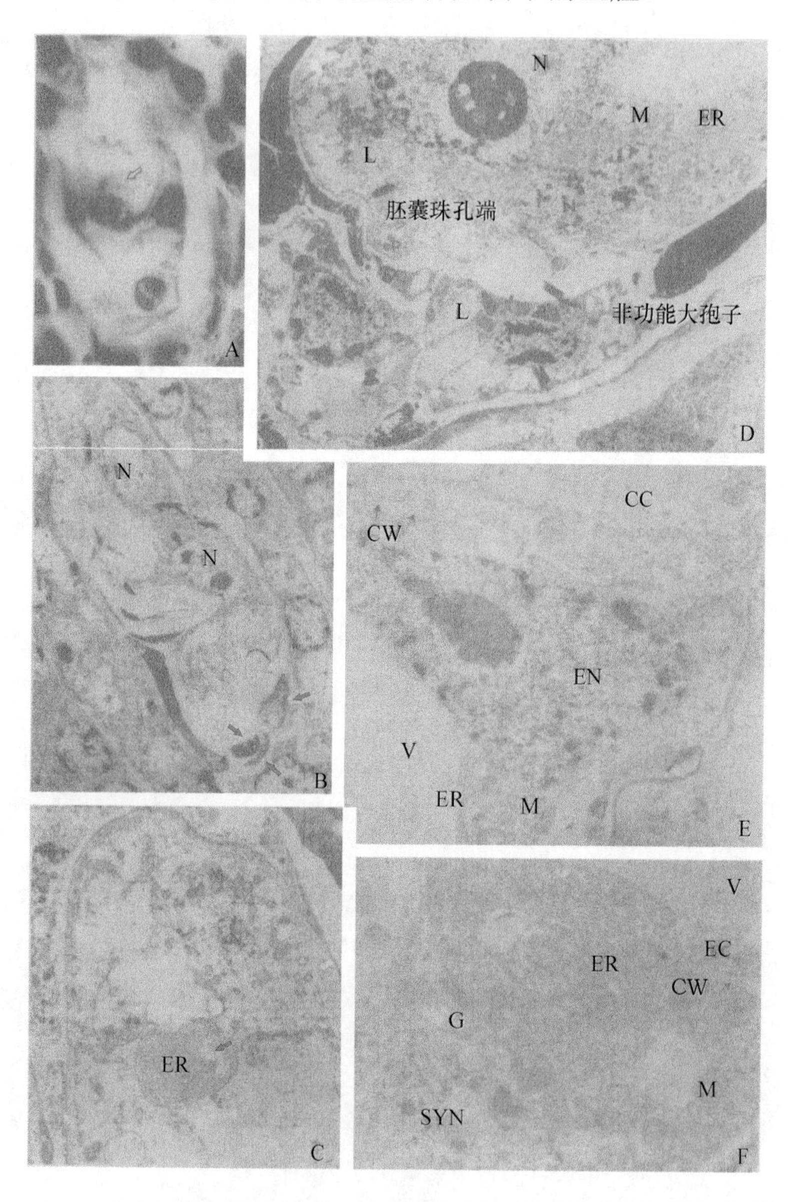

图 5-2　竹节参雌配子体发育（二）

A 中箭头所指为 2 核胚囊中的第二个核；B 中箭头所指为非功能大孢子；C 中箭头所指为内质网断裂形成的小泡。CC，中央细胞；CW，细胞壁；G，高尔基体；EC，卵细胞；EN，卵核；ER，内质网；L，类脂体；M，线粒体；N，胚囊游离核；SYN，助细胞核；V，液泡

细胞胚囊时期。8 核胚囊时间很短，很快就形成细胞。在胚囊形成细胞时，珠孔端的 4 个核中，首先可以确定出上极核。其体积较将要形成卵器的 3 个核稍大，并与它们保持一定距离。将要形成卵器的 3 个核紧靠在胚囊珠孔端，染色较深，周围有浓厚的细胞质。这 3 个核之间看不出有什么差异（图 5-1G）。在形成细胞结构的胚囊中，可看到卵细胞与助细胞有相反的极性。助细胞含丰富的细胞质，液泡较小，核位于细胞的珠孔端。胚囊合点端形成 3 个反足细胞，寿命很短。受精前，中央细胞的下极核向珠孔端移动，在靠近卵器的一侧与上极核融合成次生核（图 5-1H）。此时卵器成员的极性分化进一步加强，卵细胞高度液泡化，助细胞则有浓厚的细胞质和发达的丝状器（图 5-1I）。反足细胞在受精前已退化或消失。

受精及胚乳早期发育。受精后的胚囊中，一个助细胞退化，留下染色较深的退化痕迹，另一个助细胞可短暂宿存。次生核受精后很快分裂产生胚乳游离核。游离核贴着胚囊壁四周分布，胚囊中央形成一个大空腔。游离核以靠珠柄一侧的胚囊壁旁分布较多，发育也较快，珠孔端受精卵旁边只有少数游离核（图 5-1K、L），这可能与受精后从靠珠柄一侧更易获得营养物质有关。胚乳达到几十至数百个游离核时，开始形成细胞。随着胚乳发育，胚囊体积不断扩大，同时侵蚀珠被组织，使珠被变薄。卵细胞受精后，细胞质仍然稀薄，细胞核体积有所增大。精子进入卵细胞后，精核与卵核的核膜相贴，逐渐从圆球形展开成扁平状附着在卵核膜上（图 5-1J、L）。随着核膜的逐渐融合，卵核中出现多个核仁。观察表明，竹节参的卵细胞受精后要经过一个较长的休眠期。

5.1.2.2　电子显微镜观察

4 核胚囊时期。胚囊合点端与珠孔端已出现差别。胚囊合点端的细胞质稀薄，细胞器数目较少，仅有少量线粒体分散在细胞核周围，内质网发达，常排列成大的同心圆状，其中包围了一些细胞质，甚至有线粒体。内质网的部分槽库膨大并断裂成小泡。与胚囊合点端相邻的珠被细胞中有许多含淀粉粒的小质体（图 5-2C）。胚囊珠孔端有浓厚的细胞质，线粒体丰富，在细胞核周围更加密集。内质网槽库或长或短，有时数条内质网槽库平行排列。细胞质中有类脂体积累，还可以看到体积较小的质体。紧挨胚囊珠孔端的前方，是尚未完全退化的细胞（非功能大孢子），其细胞质中有许多大的类脂体和含淀粉粒的大质体。在胚囊珠孔端与尚未完全退化的细胞相接触的部位，细胞壁局部加厚，呈凹凸状，这使胚囊质膜的表面积增大，有利于吸收营养物质（图 5-2D）。

成熟胚囊发育早期。卵器之间、卵器与中央细胞之间都有细胞壁存在（图 5-2E、F）。随着进一步发育，卵器靠合点端一侧的细胞壁逐渐消失，这与已经报道的许多情况相似（韩旭烈和黄钟奎，1981）。卵细胞中细胞器稀少，有少量线粒体、内质网和质体，高尔基体罕见，且代谢水平低。助细胞中含有大量的线粒体、内质网和高尔基体，具有高度代谢活性。临近受精时，助细胞中的内质网和高尔基体进一步增多，并产生许多小泡。卵细胞中的质体由小圆球形发育为一长椭圆形或不规则哑铃形，但数量没有增多。两个极核融合为次生核后，体积增大，内有大核仁。核周围的细胞质中有较多的线粒体和内质网。核膜上可以看到进行核内外物质交换的现象，说明次生核也有强烈的代谢活动。

5.1.3 结论与讨论

试验结果表明，竹节参雌配子体发育过程中，有两个时期出现了异常现象，这与在武汉植物园引种栽培条件下开花不结实有关。胚囊发育早期，部分胚珠及其周围珠心细胞退化，仅留下空腔（大约占同一时期制片的 30%）；少数胚珠中出现了两个核胚囊（大约占同一时期制片的 3%）。五加科的其他属植物如南洋参（*Polyscias fruticosa*）和常春藤（*Hedera nepalensis* var. *sinensis*）亦存在这种同一胚珠中有多个 2 核胚囊的现象。除了可以由合点端大孢子发育为胚囊外，亦有由珠孔端大孢子发育为胚囊的现象（Jensen，1973）。我们在竹节参中也看到线形排列的 4 个大孢子中，合点端和珠孔端两个大孢子体积都增大的现象。我们推测，竹节参胚珠中存在多个胚囊的异常现象可能是由多个大孢子同时发育所造成的，其最终结果可能是使胚囊败育而留下空腔。受精前，胚珠和胚囊中存在明显的多糖代谢的差异；有的胚珠和胚囊中积累淀粉粒；有的则不积累。在许多植物中胚囊受精前都积累淀粉粒，这种营养物质的暂时贮藏对于保证胚和胚乳的早期发育显然具有一定的意义（Gopinath，1994）。我们观察到的未积累淀粉的胚珠和胚囊可能是一种不正常的生理现象，它会对以后的发育带来不利的影响。竹节参开花后子房脱落现象（观察资料）可能与此有关。

一般认为，供应胚囊发育所需的营养物质主要通过合点端进入胚囊，亦可以通过胚囊的整个表面从相邻的珠心细胞或珠被绒毡层吸收营养物质（胡适宜，1983）。从本试验观察看，竹节参珠心组织退化较早，又没有形成珠被绒毡层；细胞胚囊形成后，反足细胞很快退化；助细胞有发达的细胞壁内突——丝状器，表现出高生理代谢活性的细胞特征。这些现象说明，营养物质也可以通过珠孔端进入胚囊。

此外，从位置关系上看，竹节参珠孔端存留较久的非功能大孢子与胚囊的营养可能有一定的关系。在许多植物中，非功能大孢子在胚囊发育早期就退化解体（Cass and Peteya，1985；Russell，1979）。Rodkiewicz（1970）认为，柳叶菜科植物退化大孢子中的物质可能转运到发育的胚囊中。也有一些植物的非功能大孢子存留时间较长，如长叶雀稗（*Paspalum longifolium*）助细胞的丝状器是从紧靠非功能大孢子的助细胞壁上形成的（Yu and Chao，1979）。无茎月见草（*Oenothera biennis*）的胚囊是由珠孔端的大孢子发育而成的，合点端的 3 个非功能大孢子可存留到成熟胚囊时期（Bhojwani and Bhatnagar，1978）。当竹节参功能大孢子体积增大时，我们尚能看到另 3 个大孢子退化的痕迹。在以后的发育过程中，光学显微镜和电子显微镜观察可以看到，胚囊珠孔端的前方有 2～3 个呈退化状但未完全解体的细胞，很可能就是存留的非功能大孢子。联想到竹节参胚珠中珠心组织不发达，又无珠被绒毡层形成，我们推测在竹节参胚囊发育时期，非功能大孢子可能具有输送营养物质进入胚囊的功能。

5.2　竹节参根和根状茎的形态发育

5.2.1　试验方法

竹节参新鲜根和根状茎均用 FAA 固定液固定。用常规的石蜡制片法制成连续的纵横切片，厚度为 10～20μm，用甲苯胺蓝-O 染色，部分切片用 PAS 染色，用于观察淀粉的分布。

5.2.2 结果与分析

5.2.2.1 根膨大过程与组织分化

根—下胚轴的加粗生长，使地上部分成为纺锤形（图 5-3A）。根是由胚根发育而成的，为二元型（伊稍，1982）。一年生的主根还具有吸收功能，在根毛区周围分布着大量的根毛（图 5-3B）。二年生根中除木质部和韧皮部薄壁细胞中淀粉含量有所增加外，还出现了草酸钙簇晶（图 5-3C，图 5-4D）。多年生肉质根，已转化为贮藏根，除尚有退化的木质导管外，几乎全是贮藏薄壁细胞，射线薄壁细胞中贮藏物尤为明显（图 5-4E）。肉质根每年都有不同程度的增粗，但其正常的组织结构并未改变（Mikesell，1979；Wheat，1977），而是发育出大量的薄壁细胞（张泓和胡正海，1984），特别是木薄壁细胞和射线薄壁细胞尤为发达，其间还分布大量的分泌道。分泌道是由细胞裂生的间隙形成的，其周围有一圈完整的细胞，这圈细胞较小，且内含有染色较深的物质，与周围含大量淀粉粒的细胞有明显的差异（图 5-3F、G）。另外，分布在主根周围的侧根也有所增粗，其增粗方式与主根大体相同，增粗的侧根在主根及根状茎中都有发生，且均为内起源。除此之外，还有部分季节性吸收根（Liu and Liu，1988）（图 5-3D），每年更新一次，在生长期末期吸收根萎缩脱落，并在根痕附近同时形成越冬根原基（图 5-3E）。在下一年春天，越冬根原基再萌动形成新的吸收根。这部分根将不会发生增粗现象。

5.2.2.2 根状茎的形态发生与组织分化

在自然条件下，竹节参在每年 4 月开始抽出枝叶，地上部分在 10 月以后倒苗，第二年再重新长出。地上茎基部发育成节间短缩但较粗壮的根茎。根状茎每年都有不同程度的增粗，后期的根状茎已转化成具有贮藏功能的器官。每年秋冬季节，地上部分枯萎时，在茎顶端形

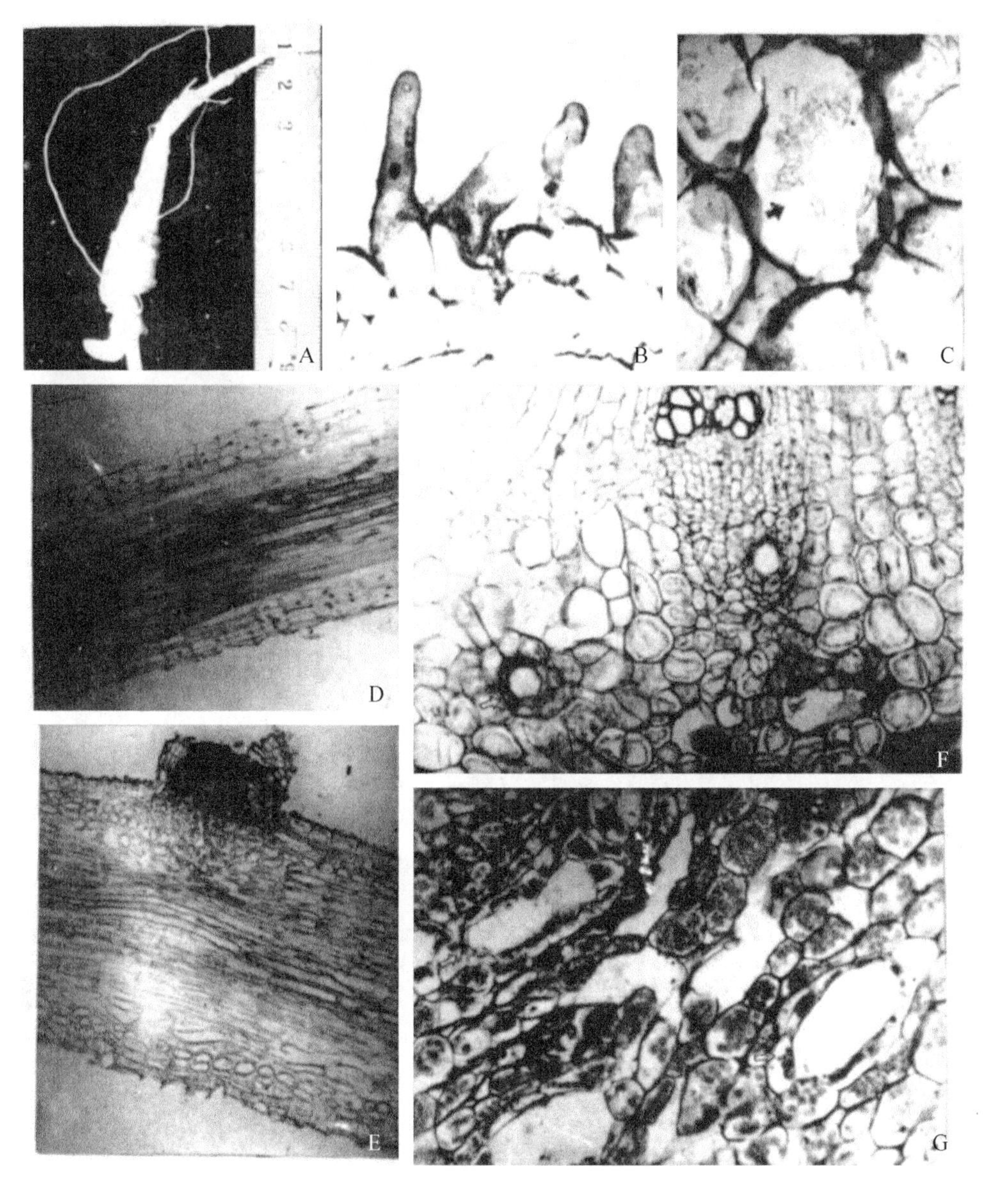

图 5-3　竹节参根及根状茎发育（一）

C 中箭头所指为草酸钙簇晶

成顶芽越冬（图 5-4A），同时在稍下部位还有一个潜伏芽（图 5-4F），以便在顶芽遭受损伤时，替代顶芽的功能。在生长期内，地上部分的茎在维管束外部发育出具有支持功能的厚角组织（图 5-4B、C），维管束一般是 13～17 个。茎的基部则逐年膨大，含有大量的贮藏薄壁细胞。

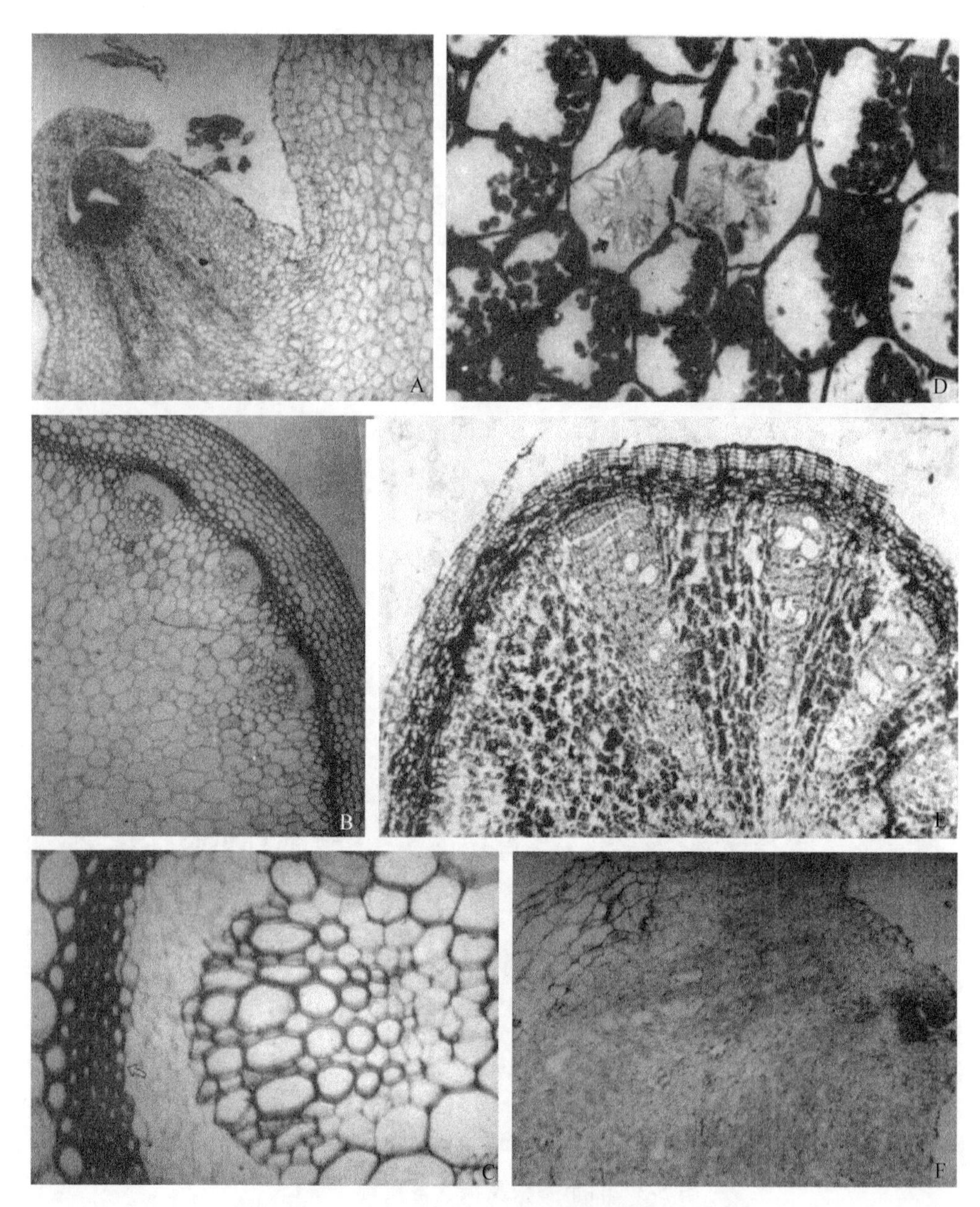

图 5-4 竹节参根及根状茎发育（二）

C 中箭头所指为厚角组织；D 中箭头所指为草酸钙簇晶

因而在生长后期，多年生根状茎与多年生肉质根一样，都成为仅具贮藏功能的器官。同时，在每年的生长期内，也会在根状茎上长出季节性吸收根，起到根的吸收作用。这种季节性吸收根与人参（*Panax ginseng*）的根相似。

5.2.3 结论与讨论

由于竹节参与另一种人参属植物珠子参在形态上较接近，因而研究它们的形态发生和组织分化的规律，不仅可为解决人参属系统分类问题提供新的证据（徐克学和李德中，1983），同时对提高引种栽培的产量也具有一定的意义。鉴于国内目前对竹节参形态发育的研究工作较少，本节以竹节参为材料，初步研究了其根和根状茎的形态发育过程，以期引起广泛的研究和深入的讨论。试验表明，生长到一定时间后，竹节参根和根状茎的增粗方式必会限制其继续增粗，也就是到了一定年限，其增粗生长变得非常缓慢。对竹节参 1～6 年生的植株作了详细分析研究，认为四年生竹节参收获最为理想，这与我们对其解剖结构的研究结果相吻合。

5.3 竹节参地下及地上部分的显微特征

5.3.1 试验方法

横切面采用石蜡封片法制成永久封片进行显微观察；粉末及叶表面采用临时制片法制成临时装片进行观察。

5.3.2 结果与分析

5.3.2.1 根茎横切面观察

膨大节（直径约 7mm）和节间（直径约 3mm）。木栓细胞排列较整齐。皮层稍窄。维管束束间形成层不明显，束中形成层木质部导管较膨大节相对集中，大小不一，在近形成层处较大。韧皮部细胞较小，其余同膨大节（图 5-5，图 5-6）。

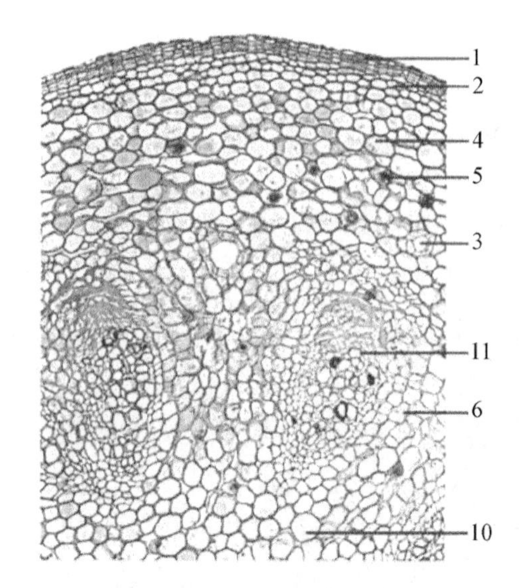

图 5-5　竹节参膨大节横切

1，木栓层；2，厚角组织；3，分泌道；4，皮层；5，草酸钙簇晶；6，淀粉粒；10，髓；11，维管束

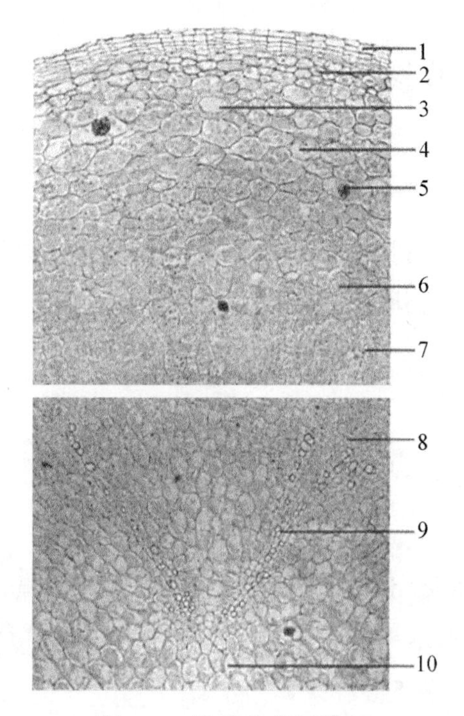

图 5-6　竹节参节间横切

1，木栓层；2，厚角组织；3，分泌道；4，皮层；5，草酸钙簇晶；6，淀粉粒；7，韧皮部；8，形成层；9，木质部；10，髓

5.3.2.2　茎横切面观察

竹节参茎横切面（直径大约 2.3mm）。整个横切面由表皮、皮层和维管柱构成。表皮无多细胞非腺毛分布，皮层中的厚角组织及薄壁组织宽广但厚壁组织不明显。皮层外侧由 2～3 列排列整齐紧密的厚角细胞组成，细胞大小与表皮细胞接近；中间由 2～4 列类圆形的薄壁细胞组成；内侧由 1～3 列椭圆形或类圆形的厚壁细胞组成。维管束 20～25 个，属外韧维管束，呈不连续的环状排列。韧皮纤维束半圆形木质化，木质部导管散在或径向排列。髓部较宽，为大型的类圆形薄壁细胞，排列紧密，少有细胞间隙，偶见草酸钙簇晶分布（图 5-7）。

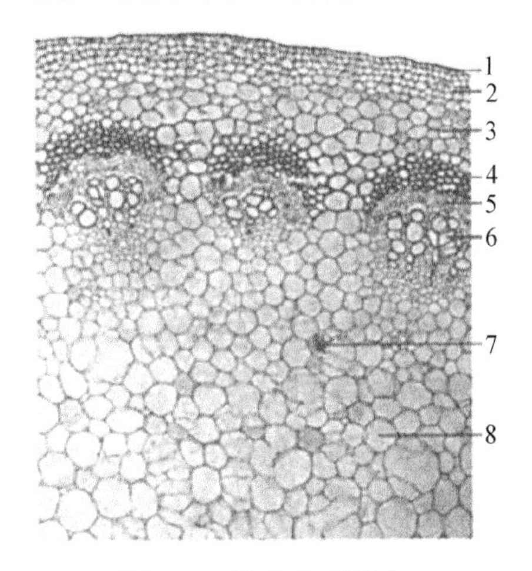

图 5-7　竹节参茎横切

1，表皮；2，皮层厚角细胞；3，皮层薄壁细胞；4，韧皮纤维；5，韧皮部；6，木质部；7，草酸钙簇晶；8，髓部

5.3.2.3　叶横切面观察

竹节参上、下表皮细胞各 1 列，细胞类圆形或类方形，大小不一；角质层极薄，有时可见多细胞非腺毛。叶肉组织分化不明显，无栅栏组织。叶主脉近圆形，上方有一明显隆起，中脉维管束半圆形，属外韧型；上下为基本薄壁组织。维管束由韧皮部和木质部构成，韧皮部细胞较小，木质部导管类圆形或多边形，呈放射状排列（图 5-8）。

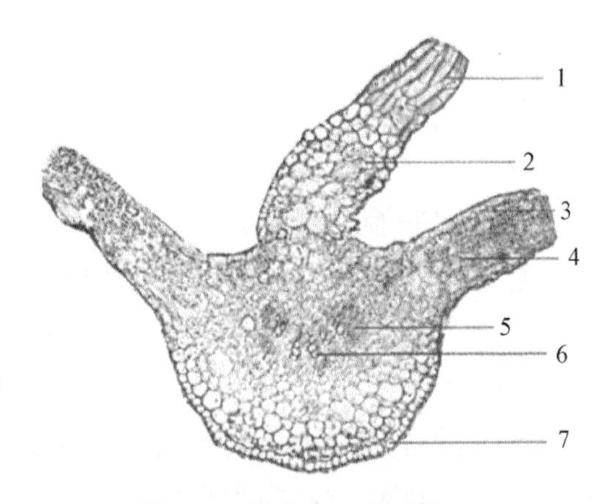

图 5-8 竹节参叶主脉横切

1，非腺毛；2，基本薄壁组织；3，上表皮；4，叶肉组织；5，韧皮部；6，木质部；7，下表皮

5.3.2.4 叶表面观察

上表皮细胞不规则形，垂周壁波状弯曲，无气孔。竹节参表皮细胞垂周壁波状弯曲较大。下表皮细胞不规则形，垂周壁深波状弯曲。气孔均为不定式，稀不等式，副卫细胞 3～4 个。竹节参下表皮气孔数多，形状小（图 5-9）。

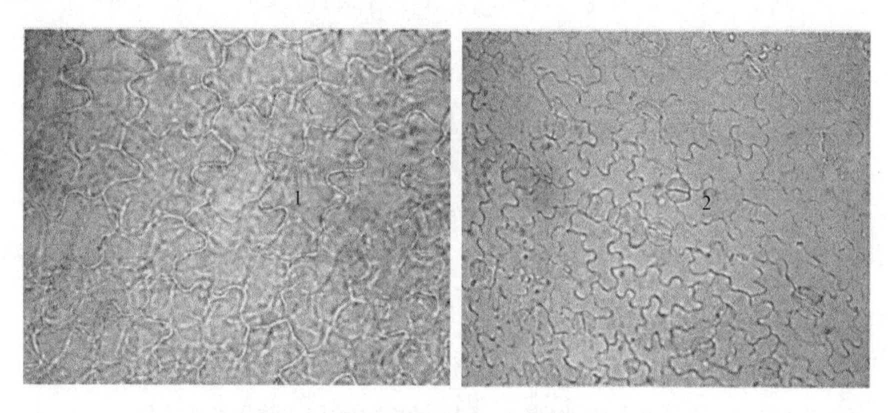

图 5-9 竹节参叶表面

1，上表皮；2，下表皮

5.3.2.5 粉末特征观察

竹节参地下部分粉末黄白色。淀粉粒极多，为粉末的主体。单粒类圆形、卵形或椭圆形，直径 8～25μm，脐点点状或一字形，层纹不明显；复粒多由 2～6 分粒组成。草酸钙簇晶多见，散在或分布于薄壁细胞中，

直径 13～50μm，棱角狭尖或宽钝。分泌道碎片可见，分泌细胞类长方形，内含黄棕色分泌物。导管多为网纹、梯纹，少见螺纹，直径 12～60μm。木栓细胞碎片易见，表面观多边形，壁厚，木质化。薄壁细胞碎片可见，内含众多淀粉粒或散有草酸钙簇晶。色素块可见，红棕色，大小、形状不一（图 5-10）。

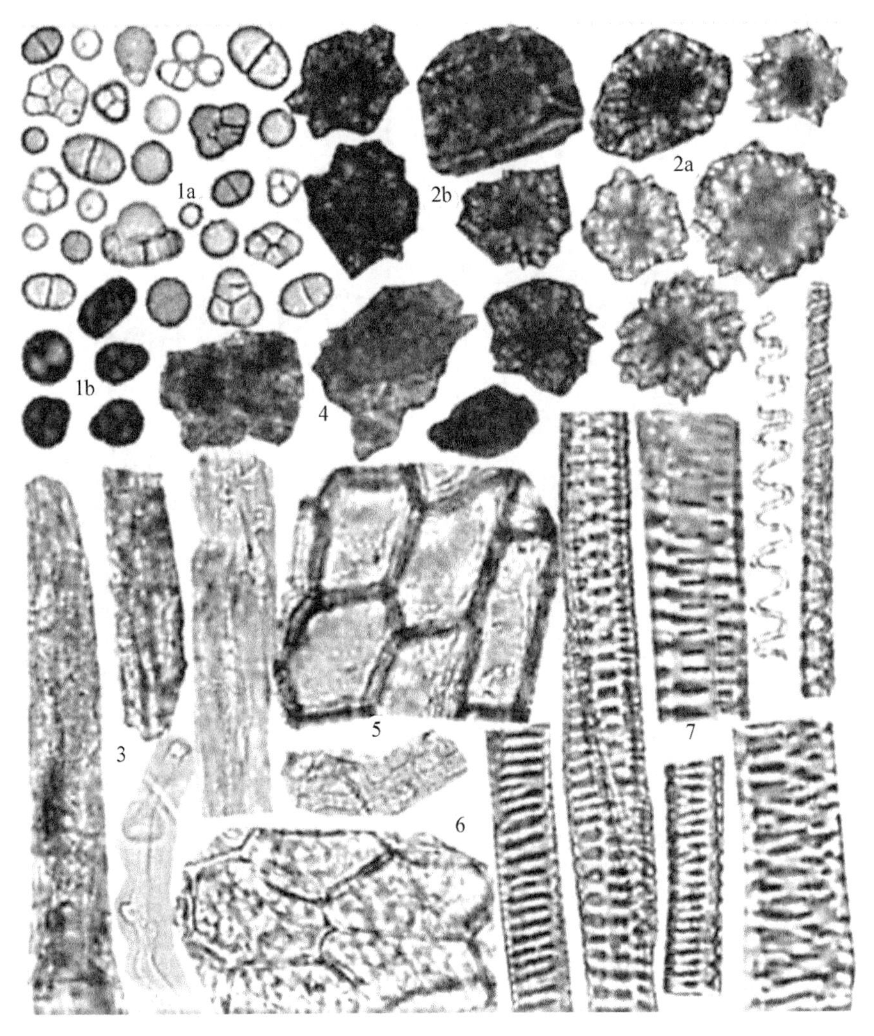

图 5-10　竹节参地下部分粉末结构

1. 花粉粒；2. 茎表皮细胞；3. 薄壁细胞；4. 非腺毛；5. 导管；6. 草酸钙簇晶；7. 乳突状非腺毛

竹节参地上部分粉末黄绿色至绿色。花粉粒近无色或淡黄色，类圆形或椭圆形，直径 17～30μm，具 3 孔沟。非腺毛大型，由众多类长方形细胞构成。导管以梯纹、网纹为主，少见孔纹。纤维成片或单个散乱分布，长条形，壁厚，胞腔线形。草酸钙簇晶少见，直径 12～25μm，棱角宽钝或狭尖。茎表皮细胞狭长方形，垂周壁平直。薄壁细胞碎片少见，类长方形。花粉囊内壁细胞形状不规则，界限不明显，壁具网状增厚纹理。叶表皮碎片中可见乳突状非腺毛（图 5-11）。

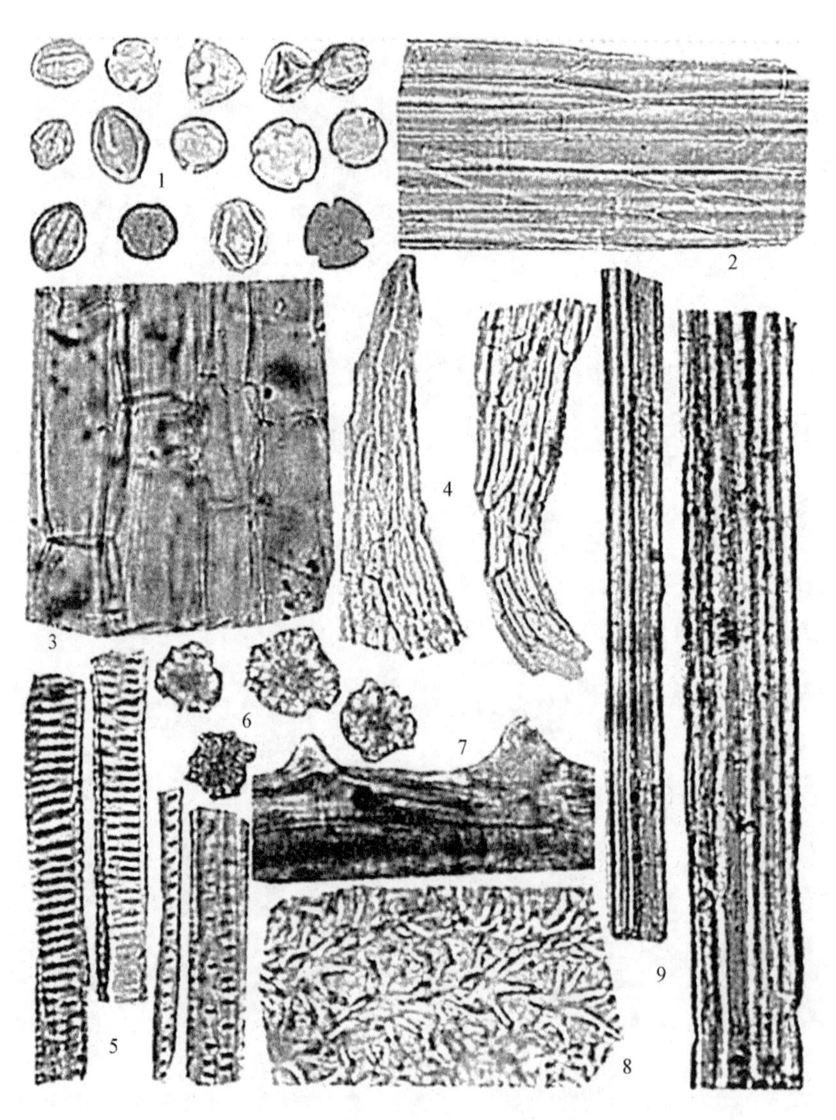

图 5-11　竹节参地上部分粉末结构

1，花粉粒；2，茎表皮细胞；3，薄壁细胞；4，非腺毛；5，导管；6，草酸钙簇晶；7，乳突状非腺毛；8，花粉囊内壁细胞；9，纤维

5.3.3　结论与讨论

粉末特征中竹节参地下部分淀粉粒极多，单粒类圆形、卵形或椭圆形，复粒多由 2～6 分粒组成；草酸钙簇晶易见，棱角狭尖或宽钝；分泌道碎片可见，分泌细胞类长方形，内含黄棕色分泌物；导管多为网纹、梯纹，少见螺纹。地上部分纤维成片或单个散在，长条形，壁厚，胞腔线形。多种类型的长方形细胞构成大型非腺毛。花粉粒类圆形或椭圆形，具 3 孔沟。草酸钙簇晶稀少，大小不一；导管以梯纹、网纹为主，少见孔纹。以上可分别作为竹节参地下及地上部分粉末的主要显微鉴别特征。观察发现，不同产地的竹节参所含草酸钙簇晶的多少并不一定，有的产地无论是节还是节间均含大量的结晶，而有的产地相对较少。而且有的产地（圭山）的地上部分可见姜黄色腺鳞，但并非每个产地都能检出，故在这里不作为竹节参主要的鉴别特征。

5.4　竹节参根状茎结构特征与皂苷积累

5.4.1　试验方法

5.4.1.1　组织化学定位方法

将竹节参根状茎节部和节间适当部位分别切成 0.5cm 左右的小段，投入乙酸铅饱和溶液中处理 24h 以沉淀皂苷，之后进行切片，并用等量的 5%香草醛、冰醋酸、乙酸酐和高氯酸混合试剂显色（赵仁等，2008），封装成片，立即观察并照相。

5.4.1.2　显微制片及数据统计

采收不同生长年限竹节参根状茎，用自来水浸泡 24h 并冲洗掉泥土，然后取根状茎节部适当部位，截取 0.3～0.5cm 小段，投入 FAA 固定液中固定，梯度乙醇脱水，石蜡切片法制片，番红-固绿双重染色，切片厚度 12μm，中性树胶封片，显微镜下观察并照相留存。观察数据均为 10 个视野所测数据的平均值。

5.4.1.3 皂苷含量的测定

标准曲线的制作。准确称量人参二醇标准品 10mg 置于 10mL 容量瓶中，用甲醇定容至刻度，得浓度为 1mg/1mL 的标准品溶液。精密量取标准品溶液 0.04mL、0.08mL、0.12mL、0.16mL、0.2mL，分别置于具塞试管中，于 60℃水浴蒸发至干，加入 5%香草醛（现配）和冰醋酸溶液各 0.2mL、高氯酸 0.8mL，60℃水浴显色 10min，取出流水冷却 10min，分别再加入冰醋酸 5.0mL，摇匀，以同法平行处理空白溶剂（甲醇）为对照，在 548nm 处测定吸光度值，以对照品质量（mg）为横坐标，吸光度值为纵坐标进行回归分析，得回归方程 y=2.6736x−0.0159，R^2=0.9931。

精密度试验。取人参二醇标准品溶液 0.60mL 置于具塞试管中，按标准曲线的处理方法，于 548nm 处测定吸光度值，重复测定 5 次，测得的吸光度值 RSD 为 0.83%（n=5）。

重现性试验。取七年生竹节参粗提液 5 份，并按标准曲线处理的方法分别测定竹节参皂苷的吸光度值，测得的吸光度值 RSD 为 1.55%（n=5）。

样品溶液的制备及含量测定。将不同生长年限的竹节参根状茎取回，用自来水冲洗干净，置于 55℃烘箱中进行干燥，粉碎成 60 目粗粉，分别取 1.0g 置于具塞的锥形瓶中，加入 70%的乙醇 50mL，超声萃取 2 次，每次 80min。合并提取液，浓缩至干，收集干粉于 10mL 容量瓶中，甲醇定容至 10mL，取上清液 1mL，按标准溶液方法处理，测定吸光度值，代入方程，计算竹节参皂苷含量，重复 3 次，取平均值进行计算。

5.4.2 结果与分析

5.4.2.1 竹节参根状茎中皂苷的积累场所

根据对竹节参皂苷类物质组织化学定位观察结果，竹节参根状茎的节部是竹节参皂苷积累的主要部位，其内分泌腔周围的分泌细胞（图 5-12I）、次生韧皮部和三生韧皮部是竹节参皂苷的主要积累场所（图 5-12F～H），这些组织内的细胞均与皂苷显色剂发生显色反应，变色范围从浅粉色至粉红色或紫红色（图 5-12F、G）。栓内层、皮层、维管射线和木薄壁组织中的所有薄壁细胞与皂苷显色剂反应后均未呈现任何颜色变化，说明这些组织内的细胞未有竹节参皂苷的积累。竹节参根状茎的节间属于正常结构，其薄壁组织中未见分泌腔存在，且任何部位与皂苷显色剂均不发生反应，说明节间的任何组织中均不积累皂苷类物质。

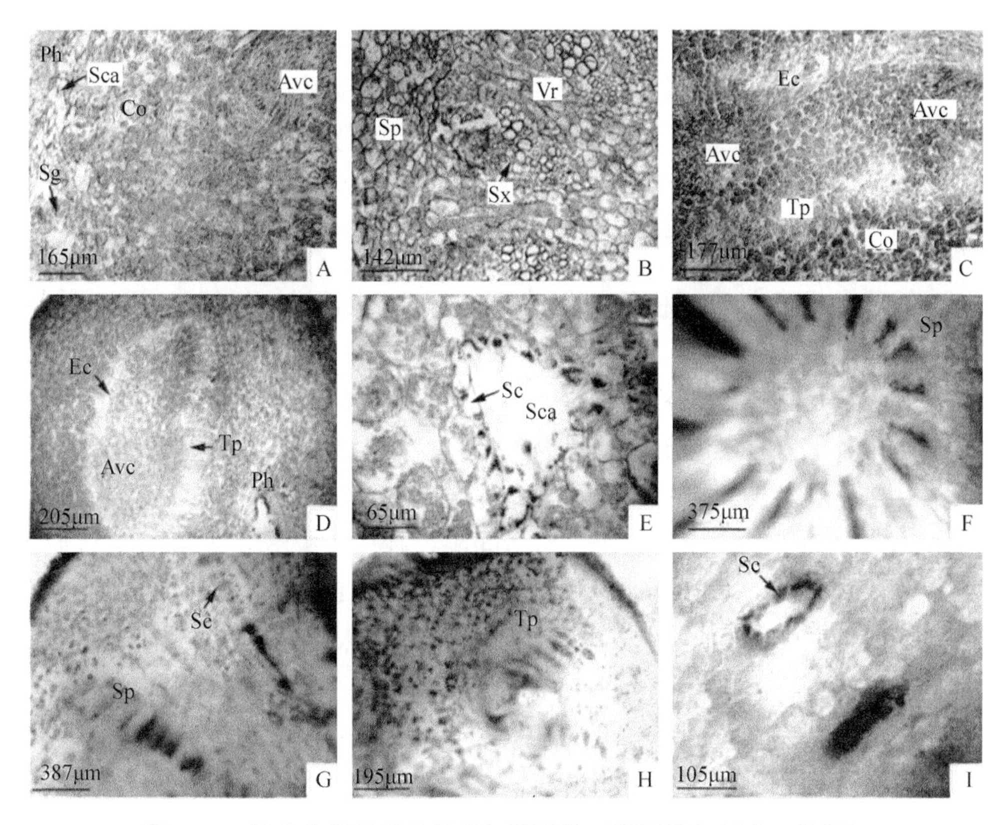

图 5-12　竹节参根状茎节部横切面结构（彩图请扫封底二维码）

A～E. 根茎节部横切面（示木栓、皮层、维管射线、次生木质部、次生韧皮部、异常维管柱、分泌细胞、分泌腔、淀粉粒、额外形成层和三生韧皮部）；F～I. 皂苷组织化学定位（示粉红色次生韧皮部、粉红色三生韧皮部和粉红色分泌细胞）。Ph，木栓；Co，皮层；Vr，维管射线；Sx，次生木质部；Sp，次生韧皮部；Avc，异常维管柱；Sc，分泌细胞；Sca，分泌腔；Sg，淀粉粒；Ec，额外形成层；Tp，三生韧皮部

5.4.2.2　不同生长年限竹节参根状茎皂苷含量变化

通过对竹节参不同生长年限的根状茎进行皂苷含量分析可知，竹节参皂苷的含量因生长年限的不同而不同，皂苷含量随生长年限增加而增

加。7～8 年生竹节参根状茎中的皂苷含量与 4～6 年生比较，差异极显著，说明竹节参根状茎皂苷含量与生长年限的变化密切相关（表 5-1）。

表 5-1 不同生长年限竹节参根状茎皂苷含量

生长年限	皂苷含量（mg/g）			平均值（mg/g）
	Ⅰ	Ⅱ	Ⅲ	
8	35.38	35.43	35.54	35.45A±0.081
7	32.48	32.50	32.53	32.50B±0.025
6	30.45	30.47	30.49	30.47C±0.020
5	30.38	30.43	30.41	30.41C±0.025
4	28.98	29.03	29. 05	29.02D±0.036

注：不同字母表示差异极显著，$P<0.01$，本章余同

5.4.2.3 竹节参根状茎节部横切面结构

竹节参根状茎节部横切面结构较为复杂，属于异常结构，横切面上正常维管柱较宽广，位于节部中央（图 5-12B），异常维管柱散布于皮层内（图 5-12A、C、D）。中央维管柱的构造与一般双子叶植物相同，次生木质部与次生韧皮部间具明显的维管形成层；皮层的宽度不一，由 5～17 层细胞组成，构成皮层的细胞较小，细胞多面体形，且形状和大小基本一致，排列较疏松，具有细胞间隙，细胞中贮藏有丰富的淀粉粒；根状茎的最外方是周皮，木栓层较厚，由 10～12 层小细胞组成，木栓细胞切向伸长、排列有序，栓内层则较狭窄，仅由 3～5 层细胞构成，细胞排列疏松，其内不含淀粉粒；皮层和次生韧皮部中分布有分泌腔，分泌腔周围衬有分泌细胞（图 5-12A、E），分泌腔内含有针晶束。异常维管柱在直径上随生长年限增加而明显增大。较大的异常维管柱具有额外形成层，额外形成层外方是三生韧皮部，内方是三生木质部，中央是髓，三生木质部内具 2 列至多列导管且呈辐射状排列，三生维管射线宽窄不一（图 5-12C、D）。

5.4.2.4 不同生长年限竹节参根状茎节部积累皂苷的结构变化

竹节参根状茎节部分泌腔、异常维管柱数量及次生韧皮部和三生韧皮部的径向宽度均随竹节参生长而发生变化，这些结构的数量或径向宽度随竹节参生长年限的延长而显著增加。从表 5-2 和表 5-3 的差异显著

性分析可见，7～8 年生与 4～6 年生相比较，分泌腔、异常维管柱的数量差异达极显著；次生韧皮部和三生韧皮部的径向宽度在各年间差异均达极显著。

表 5-2　不同生长年限根状茎中分泌腔和异常维管柱数量

年限	分泌腔数量（个）	异常维管柱数量（个）
8	6.01A±0.82	5.29A±0.90
7	3.86B±0. 64	2.71B±0.79
6	2.14C±0.59	1.57C±0.63
5	1.29C±0.76	0.86CD±0.38
4	0.86D±0.60	0.57D±0.23

表 5-3　不同生长年限根状茎中次生韧皮部和三生韧皮部径向宽度

年限	次生韧皮部径向宽度（μm）	三生韧皮部径向宽度（μm）
8	679.34A±19.8	333.91A±10.8
7	603.53B±15.9	297.23B±8.4
6	495.56C±10.3	284.54C±7.1
5	455.17D±9.1	171.94D±3.3
4	374.71E±7.6	149.30E±2.7

5.4.3　结论与讨论

5.4.3.1　竹节参根状茎节部加粗生长方式与皂苷物质积累的关系

组织化学定位结果表明，竹节参根状茎的有效药用部位是其膨大的节部。节部的大小与生长年限密切相关，随着生长年限的增加，节部逐渐增粗。从节部的结构特征分析，其属于异常结构，竹节参根状茎节部的加粗生长既依赖于正常维管形成层的活动，也依赖于额外形成层的活动。竹节参根状茎节部三生结构呈辐射状散布于皮层之内，因此推测额外形成层源于皮层的薄壁组织，同时，在局部区域内额外形成层呈环状。额外形成层向内分裂形成三生木质部，向外分裂形成三生韧皮部；三生结构中一些径向排列的薄壁细胞构成三生射线；三生木质部的中央是原来皮层中的薄壁细胞（三生结构中的髓部），三生维管组织与额外形成层和薄壁组织三者构成了异常维管柱；同时额外形成层除了切向活动外还进行垂周分裂，进而实现异常维管柱的增粗生长，异常维管柱的数目随生长年限的增加呈现递增的趋势。因此竹节参皂苷的积累与根状茎节部两种形成层的活动结果密切相关，两种形成层的活动，使得次生韧皮部和三生韧皮部逐年累积。此外，竹节参根状茎节部皮层中的分泌腔也是逐渐分化形成的，随着生长年限的增加，分泌腔的数目也逐渐增加，分泌腔是竹节参皂苷又一积累场所。

5.4.3.2 竹节参优良品种的选育

竹节参具有独特的化学成分（6 个齐墩果烷型三萜皂苷，18 个达玛烷型三萜皂苷），在抗肿瘤，治疗白血病、血液系统疾病，调节机体的免疫功能等方面显示出良好的药理活性（刘世彪等，2005）。因而近年来竹节参商品用量急剧增加，价格节节攀升，导致人为乱采乱挖，自然生态遭到严重破坏；同时竹节参的分布区域狭窄，并喜欢生长于海拔较高的乔灌木林下荫蔽的环境之中，光合效率较低，根状茎每年增长缓慢。因此，野生资源难以满足人们日益增长的需要，开展人工驯化栽培是今后维持竹节参商品供应的有效途径。在人工栽培竹节参方面，许多问题有待研究探讨。优良品种选育是人工栽培竹节参首先需要解决的问题之一，一个品种是否优良，衡量指标多种多样，其中形态指标和结构性指标的评价简便、易于操作。竹节参根状茎的皂苷组织化学定位显示，分泌腔周围的分泌细胞、次生韧皮部、三生韧皮部是皂苷积累和贮存的主要场所，分泌腔的多少、大小及次生和三生韧皮部的宽窄决定着皂苷含量的高低。根据研究结果，可以推断一个优良的竹节参品种其根状茎的特点是，单位横切面积上应具有相对较多的分泌腔，且每一个分泌腔的个体要相对较小，以此保证有足量的分泌细胞；还应具有相对较多的异常维管柱，维管柱多则韧皮部的量相应增加；多年的研究结果也证实药用植物体内有效物质的积累和贮藏与植物的某种结构或某种组织密切相关（章英才和黄新玲，2008；李金亭等，2007），分泌腔和异常维管柱的数量变化可作为判断皂苷含量变化的结构性指标之一；同时还应要求根状茎的节间相对较短，节间较短则节部相对密集，较短的节间（或密集的节部）可作为选育竹节参优良品种的形态指标。上述结构性指标和形态指标可综合运用于竹节参皂苷生产及优良品种的培育。

5.4.3.3　竹节参适宜的栽培年限

植物有效成分积累动态与植物生长发育时间密切相关。竹节参皂苷含量分析和组织化学试验及结构分析的结果是吻合的，均说明竹节参根状茎中皂苷的含量随生长年限的增加而出现明显的递增趋势。这一点与栽培人参相似。竹节参与人参同属于五加科植物，主要有效成分均是皂苷类物质，老山人参价格昂贵，主要原因之一是生长年限的增加导致皂苷含量提高。但随着竹节参栽培时间的增加，其容易遭受病虫害，土地消耗也严重，因此还要考虑抗病虫害和经济合理地利用土地资源问题。植物体内次生代谢物质的积累不仅与生长发育年限密切相关，也与土壤的微生物环境、有机质含量以及 pH、水分和光照等因素的影响有关，这些问题有待进一步研究。

第 6 章　竹节参生态学研究

植物生态学是研究植物与环境之间相互关系及其作用机理的学科。植物的生存、活动和繁殖需要一定的时间、空间、物质和能量，在长期进化过程中逐渐形成对周围环境某些物理和化学成分，如空气、光照、水分、热量和无机盐等的特殊需要。各种植物所需要的物质、能量以及它们所适宜的理化条件是不同的，这种差别就是生态学研究的重要内容。在自然条件下，竹节参生态环境要求十分特殊，要求高海拔、高湿度和高荫蔽度。目前，竹节参野生资源区人们无序采挖、人为活动频繁，使竹节参资源处于高度濒危状态；加之商品量急剧下降，价格节节攀升，导致野生竹节参资源难以满足人们日益增长的需要。因此，开展人工种植与生态开发是今后维持竹节参商品供应的有效途径。为此，本章通过对竹节参在一个植物生长周期内各个器官的生长动态进行观察分析，寻找其生长变化规律，期望对整个生育期内各器官的生长变化规律有详细的了解，为今后的规范化生产提供科学理论依据；同时对竹节参野生和栽培环境条件下植物群落及其多样性进行调查，为其引种栽培的规范化种植提供生态环境条件和伴生植物配置。

6.1　引种栽培竹节参生长动态特征

6.1.1　试验方法

6.1.1.1　试验时间、地点

试验地点在云南玉龙纳西族自治县鲁甸乡拉美荣村国海药材种植场和新主村可巴生中药材农民专业合作社。引种栽培的一年期组和二年期组竹节参植株作为试验材料，引种栽培试验材料来自滇西北野生竹节参植株。2009 年 9 月和 2010 年 9 月利用竹节参地下根状茎，使用相同

方法与相近时间引种栽培。从 2011 年 4 月 20 日至 9 月 20 日为观测记录期，2010 年移植的为一年期组，2009 年移植的为二年期组。

6.1.1.2　观察及测量

竹节参是每年 4 月 20 日至 5 月 10 日左右出苗，9 月初植株开始枯萎，因此采用在 4 月 20 日至 9 月 10 日时间段竹节参植株出苗、生长、开花结籽、枯萎整个生长周期的数据，对同一植物体性状的平均表现和变异系数及各器官生长动态进行观测记录，并对它们之间的差异性进行比较。

4 月初使用遮蔽 70%遮阴网，搭建遮阴大棚并覆盖整个种植区域，用相同的方法管护，随机取 30 株，定点定株观测。从 5 月 10 日开始，每 10 天测量 1 次，共测 11 次。测定植株的外部形态指标、植物学性状。具体方法是使用直尺测量株高；用游标卡尺测主茎粗；取一茎枝上中间部位的复叶，复叶的叶柄基部到顶端小叶叶尖的长度为连叶柄长，中部叶片叶柄的长度取作叶柄长，叶片长和宽为除顶端小叶的中部叶片的长度和宽度，叶柄长、叶片长、叶片宽均用直尺测量。

6.1.2　结果与分析

6.1.2.1　竹节参植物学性状多样性分析

由表 6-1 可知，个体间的差异几乎存在于每一个性状中，但不同的性状间其差异的程度各不相同。竹节参 9 个植物学性状存在丰富的变异，其中变异系数大的性状有株高和果实数，一年期株高的变异系数是 56.36%，二年期株高的变异系数是 32.28%，一年期果实数的变异系数是 41.43%，二年期果实数的变异系数是 52.21%；从平均值看，二年期竹节参的株高和果实数都比一年期竹节参的大，二年期竹节参的株高是 50.21cm，果实数是 41.14 个。2 个群体的 9 个性状的变异系数各异，变幅为 0～56.36%。这说明竹节参群体的性状变异幅度高，表型多样性丰富，种内存在丰富的群体间和群体内变异。一年期各性状的变异系数从大到小依次为株高＞果实数＞主茎粗＞叶柄长＞叶片数＞叶片长＞分蘖数＞叶片宽＞花序数；二年期各性状的变异系数从大到小依次为果实数＞株高＞叶片数＞叶柄长＞主茎粗＞叶片宽＞叶片长＞分蘖数＞花序数；可见，株高、果实数变异大；花序数、分蘖数变异小，较稳定，从表 6-1 中还可看出二年期比一年期的竹节参各表型性状平均值高（除花序数外），变异系数低（除花序数、果实数外）。

表 6-1　引种栽培竹节参植物学性状

性状	一年期			二年期		
	平均值	标准差	变异系数（%）	平均值	标准差	变异系数（%）
株高（cm）	26.66	15.02	56.36	50.21	16.21	32.28
主茎粗（cm）	0.31	0.13	40.6	0.55	0.13	23.69
分蘖数（个）	3.52	1.06	30.03	5.03	1.02	20.20
叶片数（片）	16.97	6.10	35.97	26.21	7.00	26.72
叶柄长（cm）	4.33	1.62	37.35	9.22	2.41	26.12
叶片长（cm）	5.39	1.65	30.64	7.51	1.72	22.93
叶片宽（cm）	2.32	0.69	29.59	2.89	0.68	23.51
花序数（个）	1	0	0	1	0	0
果实数（个）	30.06	12.46	41.43	41.14	21.44	52.21

6.1.2.2　竹节参生长动态分析

株高、主茎粗的生长动态。由图 6-1、图 6-2 可知，一年期和二年期竹节参植株的株高、主茎粗生长进程趋势基本一致，呈增长趋势。在不同时期具有不同的生长速度，但大致分为 3 个阶段：第一阶段，5 月 10 日至 6 月 10 日进入生长迅速期，主茎粗生长几乎在 5 月中旬至 6 月底完成，健壮植株花蕾发育成熟；第二阶段，6 月 20 日至 7 月 30 日为生长成熟期，7 月 30 日二年期竹节参株高达最大值（每株 50.22cm），7 月 20 日一年期竹节参株高就出现了最大值（26.66cm/株），株高最高值出现在 7 月 20～30 日，健壮植株果实发育成熟；第三阶段，7 月 30 日以后进入稳定期，植株的株高、主茎粗趋于缓慢增长或不再增长，果实成熟。总体上看竹节参植株 3 个生长阶段的株高、主茎粗，二年期比一年期呈增长、增粗趋势，一年期的生长动态走势相对于二年期较为平缓。

无论是一年期还是二年期的株高增长只出现 1 个高峰，之后就进入稳定生长期。

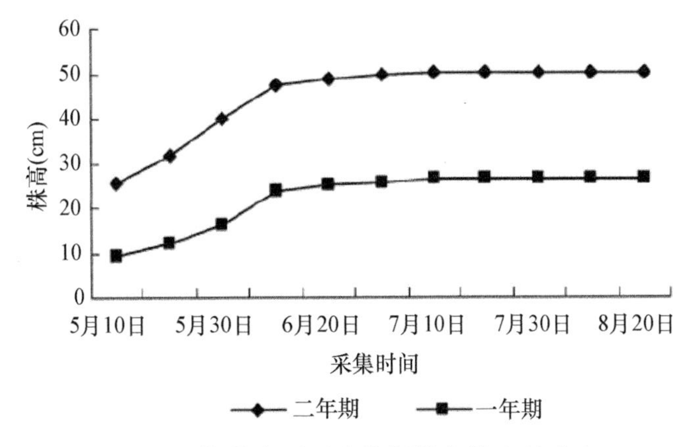

图 6-1　竹节参不同移栽期株高的生长动态

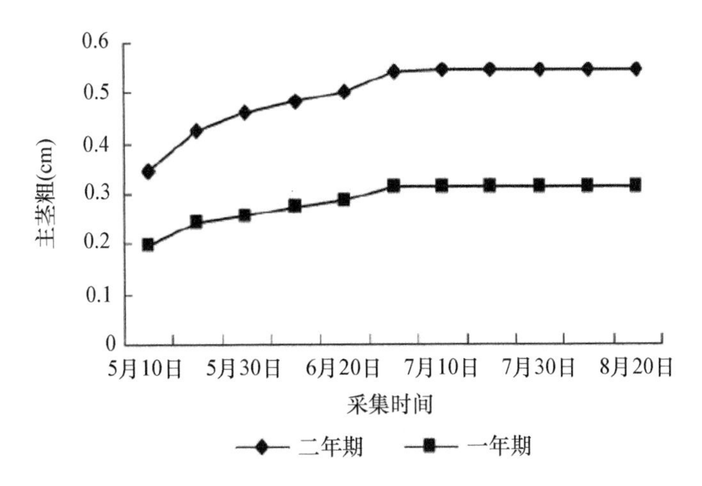

图 6-2　竹节参不同移栽期主茎粗的生长动态

叶片数、叶片长、叶片宽的生长动态。由图 6-3 可知，无论是一年期还是二年期，在整个调查时间内，叶片数是稳定的。一般在地下形成的叶片数就是整个植株生长期的叶片数量，叶片数是所有器官动态分析中变化最不明显的一个指标，但二年期的叶片数比一年期要多。因此叶片的保护显得极为重要，叶片损伤后，一般不能再生，将影响植株一个生长周期的光合作用。由图 6-4、图 6-5 可知，一年期和二年期的叶片长、叶片宽生长进程基本一致，呈增长趋势。第一阶段

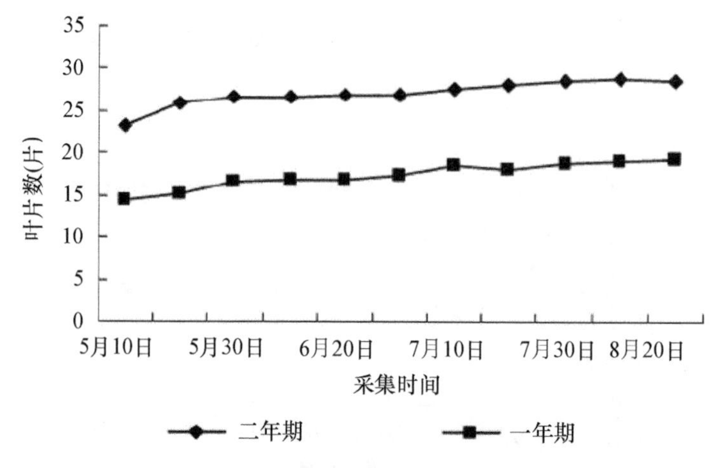

图 6-3　竹节参不同移栽期叶片数的生长动态

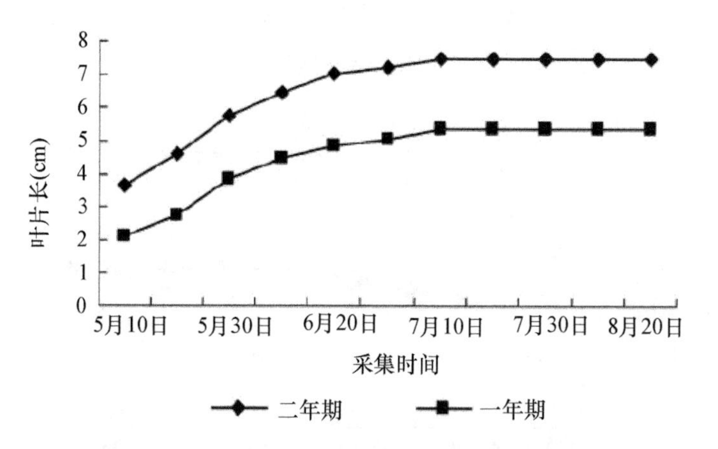

图 6-4　竹节参不同移栽期叶片长的生长动态

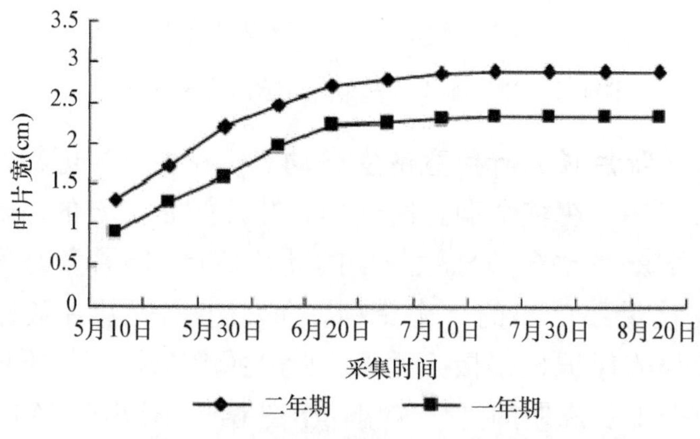

图 6-5　竹节参不同移栽期叶片宽的生长动态

（5 月 10 日至 6 月 10 日）叶片长、叶片宽迅速增长。第二阶段（6 月 10 日至 7 月 10 日）缓慢增长，叶片长、叶片宽呈现最大值。7 月 20 日二年期植株叶片长为每株 7.51cm，一年期为每株 5.39cm；二年期植株叶片宽最大值为每株 2.89cm，一年期为每株 2.32cm。7 月 20 日至 8 月 20 日植株的叶片长、叶片宽基本无任何变化。总体上看，二年期比一年期的叶片长、叶片宽呈增加趋势。

叶柄长的生长动态。由图 6-6 可知，一年期和二年期的竹节参叶柄长生长进程趋势基本一致，呈增长趋势，不过二年期的变化趋势要更加明显，5 月 10 日至 6 月 10 日叶柄迅速生长变长，6 月 10 日至 7 月 20 日叶柄缓慢生长变长，7 月 20 日叶柄长呈最大值，二年期每株 9.22cm，一年期每株 4.33cm，7 月 20 日至 8 月 20 日植株的叶柄长无任何变化。总体上看，二年期比一年期的叶柄长呈明显的增加趋势，是植株在空间上明显增长的体现。

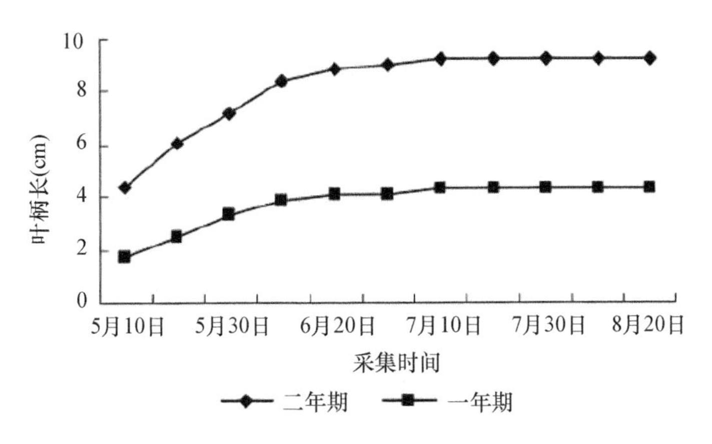

图 6-6　竹节参不同移栽期叶柄长的生长动态

花序、果实变化动态。从图 6-7 可知，一年期与二年期竹节参的花序、果实生长动态趋势有很大的区别，二年期竹节参花序、果实生长可分为 4 个阶段，5 月 10 日至 5 月 30 日是伞形花序发育生长期，这时花序增长迅速，每个花序小花 50～80 朵，部分开放授粉；6 月 10 日至 6 月 30 日是结果期，果实数呈缓慢增长走势；6 月 30 日至 7 月 20 日是果实生长发育期，果实由绿果变成橘红或橘黄伴有黑色斑块，果实数呈迅速增长趋势；7 月 20 日至 8 月 10 日是果实成熟期，果实色泽更加鲜艳，成熟后呈迅速减少趋势。一年期竹节参花序、果实生长动态呈现 4 个阶段，5 月 10 日至 5 月 30 日为花序发育生长期；6 月 10 日至 6 月 30 日为果实发育期；6 月 30 日至 7 月 20 日果实数保持不变，果实发育达最大程度；7 月 20 日至 7 月 30 日为果实成熟期，熟果迅速脱落，一般新果实不再发育。

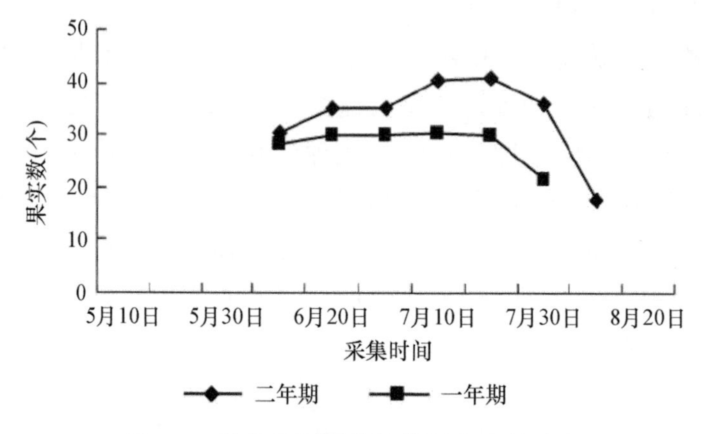

图 6-7　竹节参不同栽培期果实生长动态

6.1.3　结论与讨论

6.1.3.1　竹节参野生群体植物学性状变异丰富，需要进行类群划分和优势种源筛选

植物学性状的变异是物种固有的遗传特性，是性状遗传多样性的具体体现，变异系数越大，说明性状在个体间的差异越大，越便于资源的鉴别评价，在育种中进行资源筛选的潜力就越大（曹丽霞和陈贵林，2009）。同一植物同一性状在不同种群中的多样性不同，经聚类分析，筛选到了植物的优质种源，并提出在生产和育种上的应用前景（王瑞珍等，2010）。竹节参是五加科人参属植物中正在变异的类群，这一类群植物形态差异较大。本试验材料在叶片长、叶片宽、叶片数、株高（长势）和果实性状及其他植物学性状上具有丰富的遗传多样性，它们变异系数较大；这些丰富的变异为竹节参优良新品种的选育提供了良好的素材。

6.1.3.2　竹节参各器官生长动态分析与措施

本试验通过对竹节参大棚引种栽培一年期和二年期植株的性状进行观测，表明竹节参这种多年生草本植物，在大棚引种栽培、水、土、肥、荫蔽度相同条件下，二年期的各器官生长动态比一年期的生长动态表现突出，因为经过了一年的植株光合作用和根状茎对土壤中养分的吸收以及对气候环境的适应，到秋冬季地下根状茎株芽开始萌发，圆球形珠子部分增大增粗，为地上部分来年的生长提供了物质基础条件，所以二年期比一年期多项生长动态指标都好。通过对竹节参植物学性状的动态分析，得出其生长发育规律，根据规律我们相对应地采取一些栽培管理措施。前期地上部分营养器官生长旺盛，为地下部的部分器官（带有经济价值）提供养料，后期营养器官不再生长时便是繁育器官的生长成熟时期。所以人工栽培种植竹节参，前期应采用重点水肥与病虫害防治管理措施，后期要注意补充植株地下部器官和繁育器官生长所需的营养成分。

6.1.3.3　竹节参繁育器官特性分析与管护措施

竹节参秋季地上植株倒伏后，地下根状茎一直在分化形成越冬芽与花蕾组织，健壮植株在 4 月初就已经完成了花蕾组织的分化，出苗时茎叶中心已带有花蕾，在出苗后的 1 个月左右植株快速生长，花序也快速增长，小花朵陆续开放授粉，这一现象与同属植物三七等要在出苗后的 2～3 个月才在茎顶端分化出花芽组织不同（张志清等，2011）。这可能与竹节参生长于海拔 3000m 左右，生长周期短，只有 3～4 个月时间来完成新一轮的植物体生长繁殖过程有关，也可能是竹节参适应长期恶劣环境所形成的生物学特性。因此，在种植半年左右的冬季，管护墒面上要覆盖腐熟的有机肥或干松毛，以保温保湿，不能让人畜践踏，以确保满足植物各个时间段的生长发育需要，保证地下串珠状根状茎须根的发育和圆珠形根状茎的增大与增粗。

6.1.3.4　竹节参植物学性状存在丰富的表型多样性

人参属植物三七、人参等都存在遗传变异多样性，通过试验发现同属植物竹节参也存在丰富的表型遗传变异多样性（王炳艳等，2008），具体表现在叶片长、叶片宽、叶片数、株高（长势）和果实性状及其他植物学性状上。株高和果实数这 2 个性状是变异系数大的多样性指标。整体上，一年期比二年期竹节参多数指标变异丰富，二年期竹节参变异小，较稳定；可能与竹节参植株在不同野外环境中生长发育，移植栽培后环境条件相同，植株表型变异趋向稳定有关。

6.1.3.5 竹节参植物学性状总体上呈现前期生长快、后期生长慢的规律

一年期和二年期的竹节参株高、主茎粗、叶柄长、叶片长、叶片宽的生长动态趋势几乎相似，均呈上升型曲线，果实数的生长变化呈现抛物线型。总体上看，二年期竹节参各器官的生长动态比一年期竹节参的明显。用现代科技结合其特殊的生物学特性来规范各个环节的种植生长过程，有针对性地在竹节参各个生长时期采取不同措施进行施肥、病虫害防治、田间管理显得非常重要。竹节参规范化培育种植开展的时间还不长，试验设计也不尽完善，下一阶段也要将地下部分经济器官根状茎纳入试验材料中，总结出竹节参不同性状趋势与优势特征，应用于竹节参的规范化、规模化种植繁育工作，提高竹节参的种植繁育水平。

6.2 野生竹节参植物性状及生长动态特征

6.2.1 试验方法

供试竹节参分别为移栽一年的植株和移栽二年的植株，下述简称一年期和二年期。在 2010 年 5 月 10 日至 8 月 20 日和 2011 年 5 月 10 日至 8 月 20 日两个植物生长周期，对一年期和二年期两个种植期限不同的竹节参各选 30 株定点定株观察，每 10 天测量 1 次，共测量 11 次，两个不同种植年限的竹节参共处理 60 株。用卷尺和游标卡尺测定植株的株高、主茎粗、分蘖数、叶片数、叶柄长度、叶片长和叶片宽等植物学表型性状。

6.2.2　结果与分析

6.2.2.1　植物学性状的变异

一年期和二年期竹节参植株的形态指标及变异参数分析结果见表 6-2。观察指出，二年期各个植物学性状的平均值均高于一年期，说明二年期的生物产量高于一年期。另外，一年期株高变异系数最大（0.69），二年期花序数和果实数变异系数分别为 0.52 和 0.50，其余性状变异系数均低于 0.50，且二年期的叶片长、叶片宽、花序数、果实数的变异系数高于一年期。变异系数的大小可间接反映出群体的表型多样性丰富程度，变异系数大表明该群体的性状变异幅度大，表型多样性丰富；变异系数小表明该群体的性状变异幅度小，表型多样性不丰富（程慧珍和杨智，2006）。结果表明，一年生竹节参植株的株高、主茎粗、分蘖数、叶片数和叶柄长的变异系数大于二年生，说明一年生植株的这些表型多样性丰富。二年生竹节参的叶片长、叶片宽、花序数和果实数的变异系数大于一年生，说明二年生植株的这些表型多样性丰富。

表 6-2　野生竹节参植物学性状

性状	一年期			二年期		
	平均值	标准差	变异系数	平均值	标准差	变异系数
株高（cm）	29.17	20.25	0.69	51.69	12.78	0.25
主茎粗（cm）	0.29	0.11	0.40	0.51	0.13	0.26
分蘖数（个）	3.33	1.24	0.37	4.33	0.96	0.22
叶片数（片）	16.23	6.35	0.39	21.27	5.27	0.25
叶柄长（cm）	5.74	2.40	0.42	9.27	2.25	0.24
叶片长（cm）	6.6	1.73	0.26	8.67	2.37	0.27
叶片宽（cm）	2.95	0.68	0.29	3.28	1.00	0.31
花序数（个）	1	0	0	1.11	0.58	0.52
果实数（个）	30.78	13.51	0.44	48.15	24.17	0.50

6.2.2.2　叶片的生长动态

叶片是植物进行光合作用的最主要器官，叶柄是输送养料和支撑叶片的关键部分，二者的相关性状直接反映和影响着植株的生长发育状况。故从叶片数、叶片长与宽、叶柄长来观察竹节参的生长动态。整个生育期的叶片数几乎无变化（图 6-8），二年期为每株 21 片，一年期为每株 16 片，二年期的叶片数高于一年期的叶片数。在叶片长（图 6-9）、叶片宽（图 6-10）方面，从 5 月 10 日到 6 月 20 日，竹节参叶的长度增长率较大，6 月 20 日到 7 月 10 日，增长较缓慢，在 7 月 10 日达到最大值后趋于稳定状态，叶片长度一年期最大值为 6.60cm，二年期为 8.60cm；叶片宽度一年期最大值为 2.9cm，二年期为 3.30cm。在叶柄长（图 6-11）方面，从 5 月 10 日到 6 月 10 日的一个月里，叶柄的增长速

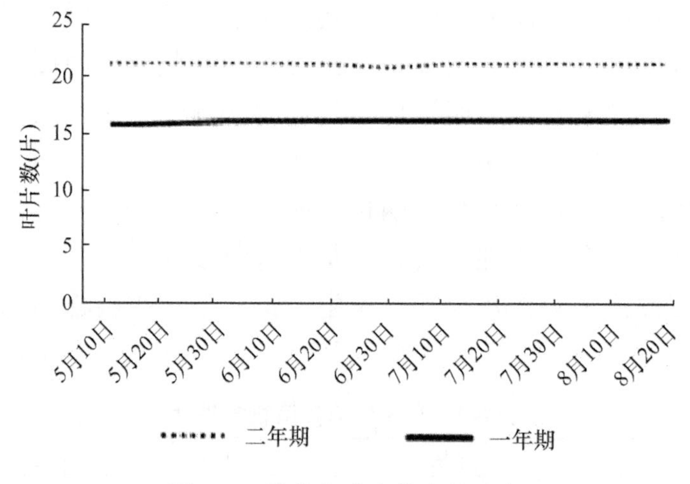

图 6-8　竹节参叶片数生长动态

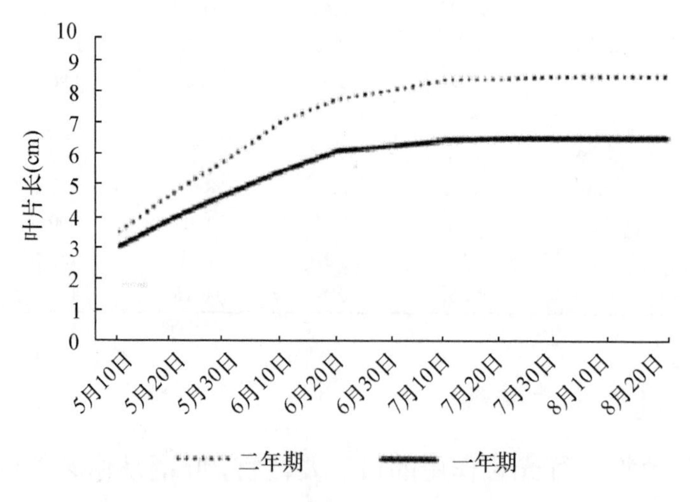

图 6-9　竹节参叶片长生长动态

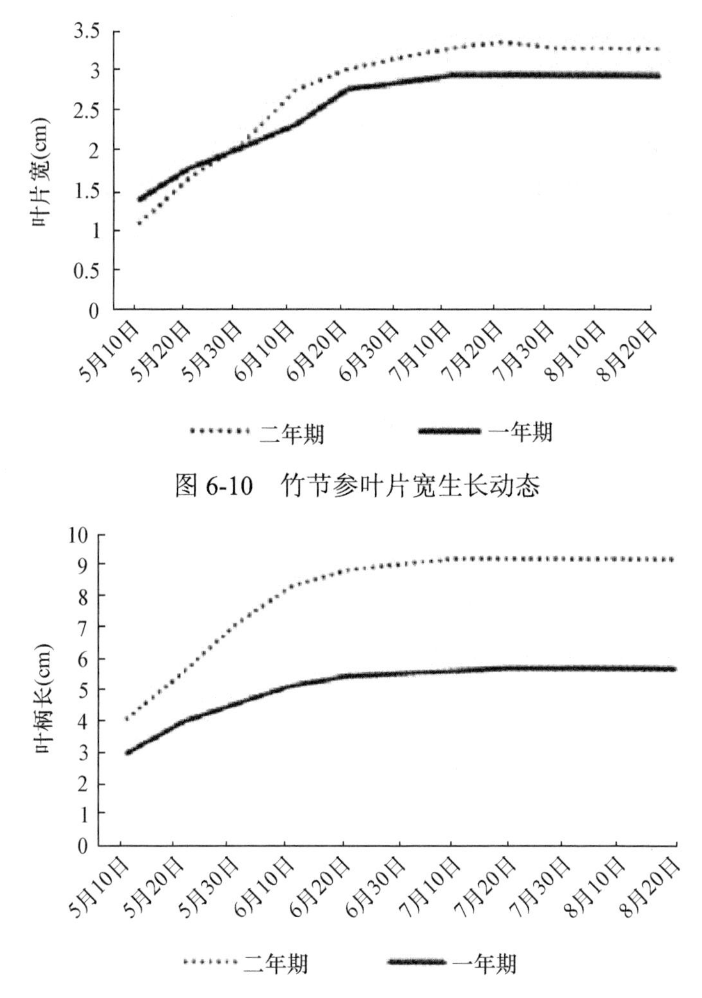

图 6-10　竹节参叶片宽生长动态

图 6-11　竹节参叶柄长生长动态

度最快，6 月 10 日到 7 月 10 日次之，在 7 月 10 日以后，一年期达到最大值，为 5.74cm，二年期达到最大值 9.27cm，之后趋于稳定。从图 6-8～图 6-11 可以看出，二年期竹节参的叶片数、长、宽和叶柄长明显高于一年期，且在增长速度上也占优势。这也是二年期植株比较高大健壮的基础条件。

6.2.2.3　株高的变化

植株高度和主茎粗是直接反映生长状况的重要指标。从图 6-12、图 6-13 看出，在 5 月 10 日到 6 月 10 日这段时间，植株迅速增长，在此后的一个月，增长缓慢，到 7 月 10 日，此时达到整个竹节参生长期的最高峰，一年期和二年期的株高变化相同。二年期株高最大值为 51.69cm，一年期为 29.17cm；二年期主茎粗的最大值为 0.52cm，一年期为 0.29cm；二年期生长和增粗速度明显高于一年期，迅速增长期基本相似。

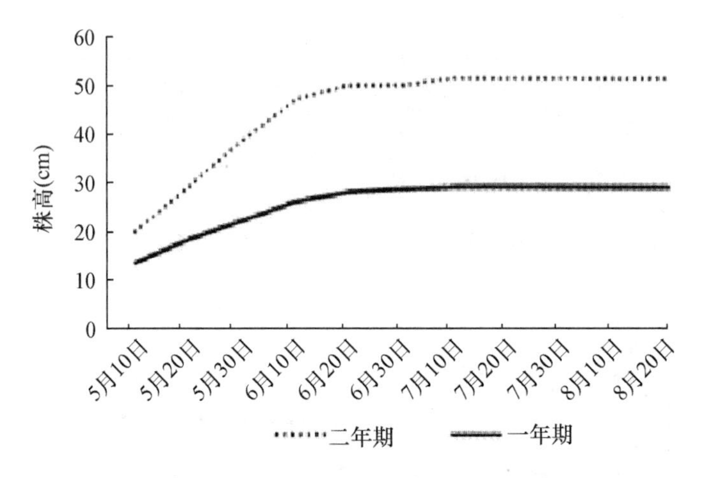

图 6-12　竹节参株高生长动态

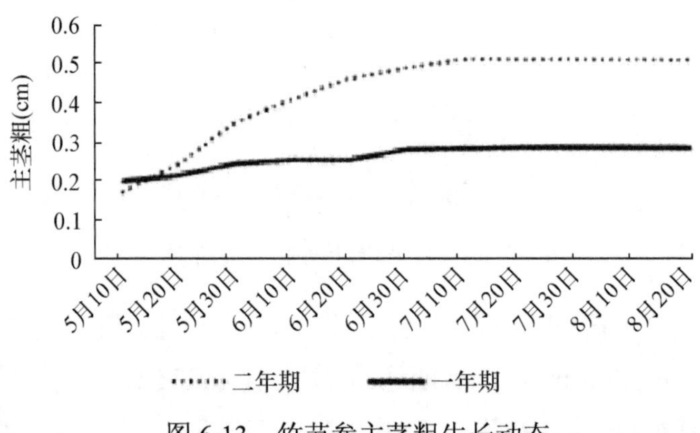

图 6-13　竹节参主茎粗生长动态

6.2.2.4　分蘖数的动态变化

无论是一年期还是二年期，竹节参分蘖数都趋于稳定，即在生长期几乎无分蘖，但从图 6-14 中可以看出，二年期竹节参有 4.33 个分蘖，明显高于一年期的 3.33 个分蘖。

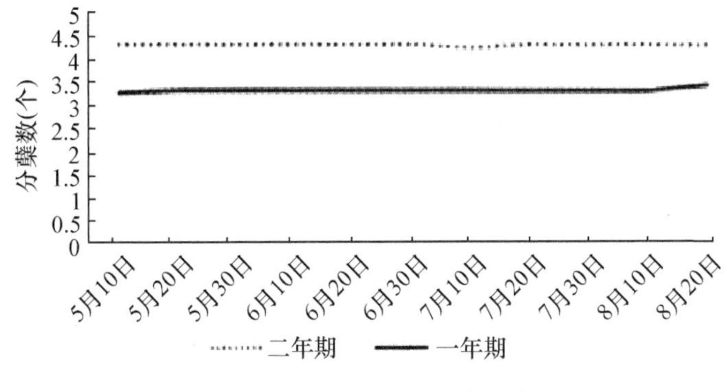

图 6-14　竹节参分蘖数动态

6.2.3　结论与讨论

6.2.3.1　竹节参植物学性状变异丰富，需要进一步划分类群

从数据处理的结果看，竹节参植物学性状变异丰富。变异是自身遗传因素和环境因素共同作用的结果，同时也是性状遗传多样性的具体体现。这种多层次的变异为品种资源和生物多样性保护提供了物质基础，变异系数越大，性状在个体间的差异越大，越便于资源的鉴别评价（黄海杰等，2010）。试验结果说明竹节参在以后的优势种群选育和优良品系育种中资源筛选潜力很大，特别是在根据竹节参的植物学性状和农艺性状来划分优势群体方面，提供相同的栽培条件，然后再比较地下部分的经济器官，可以选出地下部分生物产量和经济效益高的优良种源。

6.2.3.2　根据竹节参地上部分生长动态规律可知，管理重点在生长的前期

从试验数据可以看出，二年期竹节参的叶片数、叶片长和宽、叶柄长、株高、主茎粗等指标在 5 月 10 日至 6 月 10 日增长速度较快，6 月 10 日至 7 月 10 日相对缓慢。说明 5 月 10 日至 6 月 10 日是植物体生长高峰期，是各种营养物质高消耗期，此时要注意水肥管理与补充，使植株长势处于最佳，以便积累更多的光合产物为地下的经济器官提供充足的养分。而一年期叶片的营养生长高峰期相对二年期要滞后 10 天左右，在生产管理上对一年期和二年期的竹节参要适当区分。

竹节参植物学性状总体上呈现前期生长快、后期生长慢的规律。不同移栽年数的竹节参在不同时期有不同的生长速度，但大致可以分为 3 个阶段，即快速生长期、缓慢生长期和稳定期，进入稳定期后是植物果实的生长成熟期。且在生长速率上，二年期要高于一年期。

6.3 野生竹节参生态环境及伴生植物群落特征

6.3.1 试验方法

6.3.1.1 调查方法

根据历年野外考察资料，在具体调查恩施土家族苗族自治州野生竹节参资源的总体分布情况和生态环境情况的基础上，选择 8 个有代表性的野生竹节参伴生植物群落为调查点。

采用典型样地调查法，在选定地点设置 5 个 50m×50m 的样地进行系统调查，调查内容包括地点、海拔、经度、纬度、坡向、坡度、分布与保存情况、种群密度（样地内实际统计的竹节参株数）。在样方内，分别挖取 5 个纵剖面，观察土壤类型、土壤或腐殖质层厚度，并在每个剖面各层取土样 500g，风干磨细过筛后按水土比 5∶2 进行混合，用 pH 计测定土壤 pH；采用环刀法测定各样方内的土壤容重；采用烘干法测定土壤自然水含量。

选取种群密度最大地区研究野生竹节参伴生植物的群落特征。在样方内，选取竹节参周围 20m×20m 的样方，对样方内乔木层进行每木检尺，把高度超过 3m 且胸径超过 5cm 的所有木本植物划归为乔木层，记录样方中乔木的种类、胸径和树高，估测冠幅；把高度小于 3m 且胸径小于 5cm 的木本植物划归为灌木层，记录样方中灌木的种类、数量及盖度；在样方内对角线设置 4 个 2m×2m 的小样方，记录草本层植物种类、数量及盖度。

6.3.1.2 数据处理与分析

根据相关文献（党海山等，2009；李杰等，2013），计算野生竹节参伴生植物群落垂直组成结构重要值。乔木层重要值=（相对密度+相对优势度+相对频度）/3，灌木层、草本层重要值=（相对多度+相对盖度+相对频度）/3，其中，相对密度或多度为不同层各物种占该层总株数的百分比；相对优势度为乔木层各树种胸高断面积占总胸高断面积的百分比；相对盖度为灌木层或草本植物覆盖面积占样方面积的百分比；相对频度为某植物出现的样方数占调查样方总数的百分比。

采用 SPSS 18.0 软件分析种群密度和土壤理化性质之间的关系，以 $|r|$=0～0.3 表示两者无明显相关性，以 $|r|$=0.3～0.5 表示两者之间呈普通相关性，以 $|r|$=0.5～0.7 表示两者之间呈显著相关性，以 $|r|$=0.7～0.9 表示两者之间呈极显著相关性，以 $|r|$=0.9～1 表示两者之间呈高度相关性。

6.3.2　结果与分析

6.3.2.1　野生竹节参分布特点及种群密度

调查发现，恩施地区野生竹节参主要分布在北纬 108°～111°、东经 29°～31°，海拔 1000～1600m 较湿润的林下、沟边或次生林的高草丛中。其周围环境湿度较高，无明显积水，通风状态良好，遮阴度较高，无阳光直接照射。其所处植被类型主要为常绿针叶林、常绿-落叶阔叶混交林和常绿针叶-落叶阔叶混交林，其群落结构包括乔木、灌木和草本 3 个层次（表 6-3）。恩施地区野生竹节参的种群生态密度较低，调查发现其种群密度最高为每 $0.25hm^2$ 53 株，最低为每 $0.25hm^2$ 11 株。

表 6-3　恩施土家族苗族自治州（地区）野生竹节参分布生态环境及种群密度

地区	地点	海拔（m）	经度（E）	纬度（N）	坡向	坡度（°）	分布与保存	种群密度（株/$0.25hm^2$）
利川市	团堡镇大洞村	1532	30°22′	109°08′	南坡	45～60	散布或片布	14
	团堡镇安乐坪村	1402	30°20′	108°11′	东南坡	50～60	散布	11
	元堡乡丰富村	1393	30°09′	108°54′	南坡	40～65	片布	21
鹤峰县	燕子乡北古荒村	1388	29°57′	110°06′	南坡	60～70	散布	18
	下坪乡胜利村	1269	30°02′	110°08′	东南坡	40～60	群集	46
	邬阳乡百鸟村	1175	30°10′	110°09′	东南坡	50～60	散布或片布	24
巴东县	野三关镇木龙垭村	1461	30°38′	110°25′	南坡	30～60	片布	37
咸丰县	忠堡镇界坪村	1261	29°37′	109°09′	南坡	40～75	片布	41
	丁寨乡天上坪村	1069	29°33′	109°04′	东南坡	15～50	片布或群集	53

6.3.2.2 野生竹节参生存土壤分析

恩施地区野生竹节参着生的土壤以黄棕壤、黄壤和红壤为主，以潮土和腐殖土为主，腐殖土厚度多为 5～30cm，pH 6.24～6.53，含水量16.8%～24.2%，土壤容重为 1.39～2.12，结果见表 6-4。分别以土壤 pH、含水量和容重对野生竹节参的种群密度进行线性拟合，结果其相关系数 r 分别为 0.4084、0.7015 和 0.7387。可见，野生竹节参的种群密度与土壤含水量及容重呈极显著的相关性，与土壤 pH 呈普通相关性。

表 6-4 恩施土家族苗族自治州（地区）野生竹节参生存土壤情况

地点	土壤类型和厚度		土壤理化性质		
	土壤类型	土壤厚度	pH	含水量（%）	容重（kg/m^3）
团堡镇大洞村	黄棕壤，腐殖土	较厚，10cm 左右	6.32±0.28	16.8	2.12
团堡镇安乐坪村	黄棕壤，腐殖土	中等厚度，5～10cm	6.29±0.33	18.5	1.87
元堡乡丰富村	红壤，腐殖土	厚，10～15cm，部分≥20cm	6.52±0.17	19.7	1.59
燕子乡北古荒村	黄棕壤，腐殖土	较厚，10cm 左右	6.39±0.22	18.5	1.76
下坪乡胜利村	黄棕壤，潮土	厚，10～15cm，部分≥20cm	6.41±0.13	19.2	1.57
邬阳乡百鸟村	黄棕壤，腐殖土	厚，10～15cm，部分≥20cm	6.30±0.16	20.7	1.53
野三关镇木龙垭村	红壤，腐殖土	厚，10～15cm，部分≥20cm	6.24±0.08	20.1	1.57
忠堡镇界坪村	黄壤，腐殖土	厚，10～15cm，部分≥20cm	6.53±0.07	19.4	1.66
丁寨乡天上坪村	黄壤，腐殖土	极厚，20～25cm，部分≥30cm	6.48±0.11	24.2	1.39

6.3.2.3 伴生植物群落结构

由表 6-3 可见，恩施地区野生竹节参种群密度最大的是咸丰县丁寨乡天上坪村，该地区人迹罕至，人为干扰较少，较完整地保持了野生竹节参的原生态环境。选取该地进行伴生植物群落结构研究，调查结果发现，野生竹节参的伴生植物有 86 科 118 属 134 种（不包括苔藓和地衣），可分为乔木层、灌木层和草本层。

乔木层。乔木层共有 14 科 21 属 26 种，可分为高度为 11～35m 的大型和中型乔木层及高度为 3～11m 的小型乔木层，前者主要是常绿和落叶高位芽植物，后者主要是阔叶高位芽植物。松科植物如马尾松、油松和巴山松的重要值较大，是群落的优势种；樟科植物如樟和杉科植物如杉木、柳杉等重要值也较大。松科植物和杉科植物的重要值之和达56.72%。调查显示，多数野生竹节参均可在人迹罕至、环境适宜的松树林和杉树林中发现。调查结果表明，松树林和杉树林可能是恩施地区野生竹节参栖息的指示植物（表 6-5）。

表 6-5　野生竹节参乔木层伴生植物及垂直组成结构重要值

种类	科属	重要值（%）	种类	科属	重要值（%）
马尾松（*Pinus massoniana*）	松科 松属	23.45	漆树（*Toxicodendron vernicifluum*）	漆树科 漆树属	0.82
樟（*Cinnamomum camphora*）	樟科 樟属	18.65	硬壳柯（*Lithocarpus hancei*）	壳斗科 柯属	0.65
油松（*Pinus tabuliformis*）	松科 松属	11.57	刺楸（*Kalopanax septemlobus*）	五加科 刺楸属	0.52
巴山松（*Pinus henryi*）	松科 松属	10.32	鹅掌楸（*Liriodendron chinense*）	木兰科 鹅掌楸属	0.51
杉木（*Cunninghamia lanceolata*）	杉科 杉木属	8.64	鸡爪槭（*Acer palmatum*）	槭树科 槭属	0.49
枫香树（*Liquidambar formosana*）	金缕梅科 枫香树属	5.96	地锦槭（*Acer mono*）	槭树科 槭属	0.42
麻栎（*Quercus acutissima*）	壳斗科 栎属	4.14	喜树（*Camptotheca acuminata*）	蓝果树科 喜树属	0.37
青冈（*Cyclobalanopsis glauca*）	壳斗科 青冈属	3.24	南五味子（*Kadsura longipedunculata*）	五味子科 南五味子属	0.36
柳杉（*Cryptomeria fortunei*）	杉科 柳杉属	2.74	合欢（*Albizia julibrissin*）	豆科 合欢属	0.35
厚朴（*Magnolia officinalis*）	木兰科 木兰属	2.01	臭椿（*Ailanthus altissima*）	苦木科 臭椿属	0.35
刺槐（*Robinia pseudoacacia*）	豆科 刺槐属	1.53	白桦（*Betula platyphylla*）	桦木科 桦木属	0.35
鹅耳枥（*Carpinus turczaninowii*）	桦木科 鹅耳枥属	1.11	珙桐（*Davidia involucrata*）	蓝果树科 珙桐属	0.32
楠木（*Phoebe zhennan*）	樟科 楠属	0.89	木瓜（*Chaenomeles sinensis*）	蔷薇科 木瓜属	0.24

注：重要值依各物种重要值之和占各层重要值总和的百分比从大到小排序（表 6-6、表 6-7 同）

灌木层。灌木层共有 37 科 53 属 58 种。其中山茶科（油茶和茶）的重要值达到 18.51%，个体数量较多。山茶科、五加科、壳斗科、豆科、樟科、葡萄科、蔷薇科、马鞭草科、桑科、防己科和漆树科都有 2 种或 2 种以上植物。该层以油茶、三叶木通、棕榈、圆叶鼠李、光叶菝葜等为优势植物种类（表 6-6）。

表 6-6　野生竹节参灌木层伴生植物及垂直组成结构重要值

种类	科属	重要值（%）	种类	科属	重要值（%）
油茶（*Camellia oleifera*）	山茶科 山茶属	13.75	枸骨（鸟不踏）（*Ilex cornuta*）	冬青科 冬青属	0.55
三叶木通（*Akebia trifoliata*）	木通科 木通属	8.77	乌桕（*Sapium sebiferum*）	大戟科 乌桕属	0.55
棕榈（*Trachycarpus fortunei*）	棕榈科 棕榈属	7.65	金樱子（*Rosa laevigata*）	蔷薇科 蔷薇属	0.51
圆叶鼠李（*Rhamnus globosa*）	鼠李科 鼠李属	6.32	臭牡丹（*Clerodendrum bungei*）	马鞭草科 大青属	0.50
光叶菝葜（*Smilax corbularia* var. *woodii*）	百合科 菝葜属	5.65	勾儿茶（*Berchemia sinica*）	鼠李科 勾儿茶属	0.46
麻栎（*Quercus acutissima*）	壳斗科 栎属	5.51	刺五加（*Eleutherococcus senticosus*）	五加科 五加属	0.44
青冈（*Cyclobalanopsis glauca*）	壳斗科 青冈属	4.96	水竹（*Phyllostachys heteroclada*）	禾本科 刚竹属	0.42
茶（*Camellia sinensis*）	山茶科 山茶属	4.76	百两金（八爪金龙）（*Ardisia crispa*）	报春花科 紫金牛属	0.41
茅栗（*Castanea seguinii*）	壳斗科 栗属	3.84	白簕（*Eleutherococcus trifdiatus*）	五加科 五加属	0.41
山胡椒（*Lindera glauca*）	樟科 山胡椒属	3.52	茅莓（*Rubus parvifolius*）	蔷薇科 悬钩子属	0.36
变叶葡萄（*Vitis piasezkii*）	葡萄科 葡萄属	3.43	栀子（*Gardenia jasminoides*）	茜草科 栀子属	0.32
异叶爬山虎（*Parthenocissus heterophylla*）	葡萄科 地锦属	3.16	贯叶连翘（*Hypericum perforatum*）	藤黄科 金丝桃属	0.29
秤钩风（*Diploclisia affinis*）	防己科 秤钩风属	0.68	地雷根（单叶铁线莲）（*Clematis henryi*）	毛茛科 铁线莲属	0.26
湖北羊蹄甲（猪腰藤）（*Bauhinia hupehana*）	豆科 羊蹄甲属	0.58	白花银背藤（*Argyreia seguinii*）	旋花科 银背藤属	0.26

续表

种类	科属	重要值（%）	种类	科属	重要值（%）
盐肤木（*Rhus chinensis*）	漆树科 盐肤木属	2.32	藤胡颓子（*Elaeagnus glabra*）	胡颓子科 胡颓子属	0.24
楤木（*Aralia chinensis*）	五加科 楤木属	2.28	矮茶（紫金牛）（*Ardisia japonica*）	紫金牛科 紫金牛属	0.22
山桐子（*Idesia polycarpa*）	大风子科 山桐子属	2.26	黄瑞香（*Daphne giraldii*）	瑞香科 瑞香属	0.21
漆树（*Toxicodendron vernicifluum*）	漆树科 漆属	1.79	通脱木（*Tetrapanax papyrifer*）	五加科 通脱木属	0.19
苎麻（*Boehmeria nivea*）	荨麻科 苎麻属	1.53	官桂（*Cinnamom wilsonii*）	樟科 樟属	0.18
山莓（*Rubus corchorifolius*）	蔷薇科 悬钩子属	1.41	冬青（*Ilex chinensis*）	冬青科 冬青属	0.17
木防己（*Cocculus orbiculatus*）	防己科 木防己属	1.29	臭椿（*Ailanthus altissima*）	苦木科 臭椿属	0.17
鸡爪槭（*Acer palmatum*）	槭树科 槭属	1.21	野柿（*Diospyros kaki* var. *silvestris*）	柿科 柿属	0.17
卫矛（*Euonymus alatus*）	卫矛科 卫矛属	0.87	云实（*Caesalpinia decapetala*）	豆科 云实属	0.15
豆腐柴（*Premna microphylla*）	马鞭草科 豆腐柴属	0.81	密花豆（鸡血藤）（*Spatholobus suberectus*）	豆科 密花豆属	0.14
大血藤（*Sargentodoxa cuneata*）	大血藤科 大血藤属	0.76	桑（*Morus alba*）	桑科 桑属	0.13
猕猴桃（*Actinidia chinensis*）	猕猴桃科 猕猴桃属	0.75	珍珠莲（*Ficus sarmentosa* var. *henryi*）	桑科 榕属	0.09
白英（*Solanum lyratum*）	茄科 茄属	0.72	野蔷薇（*Rosa multiflora*）	蔷薇科 蔷薇属	0.09
算盘子（*Glochidion puberum*）	大戟科 算盘子属	0.69	常春藤（*Hedera nepalensis* var. *sinensis*）	五加科 常春藤属	0.08
草珊瑚（*Sarcandra glabra*）	金粟兰科 草珊瑚属	0.68	忍冬（金银花）（*Lonicera japonica*）	忍冬科 忍冬属	0.08

草本层。所选择的地区受人为干扰较小，其草本层物种分布较群集，平均盖度达到 60%以上，种类极为丰富，共有 34 科 44 属 46 种。蕨类植物优势极大，共计有 6 科 7 属，重要值高达 60.24%，其中黑足鳞毛

蕨、粗茎鳞毛蕨、尖齿凤丫蕨、戟叶耳蕨、掌叶铁线蕨、蛾眉蕨、岩蕨、狗脊蕨为优势植物（表 6-7）。

表 6-7 野生竹节参草本层伴生植物及垂直组成结构重要值

种类	科属	重要值（%）	种类	科属	重要值（%）
黑足鳞毛蕨（*Dryopteris fuscipes*）	鳞毛蕨科 鳞毛蕨属	9.65	路边青（*Geum aleppicum*）	蔷薇科 路边青属	1.11
粗茎鳞毛蕨（*Dryopteris crassirhizoma*）	鳞毛蕨科 鳞毛蕨属	8.98	海金沙（*Lygodium japonicum*）	海金沙科 海金沙属	1.09
尖齿凤丫蕨（*Coniogramme affinis*）	裸子蕨科 凤丫蕨属	8.11	苍耳（*Xanthium sibiricum*）	菊科 苍耳属	1.02
戟叶耳蕨（*Polystichum tripteron*）	鳞毛蕨科 耳蕨属	7.69	蕺菜（鱼腥草）（*Houttuynia cordata*）	三白草科 蕺菜属	0.82
掌叶铁线蕨（*Adiantum pedatum*）	铁线蕨科 铁线蕨属	7.12	茜草（*Rubia cordifolia*）	茜草科 茜草属	0.75
蛾眉蕨（*Lunathyrium acrostichoides*）	蹄盖蕨科 对囊蕨属	7.02	小蓬草（*Conyza canadensis*）	菊科 飞蓬属	0.71
岩蕨（*Woodsia ilvensis*）	岩蕨科 岩蕨属	6.39	淡竹叶（*Lophatherum gracile*）	禾本科 淡竹叶属	0.65
狗脊蕨（*Woodwardia japonica*）	乌毛蕨科 狗脊属	5.28	珍珠菜（*Lysimachia clethroides*）	报春花科 珍珠菜属	0.54
青绿薹草（*Carex breviculmis*）	莎草科 薹草属	4.17	糯米团（*Gonostegia hirta*）	荨麻科 蔓糯米团属	0.51
山麦冬（湖北麦冬）（*Liriope spicata*）	百合科 山麦冬属	3.73	毛茛（*Ranunculus japonicus*）	毛茛科 毛茛属	0.45
野艾蒿（*Artemisia lavandulaefolia*）	菊科 蒿属	3.22	鸭舌草（*Monochoria vaginalis*）	雨久花科 雨久花属	0.41
川牛膝（*Cyathula officinalis*）	苋科 怀苋属	2.59	野大豆（*Glycine soja*）	豆科 大豆属	0.38
一年蓬（*Erigeron annuus*）	菊科 飞蓬属	2.18	石韦（*Pyrrosia lingua*）	水龙骨科 石韦属	0.32
鸭儿芹（*Cryptotaenia japonica*）	伞形科 鸭儿芹属	2.07	酢浆草（*Oxalis corniculata*）	酢浆草科 酢浆草属	0.31
野菊（*Dendranthema indicum*）	菊科 菊属	1.82	湖北大戟（*Euphorbia hylonoma*）	大戟科 大戟属	0.27
商陆（*Phytolacca acinosa*）	商陆科 商陆属	1.54	豨莶（*Siegesbeckia orientalis*）	菊科 豨莶属	
红叶牛膝（新变型）（*Achyranthes bidentata* var. *bidentata* f. *rubra*）	苋科 牛膝属	1.32	紫花地丁（*Viola philippica*）	堇菜科 堇菜属	0.19

续表

种类	科属	重要值（%）	种类	科属	重要值（%）
千里光（*Senecio scandens*）	菊科 千里光属	1.28	红根草（*Lysimachia fortunei*）	报春花科 珍珠菜属	0.15
野荞麦（*Fagopyrum dibotrys*）	蓼科 荞麦属	1.22	紫苏（*Perilla frutescens*）	唇形科 紫苏属	0.11
辣蓼（*Polygonum pubescens*）	蓼科 萹蓄属	1.2	蛇莓（*Duchesnea indica*）	蔷薇科 蛇莓属	0.08
车前（*Plantago asiatica*）	车前科 车前属	1.14	杠板归（*Polygonum perfoliatum*）	蓼科 蓼属	0.08
水蓼（*Polygonum hydropiper*）	蓼科 蓼属	1.12	马鞭草（*Verbena officinalis*）	马鞭草科 马鞭草属	0.06
芒萁（*Dicranopteris dichotoma*）	里白科 芒萁属	1.09	卷柏（*Selaginella tamariscina*）	卷柏科 卷柏属	0.06

地被层。调查发现，在恩施地区野生竹节参的伴生植物群落垂直结构中，主要的地被物是地衣和苔藓，其地表盖度达到了30%以上，是地被层主要的优势种类植物。调查结果指出，苔藓和地衣生长较好的环境，可以作为野生竹节参转家种的最佳生态环境。

6.3.3　结论与讨论

6.3.3.1　野生竹节参资源濒危的原因

野生珍稀植物最大的濒危压力多来自生态环境的改变。对于竹节参而言，人为因素才是其濒危的首要原因。竹节参具有“草药之王”的美称，有极高的药用价值和经济价值，长期被过度采挖，导致其野生资源濒临枯竭。

本研究发现，腐殖土的容重和含水量与恩施地区野生竹节参的种群密度呈极显著的相关性，腐殖土容重和含水量高的地方其种群密度也较大。而近几年恩施地区的降雨量显著下降，导致土壤含水量和腐殖土容重显著降低，可能也是野生竹节参资源濒危的重要原因之一。

6.3.3.2 野生竹节参的生态环境状况

研究发现，野生竹节参主要分布在北纬 108°～111°、东经 29°～31°，海拔 1000～1600m 地区。其周围环境湿度较高，无明显积水，通风状态良好，荫蔽度较高，无阳光直接照射。野生竹节参着生的土壤以黄棕壤、黄壤和红壤为主，以潮土和腐殖土为主，腐殖土厚度多为 5～30cm，pH 6.24～6.53，含水量 16.8%～24.2%，土壤容重 1.39～2.12。因此，在开展野生竹节参的驯化时，应尽量选取本研究调查所得的生态环境，选择合理的经纬度和海拔，控制土壤厚度、容重、pH 和含水量。

6.3.3.3 野生竹节参的群落特征

对咸丰县丁寨乡天上坪村的实地调查研究结果表明，野生竹节参的植被类型主要为常绿针叶林、常绿-落叶阔叶混交林和常绿针叶-落叶阔叶混交林 3 种类型，其群落结构包括乔木、灌木和草本 3 个层次。乔木层的优势植物主要是松科植物（如马尾松、油松和巴山松）、樟科植物（如樟）、杉科植物（如杉木、柳杉等）；灌木层的优势植物主要是山茶科植物和五加科植物；而草本层主要是蕨类植物，地被层以苔藓和地衣为主。观察发现，松科、杉科、山茶科、五加科、蕨类、苔藓和地衣能够提供适宜野生竹节参栖息的环境。对恩施其他地区的野生竹节参调查点物种进行调查验证，均可发现上述几种科属植物的存在，验证了之前的观点。

6.3.3.4 野生竹节参的保护与开发

在调查中发现，人迹罕至的地方野生竹节参的种群密度更大，生长状况更加良好，但总体上野生竹节参的种群密度依然较小，濒危的状态没有得到较大的改善。对竹节参野生资源的保护和开发势在必行，针对其生态环境特点和群落结构特征，应当从以下几点出发，保证其可持续开发与利用。利用本次调研的结果，在野生竹节参资源分布比较集中的区域，建立保护点和禁采区，实行就地保护，打击滥采滥挖的行为；开展野生竹节参的栽培驯化研究，以现有资料为基础建立竹节参良好农业规范生产基地；开展其野生资源普查，确定其重点保育范围，封山育林，扩大其生境区，促进其野生种群恢复。

总之，本研究从恩施地区野生竹节参的生态环境和伴生植物群落特征两大方面开展了研究，其成果为其驯化和驯化后的田间管理提供了参考。但由于本研究属于短期内的定点实地调查，未能长时间地监测其一年生长期内的温度、湿度、土壤水分、pH 等的动态变化。因此，有许多方面还有待进一步研究。

6.4　引种栽培竹节参伴生植物群落特征

6.4.1　试验方法

研究地点在安顺学院竹节参引种栽培试验基地。研究地海拔在 1102m，属典型的高原型湿润亚热带季风气候，雨量充沛，年平均降雨量 1360mm，年平均气温 14℃，历史最高气温 34.3℃，最低气温–7.6℃，年平均相对湿度 80%，年平均风速 2.4m/s，冬无严寒，夏无酷暑，气候温和宜人。安顺气候的主要特点是凉爽、湿润、太阳辐射低。对引种栽培竹节参种植地的物种进行取样调查，包括实地采样、制作标本、拍照实物和生态状况记录，确定其伴生植物类型。将标本带回实验室借助相关植物学工具书鉴定其种类。

6.4.2　结果与分析

对竹节参试验基地中的伴生植物进行采集、标本制作、分类鉴定。结果为 17 科 27 种（表 6-8）。其中菊科、马鞭草科、十字花科、车前科、豆科植物较多，主要有黄鹌菜、白苞蒿、马兰、弯曲碎米荠、马鞭草、白车轴草、大车前等植物，需要指出的是，苔藓植物是竹节参伴生植物的主要优势物种，覆盖率达 85%以上，还有一些偶见植物，如菊科的钻叶紫菀、千里光、鼠曲草、野茼蒿，毛茛科的毛茛，十字花科的荠菜，旋花科的飞蛾藤，蔷薇科的茅莓、蛇莓，石竹科的漆姑草，鸢尾科的射干，蓼科的水蓼、杠板归、齿果酸模，茜草科的猪殃殃，莎草科的砖子苗，苋科的柳叶牛膝，薯蓣科的薯蓣等。

表 6-8　引种栽培竹节参伴生植物名录

科名	物种	数量（株）	生态环境或习性
毛茛科（Ranunculaceae）	毛茛（*Ranunculus japonicus*）	6	路边、沟边、山坡杂草丛
十字花科（Cruciferae）	弯曲碎米荠（*Cardamine flexuosa*）	216	田边、路旁及草地
	焊菜（*Rorippa indica*）	8	路旁、河边、园圃、田野
旋花科（Convolvulaceae）	飞蛾藤（*Porana racemosa*）	2	山沟或山坡草地
蔷薇科（Rosaceae）	茅莓（*Rubus parvifolius*）	4	山坡、道旁及杂草间
	蛇莓（*Duchesnea indica*）	1	山坡、道旁及杂草间
石竹科（Caryophyllaceae）	漆姑草（*Sagina japonica*）	3	山野、庭园、路旁
鸢尾科（Iridaceae）	射干（*Belamcanda chinensis*）	5	喜温、喜阴
蓼科（Polygonaceae）	水蓼（*Polygonum hydropiper*）	6	湿地、水边
	杠板归（*Polygonum perfoliatum*）	1	山坡路旁、沟沿、灌丛及林缘
	齿果酸模（*Rumex dentatus*）	1	路边、杂丛
茜草科（Rubiaceae）	猪殃殃（*Galium spurium*）	7	山坡路旁、沟沿、田边、灌丛
莎草科（Cyperaceae）	砖子苗（*Cyperus cyperoides*）	3	田野、山坡草丛
苋科（Amaranthaceae）	柳叶牛膝（*Achyranthes longifolia*）	6	沟沿、田边、灌丛
薯蓣科（Dioscoreaceae）	薯蓣（*Dioscorea opposita*）	1	路旁、沟边草丛、庭园
卷柏科（Selaginellaceae）	翠云草（*Selaginella uncinata*）	1	喜温、喜阴
茄科（Solanaceae）	龙葵（*Solanum nigrum*）	1	喜温
菊科（Asteraceae）	黄鹌菜（*Youngia japonica*）	117	路旁、草丛、水沟旁、墙角
	白苞蒿（*Artemisia lactiflora*）	85	田边、路旁及草地

续表

科名	物种	数量（株）	生态环境或习性
菊科（Asteraceae）	马兰（*Kalimeris indica*）	79	原野、路旁、河边
	钻叶紫菀（*Symphyotrichum subulatum*）	7	潮湿含盐的土壤
	千里光（*Senecio scandens*）	5	山坡、疏林下、路旁、草丛
	鼠曲草（*Pseudognaphalium affine*）	5	田野、路边、沟边、杂草丛
	野茼蒿（*Crassocephalum crepidioides*）	6	山坡林下、灌丛中或水沟旁
马鞭草科（Verbenaceae）	马鞭草（*Verbena officinalis*）	60	喜肥、喜湿润
豆科（Leguminosae）	白车轴草（*Trifolium repens*）	53	喜温暖、向阳的环境
车前科（Plantaginaceae）	大车前（*Plantago major*）	47	草地、路旁、沟边草丛

6.4.2.1　伴生植物群落主要物种

竹节参伴生植物绝大多数是草本，如菊科的黄鹌菜和马兰、十字花科的弯曲碎米荠、马鞭草科的马鞭草等，这些植物在数量上明显多于其他物种，为群落中的优势类群。此外，苔藓植物覆盖率达 85%以上。这些植物在一定程度上可以作为竹节参种群存在的指示植物，特别是苔藓植物，有助于竹节参分布点的确定和资源评估。

6.4.2.2　伴生植物群落偶见种

竹节参伴生群落偶见种植物一般种数在 7 种左右，个别为 1 种。虽然这些物种数量少，但它们的存在在群落中有一定的作用，不管是在对环境要求的差异性还是互补性方面都能够使各物种间相互兼容，相互为对方提供良好的生境条件，形成一种互利共生的关系。例如，翠云草（别名龙须）的植株较矮，覆盖面积大，为阴生植物，能为竹节参提供湿润的生境，保持土壤潮湿。所以在引种栽培过程中，不仅要保护其种类，也要保护那些在群落中占重要地位的伴生植物，以维持竹节参生活环境的稳定性。

6.4.3 结论与讨论

通过对引种栽培竹节参周围生长的植物种类进行调查，可以探究哪些伴生植物对引种驯化竹节参有利。结果表明，引种栽培竹节参伴生植物共有 27 种，分属 17 科 41 属。调查结果可为竹节参引种驯化提供参考资料和有价值的建议。

对引种栽培竹节参伴生植物的调查发现，大部分植物是遮阴植被，其中草本植物有苔藓类、菊科、毛茛科、十字花科、车前科、豆科、蓼科、马鞭草科等，木本植物有蔷薇科等。其中苔藓类植物可作为竹节参物种的指示植物，在竹节参的伴生植物中除了上述优势种外，还有菊科（钻叶紫菀、千里光、野茼蒿）、毛茛科（毛茛）、蔷薇科（茅莓、蛇莓）、蓼科（齿果酸模）、卷柏科（翠云草）等偶见植物。这些伴生种群落的物种多样性指数高，反映了整个群落环境良好，有利于引种栽培竹节参的生长。

第 7 章　竹节参遗传多样性研究

在植物生长发育中，基因表达在时间和空间上调节控制的复杂性是植物遗传多样性多层次的表现，即表现在植物体的外部形态、生理代谢和染色体的 DNA 分子水平上。植物遗传多样性也称植物基因多样性。植物遗传多样性的测定对研究植物起源、基因资源分布和进化潜力等具有重要的意义。植物遗传多样性的研究主要体现在个体形态水平、细胞水平、生理生化水平和分子水平等方面，表型标记是最初的遗传标记，用表型标记检测植物遗传多样性是最直接、最简便的方法。竹节参变种较多，珠子参、疙瘩七、狭叶竹节参等都是竹节参的变种，均以根茎入药，从形态上难以区分。因此，为了掌握竹节参种质资源遗传多样性，区别原种和变异种、原种和其他相似物种，不同的研究者开发了 ISSR、RAPD、SSR 和 ITS2 的遗传多样性研究方法与染色体研究进化体系，建立了竹节参及其近缘植物的基因鉴别方法，以期为竹节参药材的遗传多样性研究、种质资源鉴定、用药安全和保护等提供科学依据。

7.1　竹节参种质资源遗传多样性 ISSR 分析

7.1.1　试验方法

7.1.1.1　供试材料

供试的 19 个竹节参样本分别采自陕西、四川、云南的 10 个不同地区，经陕西中医药大学标本馆王继涛高级实验师鉴定，均为五加科植物竹节参，具体信息见表 7-1。野外采集新鲜叶片或根状茎，用硅胶干燥，于–80℃超低温冰箱保存，备用。

表 7-1 竹节参供试样品

序号	编号	类型	叶形	取样数(片)	产地
1	TB-Y-1	野生	大叶	20	陕西太白县山神庙
2	TB-Y-2	野生	大叶	18	陕西太白县石沟
3	CC-Y-1	野生	大叶	15	陕西宝鸡市陈仓区方山坪
4	M-1	野生	大叶	15	陕西眉县汤峪镇
5	ZZ-Y-1	野生	大叶	11	陕西周至县厚畛子
6	Y-Y-1	野生	大叶	19	陕西洋县华阳镇
7	NQ-Y-1	野生	大叶	27	陕西宁强县舒家坝镇
8	EM-Y-1	野生	大叶	13	四川峨眉山市黄湾乡
9	EM-Y-4	野生	浅裂叶	11	四川峨眉山市黄湾乡
10	KD-G-1	野生	大叶	28	四川康定市雅拉乡
11	KD-G-2	野生	大叶	27	四川康定市贡嘎山
12	KD-G-3	野生	大叶	31	四川康定市榆林乡
13	YL-Y-1	野生	大叶	19	云南玉龙纳西族自治县拉美荣山北坡
14	YL-Y-2	野生	大叶	16	云南玉龙纳西族自治县拉美荣山南坡（1）
15	YL-Y-3	野生	大叶	18	云南玉龙纳西族自治县拉美荣山南坡（2）
16	YL-Y-4-1	家种	狭叶	27	云南玉龙纳西族自治县鲁甸乡
17	YL-Y-4-2	家种	大叶	27	云南玉龙纳西族自治县鲁甸乡
18	YL-Y-4-3a	家种	浅裂叶	25	云南玉龙纳西族自治县鲁甸乡
19	YL-Y-4-4a	家种	大叶	28	云南玉龙纳西族自治县鲁甸乡

7.1.1.2 DNA 提取及检测

取各样本约 1g，采用新型植物基因组 DNA 提取试剂盒提取总 DNA，获得各供试品的 DNA 池。用 1%琼脂糖凝胶电泳检测其完整性。用紫外分光光度计测定其质量浓度和质量分数，统一稀释至 10ng/μL，备用。

7.1.1.3 引物及其产物检测

对 ISSR 引物 UBC 进行筛选，从 100 条 ISSR 引物中筛选出扩增条带清晰、多态性较明显的 13 条引物，用于 PCR 扩增。通过正交试验优化确定的 ISSR-PCR 扩增反应体系为 20μL，各反应成分分别为 PCR 缓冲液（10×）2μL、模板 DNA 10ng、dNTP 0.25mmol/L、引物 2μmol/L、Taq DNA 聚合酶 4U、Mg^{2+} 2mmol/L。扩增程序为：95℃预变性 5min；94℃变性 30s，58℃退火 30min，72℃延伸 1min，循环 40 次；72℃延伸 10min，置 4℃保存。反应产物用 1.8%琼脂糖凝胶电泳分离，EB 染色。结束后在 SM-76S 型凝胶成像系统观察并保存图像以备分析。

7.1.1.4　数据采集与分析

以 0 或 1 对电泳谱带进行统计，建立二元数据矩阵，在相同迁移位置，有扩增带记为 1，无则记为 0。运用 NTSYS-pc V2.1 软件，计算遗传相似系数，用非加权组平均法（unweighted pair-group method with arithmetic mean，UPGMA）进行聚类分析；将数据用 DCENTER 中心化后，采用 EIGEN 系统以图样柱坐标分析 19 个样本之间的相关性。

7.1.2　结果与分析

7.1.2.1　遗传多样性分析

从 100 条通用引物中筛选出 13 个重复性好、条带清晰的引物对样本进行 ISSR-PCR 扩增，图 7-1 为扩增产物电泳图谱。对扩增产物结果进行多态性分析（表 7-2）：19 个样本共扩增出 181 条 DNA 条带，片段大小在 400～1100bp；扩增出的条带中，多态性条带有 166 条，占总条带数的 91.71%；每个引物可扩增出 9～21 条条带，平均 13.9 条，DNA 片段的大小主要集中在 400～1500bp；各引物检测到的多态性条带比率为 75.00%～100.00%，13 个引物中 4 个引物的多态性条带比率为 100.00%，其中引物 UBC899 分辨率最高，扩增出 21 条多态性条带。

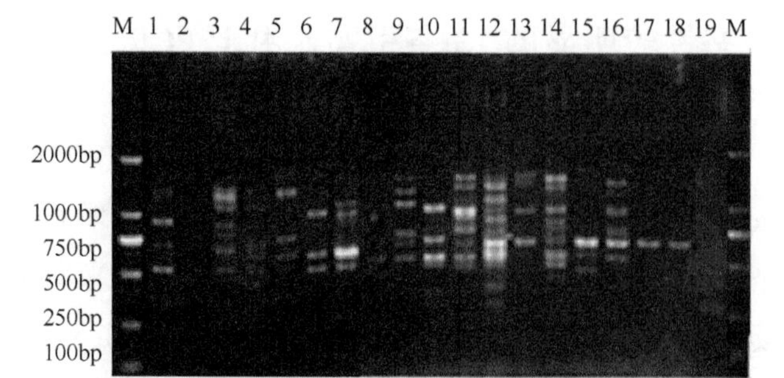

图 7-1　样本的 ISSR 引物 UBC899 扩增谱带

M，Marker；1～19，样品

表 7-2　ISSR 引物及扩增结果

引物	序列（5′-3′）	扩增条带总数（条）	多态性条带数（条）	多态性比率（%）
UBC809	AGAGAGAGAGAGAGAGG	15	15	100.00
UBC818	CACACACACACACACAG	13	11	84.62
UBC835	AGAGAGAGAGAGAGAGYC	10	9	90.00
UBC841	GAGAGAGAGAGAGAGAYC	12	9	75.00
UBC847	CACACACACACACACARC	15	14	93.33
UBC855	ACACACACACACACACYT	12	10	83.33
UBC856	ACACACACACACACACTA	13	13	100.00
UBC857	ACACACACACACACACYG	11	11	100.00
UBC861	ACCACCACCACCACCACC	12	11	91.67
UBC866	CTCCTCCTCCTCCTCCTC	13	12	92.31
UBC881	GGGTGGGGTGGGGTG	18	16	88.89
UBC890	VHVGTGTGTGTGTGTGT	16	14	87.50
UBC899	CATGGTGTTGGTCATTGTTCCA	21	21	100.00
总计		181	166	91.71

7.1.2.2　聚类分析

用 ISSR 标记形成的聚类图见图 7-2。NTSYS-pc V2.1 软件计算得出的 19 个样本的遗传相似系数在 0.60～0.83，遗传距离在 2.1041～7.1665。在遗传相似系数 0.61 处，可将 19 个居群划分为 3 个类群，陕西产者聚为Ⅰ类，且在 0.76 时秦岭北麓和秦岭南麓的样品分为 2 组；Ⅱ类产地均为四川，且在 0.63 时按照产地峨眉山和康定分为 2 组；Ⅲ类均为云南丽江所产。结果表明，该方法可把所有样本个体区分开来，并且来自同一地区的样本有聚为一类的趋势。

7.1.2.3　主坐标分析

对 ISSR 标记的结果进行主坐标分析。从图 7-3 可以看出，其结果与聚类分析结果基本一致，同样可以将 19 个样本按照产地的不同划分为 3 个类群，前 3 个主坐标的方差贡献率为 46.1%。

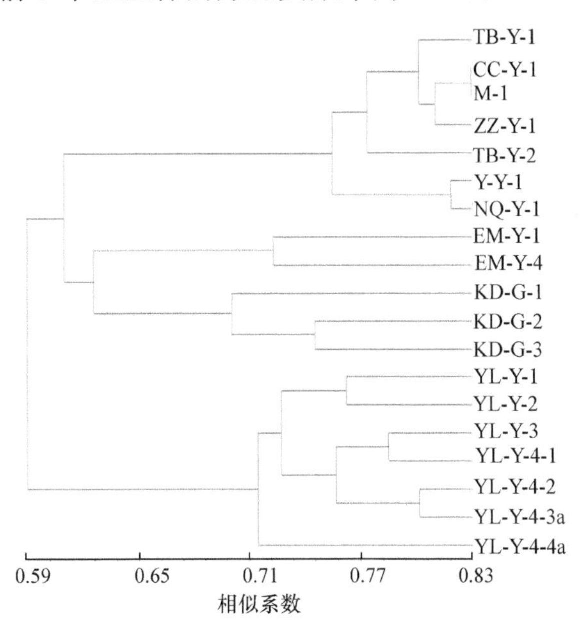

图 7-2　样本的 UPGMA 聚类图

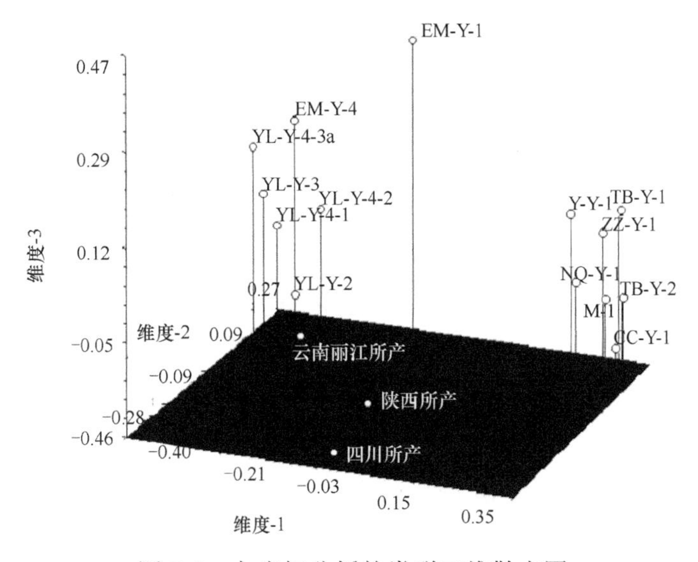

图 7-3　主坐标分析的类群三维散点图

7.1.3 结论与讨论

7.1.3.1 竹节参的遗传多样性

本试验利用筛选得到的 13 条 ISSR 引物对 19 个竹节参样本的遗传多样性进行评价，竹节参的多态性条带比率为 91.71%。说明竹节参的遗传多样性丰富，这些丰富的遗传变异对竹节参的野生驯化以及保持竹节参的生态适应性和种源不退化具有十分重要的意义。

在所研究的不同产地的种群中，从遗传多样性参数来看，3 个主产地采集的竹节参样品间遗传变异较为丰富。其中陕西产地各个参数值较小，说明陕西产竹节参的遗传多样性较低，四川和云南产地的样本相比较高；在所用的不同产地的样本中，还存在着叶形变异情况，所以对其遗传多样性的研究还需在接下来的工作中进一步深入分析。

7.1.3.2 竹节参的亲缘关系与地理分布

本研究通过对来自不同产地的竹节参进行 ISSR 分析，揭示了不同产地竹节参的遗传关系。从聚类分析的结果可以看出，相近来源的样本聚在一起，当相似系数在 0.61 时 19 个样本被聚为 3 类，第Ⅰ类中包含 1～7 共 7 个样本，均采自陕西；其中当相似系数在 0.76 时，又以秦岭为界分为 2 小类；产于宝鸡陈仓和眉县的 2 个相似度最高。第Ⅱ类包括 8～12 共 5 个样本，均产于四川。第Ⅲ类均产自云南，野生品和栽培品间有一定的差距。主坐标分析揭示了不同居群的遗传距离，也验证了聚类分析对于不同产地竹节参遗传差异的作用，其结果与聚类分析结果基本一致，按照产地的不同划分为 3 个类群。同时，从三维图中的空间距离越近则亲缘关系越密切这一点可以得知，陕西产地竹节参与四川产地竹节参有更多的遗传相似性，而与云南产地竹节参亲缘关系较远，这一点也从地理分布上得到印证。

7.1.3.3 ISSR 分子标记在种质资源遗传多样性中应用的意义

ISSR 标记具有较好的稳定性和准确性，适于竹节参种质资源的遗传多样性分析。聚类分析和主坐标分析结果能够将不同地域的居群分开，有明显的地域相关性。竹节参种质资源采用 ISSR 标记划分的类群与地理分布及其种群有一定关系，故此也说明 ISSR 分子标记技术可用于竹节参分布区域及种群的鉴定，这也为 ISSR 技术用于其他药材的鉴别、遗传关系及道地性研究提供了参考。

我国竹节参遗传多样性丰富，遗传变异较大。不同产区的竹节参具有明显的地域分布规律，相邻省份资源间遗传距离较小，亲缘关系较近。UPGMA 聚类结果和主坐标分析结果一致，均表明竹节参资源可按照地理位置不同划分为不同组群，其种质资源遗传多样性差异和遗传关系与其生长习性、生态分布及地理来源密切相关。

7.2　基于 RAPD 标记的竹节参及其近缘种鉴定

7.2.1　试验方法

7.2.1.1　供试材料

竹节参、狭叶竹节参、疙瘩七以及珠子参的新鲜叶片均采购于湖北省恩施椿木营竹节参种植生产基地，三七的新鲜叶片采购于云南文山砚山县者腊乡，人参、西洋参的新鲜叶片购自吉林省白山市靖宇县。采集后用硅胶迅速干燥备用。

7.2.1.2　总 DNA 提取

用改良 CTAB 法提取基因组 DNA。用液氮将研钵、研钵杵、药匙预冷。称取 200mg 叶片和 10% PVP 置于液氮中，迅速研磨成细粉。将研磨好的细粉转移至 1.5mL 离心管中，迅速加入 4℃预冷的 700μL 去多糖缓冲液（含 2% β-巯基乙醇），混匀，在冰上静置 30min，4℃ 3000r/min 离心 5min。弃上清液，此步骤重复一次。加入 700μL 65℃预热的 2× CTAB 提取液（含 2% β-巯基乙醇），65℃水浴 40min，每隔 10min 轻轻上下颠倒混匀一次。取出 1.5mL 离心管，冷却至室温。12 000r/min 离心 10min。取上清液，加入等体积的氯仿：异戊醇（24：1），混匀 10min，12 000r/min 离心 10min。取上清液，重复此步骤一次。取上清至新的 1.5mL 离心管，加入 0.6 倍体积–20℃预冷的异丙醇，混匀，于–20℃静置 1h，4℃ 12 000r/min 离心 10min。沉淀用 70%乙醇洗涤 2 次，无水乙醇洗涤 1 次。用吹风机冷风吹干液体。干燥后，加入 30μL 灭菌 ddH_2O 和 0.5μL RNase A，37℃水浴 1h。于–20℃保存备用。

7.2.1.3 DNA 的质量检测

用微量核酸蛋白测定仪测定 DNA 浓度，并以 OD_{260}/OD_{280} 的值检测 DNA 纯度。另取总 DNA 溶液 3μL，混合 0.6μL DNA 上样缓冲液（6×），在 100V 电压下，经 1.0%琼脂糖凝胶（含 GelRed）电泳 40min 至 1h，用 Gene Genius 凝胶分析系统检测照相，鉴定 DNA 完整性。

7.2.1.4 RAPD-PCR 反应体系

PCR 反应液总体积为 25μL，其中含 $MgCl_2$（25mmol/L）3μL、10× *Taq* 缓冲液（含 KCl）2.5μL、*Taq* 酶（1U/μL）1.5μL、dNTP（10mmol/L）0.5μL、引物（10mmol/L）2μL、模板 DNA 1μL，加灭菌 ddH_2O 补齐至 25μL。PCR 扩增程序为 94℃预变性 5min；94℃变性 45s，36℃退火 60s，72℃延伸 90s，循环 39 次；72℃补充延伸 7min。每次 PCR 反应均设不含模板 DNA 的空白对照，重复 3 次，以确定扩增产物的稳定性。

7.2.1.5 PCR 结果检测

取 PCR 反应产物 20μL，在 100V 电压下，经 1.5%琼脂糖凝胶（含 GelRed）电泳 1.5～2h，用 Gene Genius 凝胶分析系统检测照相。

7.2.1.6 RAPD 引物筛选

从 16 个随机引物中，筛选出扩增竹节参及其近缘植物共 7 种植物总 DNA 条带清晰、重复性好的引物，所选引物用于后续鉴别分析。

7.2.1.7 数据分析

根据随机引物 PCR 扩增电泳图谱，对相同分子量片段（电泳迁移率）处是否产生特异性条带进行统计，利用特异性条带的有无可将竹节参及其近缘种植物分组。使用多个随机引物的分组结果的组合，可以将竹节参及其近缘种植物一一区分开来。根据分析结果绘制图谱关系分析图，构成竹节参及其近缘种植物的人工绘制品种鉴定图。

7.2.2　结果与分析

7.2.2.1　总 DNA 提取与质量检测

将提取的总 DNA 用灭菌 ddH_2O 稀释后，在微量核酸蛋白测定仪上测定 OD_{260} 和 OD_{280} 值，根据公式计算相应总 DNA 浓度和纯度，总 DNA 浓度（ng/μL）$=OD_{260}\times$稀释倍数$\times 50$ng/μL；纯度$=OD_{260}/OD_{280}$，其比值＞1.8 为优，结果见表 7-3。总 DNA 电泳结果见图 7-4，结果表明总 DNA 完整，可用于 RAPD 分析。

表 7-3　分光光度法测定 DNA 浓度与纯度

药材	浓度（ng/μL）	纯度
人参	589.3	1.93
西洋参	642	1.94
三七	835.2	1.93
珠子参	241.3	1.9
疙瘩七	956.7	1.91
狭叶竹节参	1082.5	1.87
竹节参	1107	1.86

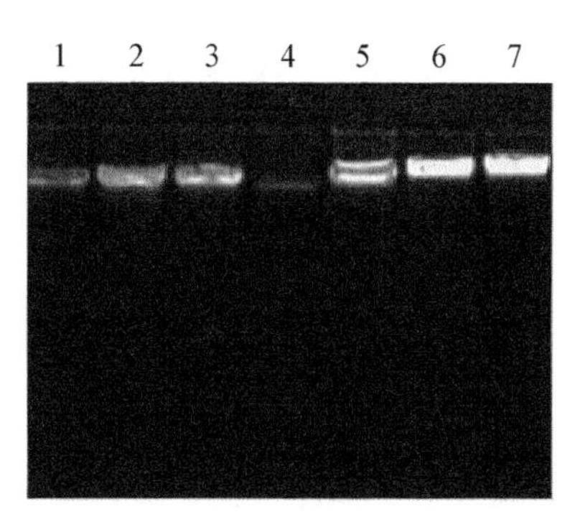

图 7-4　总 DNA 经 1.0%琼脂糖凝胶电泳结果

1，人参；2，西洋参；3，三七；4，珠子参；5，疙瘩七；6，狭叶竹节参；7，竹节参

7.2.2.2 RAPD 引物筛选

通过查阅文献，收集 RAPD 引物，应用软件比对后从 100 多个引物中筛选到 16 个随机引物，再经过 RAPD 的 PCR 筛选，得出能将竹节参及其近缘种植物进行鉴别，且条带清晰、重复性好的 4 条引物，筛选结果见表 7-4。

表 7-4 用于 RAPD 分析的随机引物碱基序列

引物	碱基序列（5′→3′）
F02	GAGGATCCCT
I13	CTCTCCGCCA
H03	AGACGTCCAC
F01	ACGGATCCTG

7.2.2.3 RAPD 的 PCR 扩增

在所筛选的 4 个随机引物中，竹节参及其近缘种植物总 DNA 共扩增出 46 条条带，其中多态性条带 42 条，多态性比率为 91.30%，各引物扩增出的条带数在 10～13 条，平均每个引物产生 10.5 条多态性条带（表 7-5），绝大多数条带集中在 200～2000bp（图 7-5）。

7.2.2.4 人工绘制植物品种鉴别图

人工绘制植物品种鉴别图（MCID）充分、直观地反映出 4 个 RAPD 随机引物鉴别、区分竹节参及其近缘种植物共 7 个品种的图谱关系，如图 7-6 所示。用引物 F02 扩增出的 1100bp 和 700bp 两条特异性谱带将 7 个品种分为 3 组，其中有特异性谱带的用（+）表示，无特异性谱带的用（–）表示。一组为 1100bp（+）、700bp（–）2 个品种，即人参、西洋参；二组为 1100bp（–）、700bp（+）4 个品种，即竹节参、狭叶竹节参、疙瘩七、珠子参；三组为 1100bp（–）、700bp（–）1 个品种，即三七，此品种便可区分开来。一组品种再根据 I13 引物扩增出的特异性条带 800bp 的有无即可区分开来；二组品种分别根据引物 H03、I13、F01 扩增的特异性条带 300bp、450bp、500bp 的有无可一一区分。

表 7-5　竹节参及其近缘种植物 RAPD 分析的引物及扩增条带多态性

引物	扩增带数（条）	共有带数（条）	多态性带数（条）	多态性比率（1%）
F02	10	0	10	100.00
I13	12	1	11	91.67
H03	13	1	12	92.31
F01	11	2	9	81.82
总计	46	4	42	91.30
平均	11.5	1	10.5	91.30

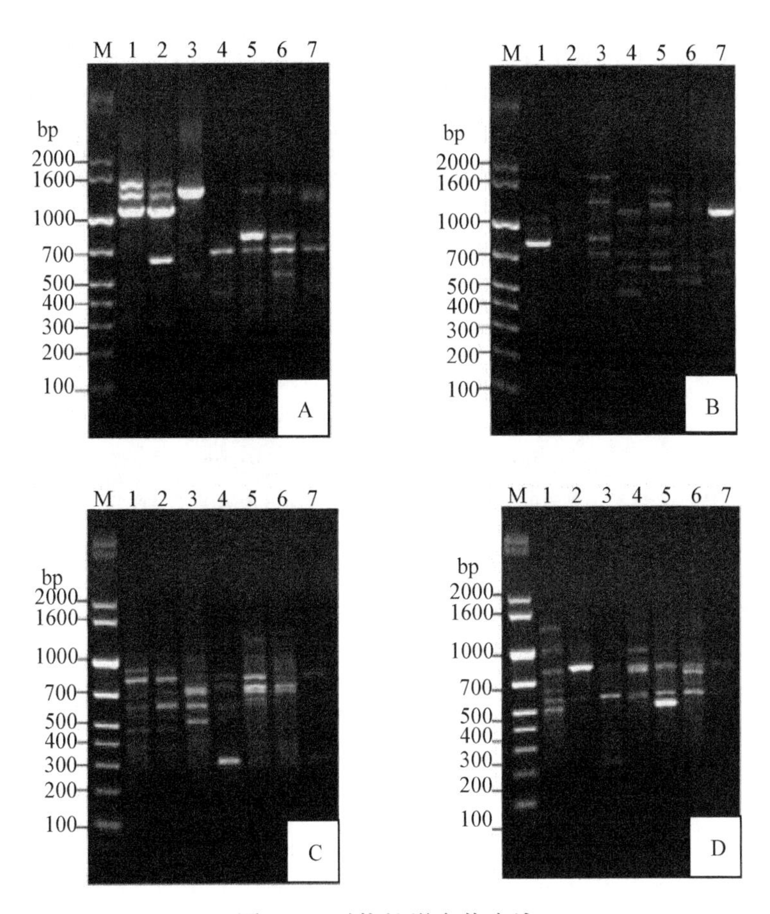

图 7-5　引物扩增产物电泳

A. F02；B. I13；C. H03；D. F01。M，Marker；1，人参；2，西洋参；3，三七；4，竹节参；5，狭叶竹节参；6，疙瘩七；7，珠子参

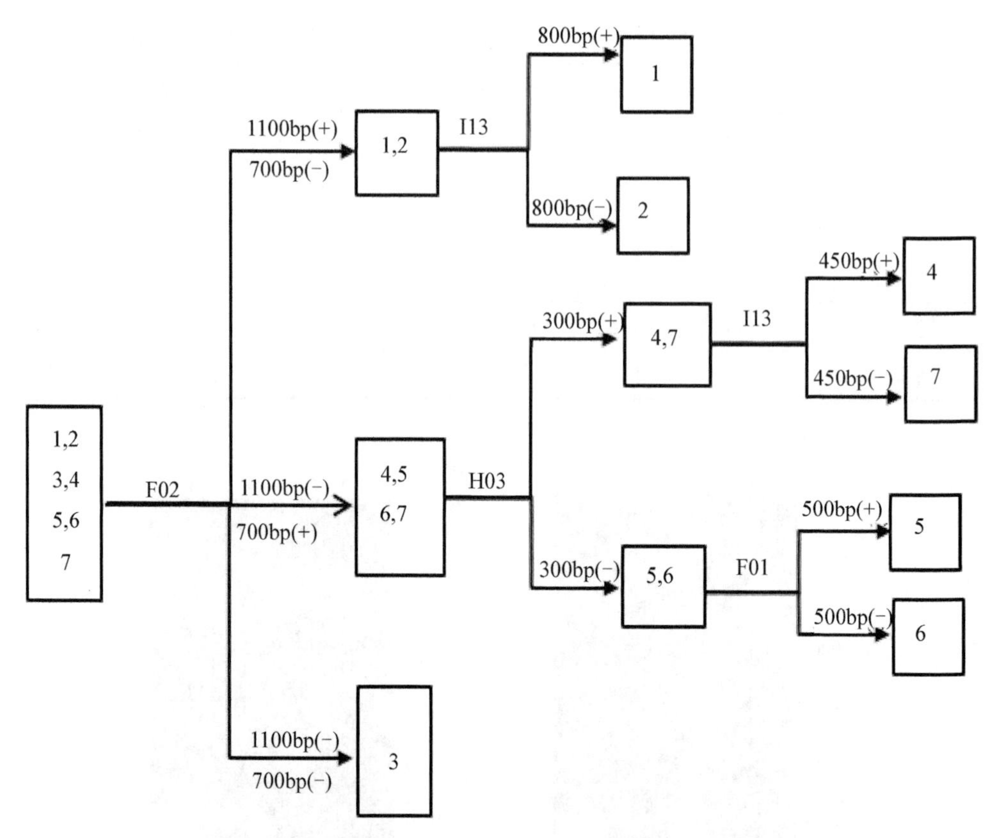

图 7-6　4 个 RAPD 随机引物鉴别竹节参及近缘植物的人工绘制植物品种鉴别图（MCID）

有特异性谱带的用（+）表示，无特异性谱带的用（–）表示

1，人参；2，西洋参；3，三七；4，竹节参；5，狭叶竹节参；6，羽叶三七；7，珠子参

7.2.3　结论与讨论

竹节参是我国民间珍稀传统中草药之一，具有抗炎、抗心肌缺血、抗疲劳等多种药理活性（代艳文等，2014；贺海波等，2012；Li et al.，2010；李春艳等，2012），是一种极具开发价值的中药资源植物。但由于人参属植物种类繁多，活性多样，其药用部位的茎块形态相似，尤其是干燥茎块的切片更是难以鉴别，因此通过分子生物学手段进行 DNA 水平上的分子鉴定有望有效地鉴定这些药用植物。

与传统中药鉴定技术相比，DNA 分子标记技术是直接利用植物 DNA 分子水平上的差异来进行鉴别，其结果不受环境和地理因素的影响，更加准确、可靠。目前应用较为广泛的 DNA 分子标记技术是 RAPD 技术。RAPD 技术是一种使用随机引物快速反映 DNA 多态性的分子标记技术，广泛应用于遗传多样性、近缘关系、品种鉴别等的研究（谭云等，2013）。RAPD 结果的信息量丰富，在鉴定分析的应用过程中相对而言不直观，朱旭东等（2014）建议以一种基于 DNA 指纹图谱构建 MCID 的方法，依据特异性 DNA 谱带，绘制图谱关系图，清晰地表示出品种鉴别结果，更重要的是，该方法能够实现任意两种或多种植物间的快速鉴别。

本试验采用 RAPD 技术与 MCID 相结合的方法，建立了竹节参及其近缘种植物人参、西洋参、三七、狭叶竹节参、疙瘩七、珠子参的快速鉴别体系。根据试验得到的 MCID，可以选择相应的引物将竹节参与其近缘种植物中一种或多种同时鉴别区分开。该方法快速简单，为人参属近缘种植物的初步鉴定提供了一种可行的、有效的方法。

7.3　基于 ITS2 的竹节参及其近缘种鉴定

7.3.1　试验方法

7.3.1.1　供试材料

竹节参样品采集于广东省，经广州中医药大学中药学院中药资源学部吴文如副教授鉴定为竹节参（*Panax japonicus*）的干燥根状茎。通过 DNA 提取、PCR 扩增、测序后得到 2 条 ITS2 序列（编号 *Panax japonicus* X1、*Panax japonicus* X2），同时，通过 GenBank 数据库（https://www.ncbi.nlm.nih.gov/genbank/GenBank）下载竹节参同属近缘种和非同属混伪品的 ITS2 序列集。根据《中国植物志》分类，序列集包括五加科人参属竹节参 9 条、珠子参 2 条、疙瘩七 2 条、三七 9 条、狭叶竹节参 2 条、人参 3 条、屏边三七 9 条、假人参 2 条、西洋参 6 条，毛茛科乌头属高乌头 4 条，小檗科红毛七属红毛七 3 条，小檗科鬼臼属八角莲 4 条、六角莲 5 条、川八角莲 2 条、小八角莲 2 条、西藏八角莲 1 条和贵州八角莲 2 条，小檗科山荷叶属南方山荷叶 6 条，景天科景天属费菜 4 条；另外，根据文献报道，三叶参、*P. assamicus*、野三七和越南人参亦属于五加科人参属物种（Pandey and Ali，2010；Shu et al.，2003；Komatsu et al.，2001；Wen and Zimmer，1996），但并未收录于《中国植物志》，为尽可能探索用 ITS2 鉴定竹节参及其近缘种的全面性，本研究将三叶参 3 条、*P. assamicus* 4 条、*P. variabilis* 6 条、野三七 7 条和越南人参 5 条 ITS2 序列一并纳入。因此，本研究最终纳入 24 个物种 102 条序列，竹节参及其近缘种和非同属混伪品ITS2序列来源信息见表7-6。

表 7-6　竹节参及其近缘种和非同属混伪品 ITS2 序列

物种拉丁名	中文名	物种科属	样本编号或 GenBank 号（采集地点）
Panax japonicus	竹节参	五加科人参属	*Panax japonicus* X1（中国广东）、*Panax japonicus* X2（中国广东）、KJ559422.1（中国贵州）、KJ559421.1（中国山西）、KJ559420.1（中国云南）、KJ559419.1（中国四川）、KJ559418.1（中国贵州）、KX674925.1（日本）、KX674924.1（日本）
Panax japonicus var. *major*	珠子参	五加科人参属	JF421522.1、JF421521.1
Panax japonicus var. *bipinnatifidus*	疙瘩七	五加科人参属	HQ112363.1（中国四川）、HQ112364.1（中国四川）
Panax trifolius	三叶参	五加科人参属	HQ112446.1（美国）、HQ112445.1（美国）、GU054701.1（美国）
Panax notoginseng	三七	五加科人参属	AY271919.1（中国云南）、JF778863.1、JX680329.1、JX996143.1、KT285074.1、KT285075.1、KY120314.1、MG283276.1、MG283277.1
Panax japonicus var. *angustifolius*	狭叶竹节参	五加科人参属	FJ872552.1（尼泊尔）、F1872548.1（尼泊尔）
Panax ginseng	人参	五加科人参属	EUS92017.1（中国吉林敦化）、EU592020.1（中国吉林抚松）、EU592021.1（中国辽宁新宾）
Panax stipuleanatus	屏边三七	五加科人参属	KX768324.1（越南）、KX768323.1（越南）、KJ418197.1（越南）、KJ418196.1（越南）、AY271921.1（中国云南）、AY271922.1（中国云南）、JX680330.1（越南）、H112444.1（越南）、HQ112443.1（越南）
Panax pseudoginseng	假人参	五加科人参属	HQ112438.1（尼泊尔）、HQ112437.1（尼泊尔）
Panax quinquefolius	西洋参	五加科人参属	MG218783.1（加拿大）、MG217816.1（加拿大）、MG217816.1（加拿大）、KM036297.1（韩国）、HQ112440.1（美国）、MG2193091（加拿大）
Panax assamicus	无	五加科人参属	AY233320.1（印度）、AY233321.1（印度）、AY725135.1（印度）、AY725136.1（印度）

续表

物种拉丁名	中文名	物种科属	样本编号或 GenBank 号（采集地点）
Panax variabilis	无	五加科人参属	AY233329.1（中国云南）、AY23330.1（中国云南）、AY233331.1（中国云南）、AY271923.1（中国云南）、FJ872557.1（印度）、FJ872554.1（印度）
Panax vietnamensis var. *fuscidiscus*	野三七	五加科人参属	KJ418182.1（越南）、KJ418188.1（越南）、KX768326.1（越南）、KJ418192.1（越南）、KJ418191.1（越南）、KJ418183.1（越南）、KJ418185.1（越南）
Panax vietnamensis	越南人参	五加科人参属	KX768325.1（越南）、KT380922.1（越南）、MG283290.11（越南）、MG283291.11（越南）、MG283292.11（越南）
Aconitum sinomontanum	高乌头	毛茛科乌头属	KY417332.1（中国四川）、KY417331.1（中国湖北）、KY417330.1（中国湖北）、AY150232.1
Caulophyllum robustum	红毛七	小檗科红毛七属	JX040540.1、EU592026.1（中国安徽）、L77157.1（韩国）
Diphylleia sinensis	南方山荷叶	小檗科山荷叶属	KY746321.1、KY746322.1、KY746323.1、KY746324.1、KY746325.1、KY746326.1
Dysosma versipellis	八角莲	小檗科鬼臼属	EU592023.1（中国安徽）、KT290659.1、KY701310.1、KY701315.1
Dysosma veitchii	川八角莲	小檗科鬼臼属	KM980521.1、KM980520.1
Dysosma difformis	小八角莲	小檗科鬼臼属	KT290665.1、KT290664.1
Dysosma majorensis	贵州八角莲	小檗科鬼臼属	KT290667.1、KT290666.1
Dysosma pleiantha	六角莲	小檗科鬼臼属	KT290663.1、KT290662.1、KT290661.1、KT290660.1、KM980518.1
Dysosma tsayuensis	西藏八角莲	小檗科鬼臼属	MF785662.1（中国西藏鲁朗）
Sedum aizoon	费菜	景天科景天属	MG236504.1（加拿大）、MG236951.1（加拿大）、EU592008.1（中国江苏）、KX896732.1（中国）

7.3.1.2　DNA 提取

取干燥竹节参药材样品约 30mg，加入液氮充分碾磨并充分离心后，利用植物组织 DNA 快速提取试剂盒［植物基因组 DNA 提取试剂盒 DP305，天根生化科技（北京）有限公司］提取总 DNA。

7.3.1.3　PCR 扩增及测序

ITS2 通用引物为：S2F，5′-ATGCGATACTTGGTGTGAAT-3′；S3R，

5′-GACGCTT-CTCCAGACTACAAT-3′。扩增反应采用 50μL 体系，包括模板 DNA 4μL、正向引物和反向引物各 0.7μL、PrimeSTAR® HS Premix 25μL（购自 TAKARA 公司）、ddH$_2$O 19.6μL。PCR 扩增程序为 94℃预变性 2min，1 个循环；98℃变性 10s，55℃退火 10s，72℃延伸 30s，40 个循环；72℃最后延伸 5min，进行 1 个循环，4℃保存扩增产物。PCR 产物用 1%琼脂糖凝胶电泳检测结果，并送至华大基因进行正向测序，最后利用 ITS2 数据库剪切获得 2 条竹节参 ITS2 序列。

7.3.1.4 种内及种间序列分析

采用 ClustalW 方法进行多重序列比对，然后利用 MEGA 6.06 软件（Tamura et al.，2013）分析比对后序列间变异位点，计算 GC 含量差异，并基于双参数模型 Kimura two-parameter（K2P）计算种内与种间最小、最大和平均遗传距离。

7.3.1.5 序列饱和度检测、系统发育树构建及二级结构预测

由于进化过程中碱基容易受到替代饱和效应的影响，而这种效应较大程度影响系统发育分析结果的可信度（Xia et al.，2003）。因此，在构建 ITS2 序列的系统发育树前，通过 DAMBE 软件（Xia，2013）计算 Iss、Iss.c、*P* 值来检测序列替代饱和度，若 Iss＜Iss.c 且 *P*=0.0000，则表明所用序列数据集未受到替代饱和度影响，可用于构建系统发育树。应用 MEGA 6.06 软件构建 NJ 树（neighbor-joining tree），利用 Bootstrap 法进行 1000 次重复分析，检验各进化枝的支持率，分析各物种进化枝是否具有单系性，根据 Xia 等（2003）的方法建立 ITS2 数据库，预测 ITS2 二级结构。

7.3.2 结果与分析

7.3.2.1 序列变异程度分析

为了检测竹节参种内及其近缘种和混伪品种间遗传分化程度与差异大小，利用 MEGA 6.06 软件对纳入的 ITS2 序列进行变异分析，结果

见表7-7。竹节参ITS2序列长度均为230bp，平均GC(G+C)含量为63.7%，来自同一地区的样本序列并未发现变异位点，表明同一地区（中国广东、贵州，日本东京）相同生境竹节参的遗传变异相对稳定，而来自不同地区的竹节参之间共存在9个变异位点，其中中国境内竹节参与日本东京的样本在191位点处为C/A颠换，不同地区竹节参种内差异较大，这可能与竹节参种植地生态环境或栽培用种的种源不同有关。

表 7-7　竹节参及其近缘种与混伪品 ITS2 片段的长度和平均碱基组成

物种名	T*（%）	C*（%）	A*（%）	G*（%）	G+C（%）	片段长度（bp）
竹节参	19.7	34.2	16.7	29.5	63.7	230
珠子参	19.6	34.3	17.0	29.1	63.4	230
疙瘩七	18.5	34.8	17.2	29.6	64.4	233
三叶参	15.0	38.7	15.4	30.9	69.6	233～242
三七	20.4	34.3	16.1	29.1	63.4	230～233
狭叶竹节参	19.7	33.7	17.2	29.4	63.1	233
人参	20.7	33.0	16.9	29.4	62.4	224～225
屏边三七	19.5	34.7	16.5	29.3	64.0	203～232
假人参	20.3	33.3	18.2	28.1	61.4	231
西洋参	19.8	33.9	16.6	29.6	63.5	232～233
Panax assamicus	20.1	33.8	17.0	29.1	62.9	223～265
Panax variabilis	20.2	33.9	18.0	27.9	61.8	232～265
野三七	20.5	32.0	18.9	28.6	60.6	204～224
越南人参	19.7	34.1	17.8	28.3	62.4	224～233
高乌头	22.3	31.2	17.6	28.9	60.1	209～217
红毛七	15.7	36.9	17.4	30.1	67.0	229～238
八角莲	28.9	26.3	21.7	23.1	49.4	242～248
川八角莲	29.8	25.6	20.7	24.0	49.6	242
西藏八角莲	29.6	25.4	21.8	23.1	48.5	238
小八角莲	28.3	26.2	21.1	24.4	50.6	242
贵州八角莲	28.1	26.4	21.1	24.4	50.8	242
六角莲	29.3	26.0	21.6	23.1	49.1	242
南方山荷叶	30.6	24.7	20.7	24.0	48.7	245～246
费菜	28.1	24.0	22.0	25.9	49.9	219～252

注：碱基含量（%）为四舍五入后数值

竹节参同科属近缘物种序列长度为 203～265bp，GC 含量为 60.6%～69.6%，这与竹节参种内平均 GC 含量相差并不明显。而非同科属混伪品序列长度为 209～252bp，GC 含量为 48.5%～67.0%，山荷叶属南方山荷叶和鬼臼属八角莲、西藏八角莲等混伪品与竹节参种内 GC 含量差异明显，相差大于 10 个百分点，其中西藏八角莲（48.5%）相差最大。因而，GC 含量可作为区分竹节参及其非同科属混伪品的辅助指标之一。

7.3.2.2 序列遗传距离分析

为了消除因采样个体不同而引起的偏差，本研究计算了竹节参种内及其近缘种和混伪品的种间平均 K2P 距离，结果如图 7-7 所示。在同科属近缘种中，假人参、三叶参、*P. variabilis*、屏边三七种间平均遗传距离与竹节参种内差异明显，可与竹节参明显区分，竹节参与三叶参距离最远（0.091）；而越南人参、野三七、*P. assamicus*、西洋参、人参、三七、珠子参、羽叶三七与竹节参差异并不明显，暂不能通过遗传距离分析来有效区分这些近缘种。在非同属混伪品中，竹节参与红毛七距离最近（0.572），与高乌头距离最远（0.783）。由此可见，竹节参与非同科属物种种间平均遗传距离相差非常明显。综上所述，除 *P. assamicus*、越南

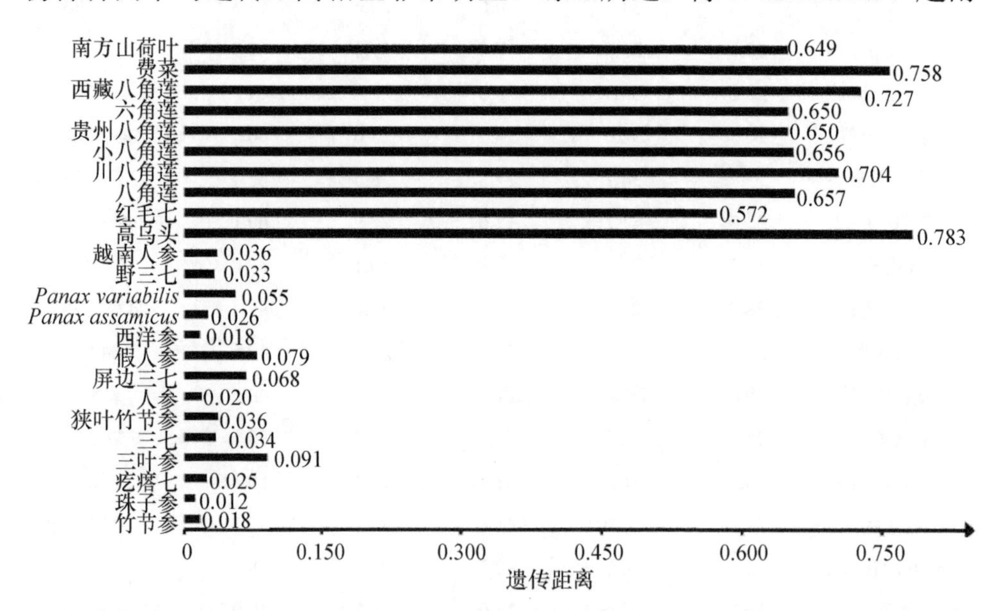

图 7-7 竹节参种内及其近缘种和非同科属混伪品种间平均 K2P 距离

人参、野三七、西洋参、人参、三七、珠子参、羽叶三七外，竹节参种内平均遗传距离（0.018）明显小于其与各混伪品的种间平均遗传距离，表明 K2P 遗传距离在鉴别竹节参及其部分近缘种和非同科属混伪品方面有一定应用价值。

7.3.2.3 序列饱和度检测与系统发育树（NJ 树）构建

序列饱和度检测结果显示，竹节参与其近缘种和非同属混伪品序列集 Iss.cSym（对称进化树）及 Iss.cAsym（不对称进化树）值均明显大于 Iss 值，并且 P=0.0000，表明序列替代未饱和，适合建树。

基于 ITS2 序列构建的竹节参及其近缘种和非同属混伪品的 NJ 系统发育树见图 7-8。其中图 7-8A 显示，来自不同地区的竹节参并不严格地聚成同一进化枝，五加科人参属被分化成 3 个进化枝，即本试验克隆的竹节参单独聚为一支，支持率为 94%，来自贵州、山西、四川和云南的竹节参与变种珠子参共同聚成一支，支持率 93%，东京竹节参聚成一支，支持率 88%；来自越南的野三七和越南人参聚成同一进化枝，显然二者在近缘种中亲缘性最接近；除竹节参、珠子参、野三七和越南人参外，其余近缘种聚成同一独立进化枝，表现出良好的单系性。图 7-8B 显示，来自不同地区的竹节参聚成同一独立进化枝，支持率 100%，

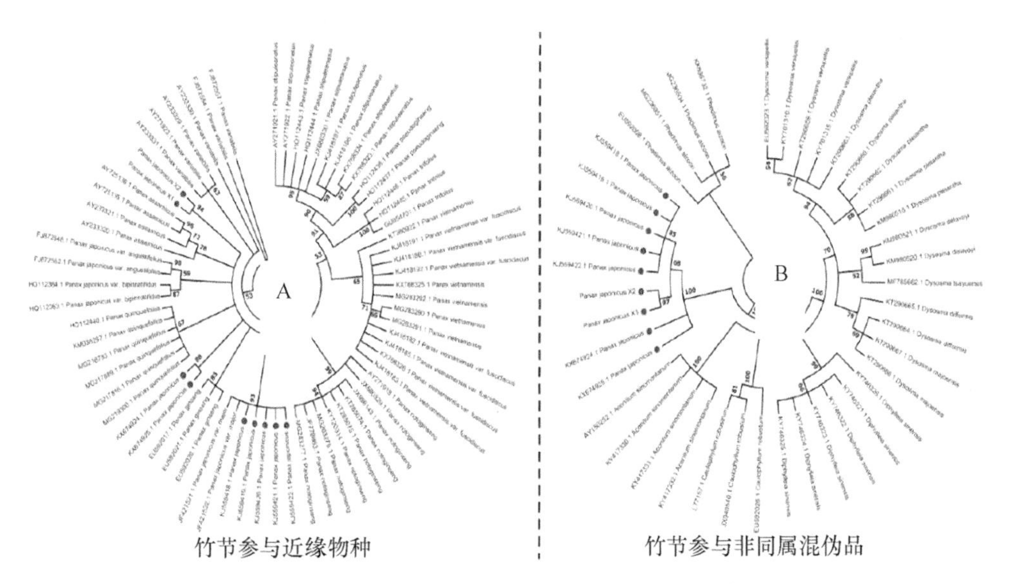

竹节参与近缘物种　　竹节参与非同属混伪品

图 7-8 基于 ITS2 序列构建的竹节参及其近缘种和非同属混伪品的 NJ 树

单系性强，能有效区分于其他混伪品；在非同属混伪品中，景天科景天属费菜、毛茛科乌头属高乌头以及小檗科鬼臼属八角莲、山荷叶属南方山荷叶、红毛七属红毛七各自形成独立进化枝，表现出良好的单系性。

综上所述，基于 ITS2 序列构建 NJ 树能有效区分竹节参与非同属混伪品，而在鉴定竹节参及其近缘种方面具有一定局限性。

7.3.2.4 竹节参及其混伪品 ITS2 序列二级结构分析

通过 ITS2 数据库使用基于隐马尔可夫模型（hidden Markov model，HMM）的方法注释竹节参及其近缘种和混伪品序列，并根据多个模板结构进行同源建模，进而预测较优 ITS2 二级结构，E 值小于 1×10^{-16}，结果见图 7-9。竹节参及其近缘种和混伪品的 ITS2 二级结构均以一个大的多分支环为中心（中心环），四周延长出 4 个臂，按顺时针方向标记为Ⅰ、Ⅱ、Ⅲ、Ⅳ臂，臂上一侧未配对碱基突出形成凸环，各臂顶端未配对碱基形成发夹环，各臂茎环数有所差异，臂与臂之间未配对碱基形成外环。图 7-9 显示，来自不同地区的竹节参 ITS2 结构基本一致，但是，其Ⅲ臂的茎环数目和分布不完全相同。例如，广东竹节参含 6 个茎环，东京竹节参含 4 个茎环，来自贵州、山西、云南和四川的竹节参含 5 个茎环；广东竹节参Ⅲ臂近端有 2 个茎环并形成双连环，东京竹节参Ⅲ臂近端缺乏一小茎环。而来自不同地区的竹节参各臂茎环分布、外环、发夹环和中央环完全一致。

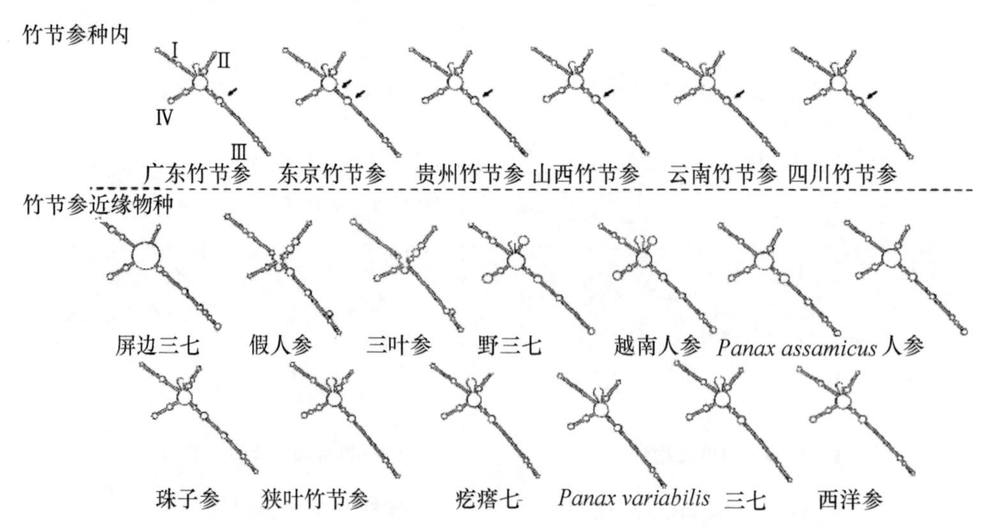

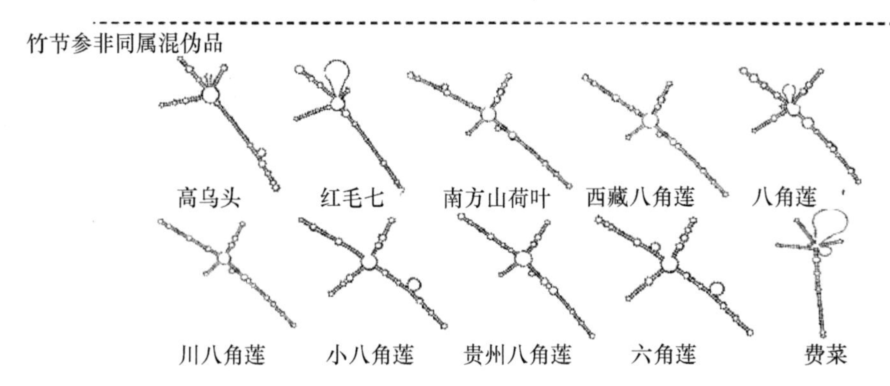

图 7-9　竹节参及其近缘种和非同属混伪品 ITS2 二级结构

箭头表示部分不同地区竹节参Ⅲ臂茎环数目差异和相同点

由图 7-9 和表 7-8 可见，在五加科近缘种中，屏边三七、假人参、三叶参、野三七和越南人参 ITS2 二级结构与竹节参差异较明显，它们各臂茎环分布和数目的种间差异明显大于竹节参种内差异。另外，屏边三七中央环在近缘种中最大，与竹节参中央环形状差异明显，假人参和三叶参不存在中央环，外环处于Ⅲ臂与Ⅳ臂之间，并且Ⅲ臂上远端都有凸环，而野三七和越南人参Ⅱ臂、Ⅳ臂顶端发夹大，这些差异特征都提高了二级结构在鉴定屏边三七、假人参、三叶参、野三七、越南人参与竹节参上的分辨率。西洋参二级结构与来自贵州、云南、山西和四川的竹节参非常相似；珠子参、羽叶三七、三七、狭叶竹节参、人参、*P. assamicus*、*P. variabilis*、珠子参二级结构外环形状与竹节参不同，除此以外，其余结构与竹节参差异不明显。与竹节参相比，非同科属混伪品二级结构外观形状、外环、各臂茎环数、茎环分布均与竹节参差异明显（图 7-9 和表 7-8）。例如，红毛七和费菜Ⅰ臂和Ⅱ臂之间外环较大且差异最明显，费菜含 2 个外环，高乌头、小八角莲和六角莲Ⅲ臂都存在明显凸环，南方山荷叶、西藏八角莲、川八角莲、小八角莲、贵州八角莲和六角莲均不存在外环且Ⅰ臂明显长于竹节参。

综上所述，ITS2 二级结构特点可作为区分竹节参及其非同属混伪品的辅助指标之一，可为准确、有效地鉴别中药材竹节参及其混淆品提供重要参考。

表 7-8 竹节参及其近缘种和非同属混伪品 ITS2 二级结构Ⅰ、Ⅱ、Ⅲ、Ⅳ臂茎环数

物种名	臂茎环数（个）				物种名	臂茎环数（个）			
	Ⅰ臂	Ⅱ臂	Ⅲ臂	Ⅳ臂		Ⅰ臂	Ⅱ臂	Ⅲ臂	Ⅳ臂
广东竹节参	2	2	6	2	*P. variabilis*	1	2	4	2
东京竹节参	2	2	4	2	野三七	3	1	4	2
（贵州、山西、云南、四川）竹节参	2	2	5	2	越南人参	3	1	6	2
珠子参	2	2	5	2	南方山荷叶	5	4	5	1
疙瘩七	2	2	5	2	高乌头	3	1	7	3
三叶参	2	4	4	2	红毛七	3	1	5	2
三七	2	2	4	2	八角莲	4	3	7	2
狭叶竹节参	2	3	5	2	川八角莲	4	3	8	1
人参	2	2	6	2	西藏八角莲	5	3	6	1
屏边三七	3	1	7	2	小八角莲	3	3	6	3
假人参	4	4	5	2	贵州八角莲	5	3	7	1
西洋参	2	2	5	2	六角莲	5	4	6	2
P. assamicus	2	2	6	2	费菜	1	1	5	1

7.3.3 结论与讨论

中药经历了几千年的传承，其疗效为长期临床中医学实践所证明，中药的真伪鉴定是保证其疗效和安全性的基础，然而中药市场同名异物的混淆品或代用品极多，约束了中医药的现代化发展。DNA 条形码技术是当前备受推崇的中药现代化鉴定方法，其具有操作方便、重复性高、专业技术要求低和适用性强等优点，是连接中药资源传统形态鉴别与基于大数据的分子信息研究的桥梁，可满足种类繁多的中药材的鉴别需求。

五加科人参属竹节参作为“草药之王”，药用和商用价值较高。在市场和民间，竹节参混伪品较多，误服误用、以次充好、以假乱真的现象常见。在竹节参混伪品中，有的是近缘种，如狭叶竹节参、西洋参、三七等（许成等，2016；朱永红和王红，2010），有的是加工后形状与竹节参相似，但药材内在质量和成分却极大不同，如八角莲、红毛七、高乌头、费菜等（朱永红和王红，2010；朱应辉和李芹，2002）。其中八角莲曾被报道因形似竹节参而被掺杂在竹节参中作药用，因八角莲含

有有毒成分鬼臼毒素，患者误用八角莲后易发生消化、神经和心血管系统中毒，甚至死亡（朱应辉和李芹，2002；徐祥和郦小平，2011）。孙涛等（2016）曾报道 *ITS2* 基因可有效区分人参属物种，这为本研究进一步鉴定竹节参与变种疙瘩七、狭叶竹节参以及非同种属混伪品提供了重要支撑。

为提高竹节参临床用药的安全性和有效性，本研究应用 DNA 条形码 ITS2 序列对竹节参及其近缘种和混伪品进行分子鉴定。序列变异分析、系统发育分析和二级结构分析综合结果表明，ITS2 序列可应用于鉴别竹节参及其非同属混伪品和部分近缘种（屏边三七、假人参、三叶参、野三七和越南人参）。越南人参为人参属物种，起源于越南中部，并且在中国云南境内发育形成新的变种野三七（Shu et al.，2003），三叶参源于美国北部（Wen and Zimmer，1996），*P. assamicus* 和 *P. variabilis* 均源于印度（Pandey and Ali，2010），这 5 个源于国外地区的人参属物种至今未收录于《中国植物志》，这影响着人参属物种鉴定的全面性和准确性。笔者认为需进一步探讨越南人参、野三七、三叶参、*P. assamicus* 和 *P. variabilis* 等物种的分类，并建议纳入《中国植物志》。

在本研究中，越南人参、野三七独立形成进化枝（图 7-8），与竹节参明显分开。五加科中假人参、三叶参平均种间遗传距离大，分别为 0.079 和 0.091，其 ITS2 结构与竹节参差异也较明显，不具有中心环，Ⅲ臂有凸环并且外环处于Ⅲ臂与Ⅳ臂之间，这些结果表明三叶参、假人参在近缘种中与竹节参差异程度较大。在本研究中，茎环、中央环、凸环、外环的存在、形状、分布以及数量极大地方便了竹节参及其混伪品的鉴别（图 7-9）；另外，ITS2 二级结构除了具有保守性和臂环差异性外，也能在一定程度上反映近缘种之间的亲缘性。例如，在五加科中，羽叶三七和三七、假人参和三叶参、越南人参和越南人参、人参与 *P. assamicus* 等二级结构外形相似；在小檗科中，小八角莲和六角莲二级结构相似，Ⅲ臂上都含有凸环。

综上所述，通过 ITS2 序列变异分析、遗传距离的计算、系统发育树的构建以及 ITS2 二级结构分析等多方面相互验证鉴别，ITS2 序列可准确、有效地区分竹节参及其非同属混伪品，为后续鉴定竹节参及其新近缘种和混伪品提供参考；可有效鉴定竹节参及其部分近缘种（屏边三七、假人参、三叶参、野三七和越南人参）；对于西洋参、人参、三七、珠子参、疙瘩七、*P. assamicus*、*P. variabilis* 和狭叶竹节参，ITS2 序列分辨率较低，并未有效与竹节参区分，存在局限性，因而区分竹节参与这些近缘种需要综合其他 DNA 条形码或鉴定方法。

7.4 竹节参转录组的 SSR 分子标记开发和鉴定

7.4.1 试验方法

7.4.1.1 竹节参转录组数据来源

用于转录组测序的竹节参样品来自于湖北省恩施华中药用植物园。选取六年生竹节参地下根状茎部位作为研究材料。利用 Trizol 法提取竹节参根状茎 RNA，构建测序文库，基于 Illumina HiSeq^{TM} 2000 进行测序，最终获得 66 403 条 unigenes。

7.4.1.2 竹节参转录组 SSR 位点的筛选和功能注释

以竹节参转录组的 unigenes 为检索序列，使用基于 Perl 语言的 MISA 软件（http://pgrc.ipk-gatersleben.de/misa/）进行 SSR 位点检测（宗宇等，2016）。检索的标准为：单核苷酸、二核苷酸、三核苷酸、四核苷酸、五核苷酸、六核苷酸的最少重复次数分别为 16 次、6 次、5 次、5 次、3 次、3 次；同时保留侧翼序列大于 150bp 的 unigenes 序列用于引物设计。针对 SSR 位点所在的 unigenes 序列，通过 Blastx 比对到蛋白质数据库，并分别从 Nr 库、Swiss-Prot 数据库、KEG 数据库以及 KOG 数据库进行功能注释（$e<1e^{-5}$）。进一步通过 WEGO 软件对具有 SSR 位点的 unigenes 进行基因本体（gene ontology，GO）功能聚类分析。

7.4.1.3 竹节参 SSR 引物的设计

以大于 20bp 的 SSR 位点所在的两翼序列进行引物设计。使用在线软件 BatchPrimer3 设计引物。引物设计参数如下：退火温度在 52～

60℃，最佳温度为 55℃；其中正、反向引物的 Tm 相差小于或等于 5℃；扩增产物大小在 200～500bp，最佳长度为 350bp；引物长度在 20～30bp，最佳长度为 26bp；GC 量在 40%～60%。引物序列通过在 unigene 中进行比对验证，去除无效的冗余引物。最后，使用 SSRFinder 校验 SSR，检验结果是否与 MISA 结果相同。

7.4.1.4　SSR-PCR 扩增

随机选择合成的 30 对引物对来自 5 个不同居群（陕西平利、云南鲁甸、湖北华中药用植物园、湖北七姊妹山、四川乐山）的六年生竹节参进行 PCR 扩增。PCR 反应体系为 25μL（2.5μL 10×缓冲液、0.25μL 10mmol/L dNTP、0.5μL *Taq* 酶、10μmol/L 正反向引物各 1μL、DNA 模板 1μL、ddH$_2$O 18.75μL）。PCR 扩增程序为 95℃预变性 5min；95℃变性 5min，最佳 Tm（56℃）退火 30s，72℃延伸 1min，36 个循环；72℃延伸 5min。扩增产物用 6%～8%的琼脂糖凝胶电泳来检测。

7.4.2　结果与分析

7.4.2.1　竹节参转录组的 SSR 位点分布

竹节参转录组测序获得 66 403 条 unigene（大于 500bp），平均长度约为 607.22bp（SRA 登记号：SRP062943）。对所有 unigene 序列进行检索，发现有 12 244 个 SSR 位点，分布于 10 299 条 unigene 中。其中 1193 条 unigene 中含有 1 个以上 SSR 位点，复合型 SSR 数目为 595 个，SSR 的发生频率为 15.51%，出现频率为 18.44%。通过进一步的 GO 功能分类发现，这 1193 条 unigene 中有 599 条具有功能注释，如图 7-10 所示，其中有超过 1/3 unigene 的编码功能均为结合相关蛋白，其内部又包括 DNA 结合蛋白、RNA 结合蛋白、离子结合蛋白和少量转录因子。已知结合蛋白在植物中通常会大量参与体外信号识别和体内信号传导，结合相关蛋白在序列上的大量变异往往体现了植物与环境之间复杂的交互作用（Tatarinova et al.，2016），这可能也正体现了竹节参在长期进化过程中应对体内外各种胁迫的适应性特征。

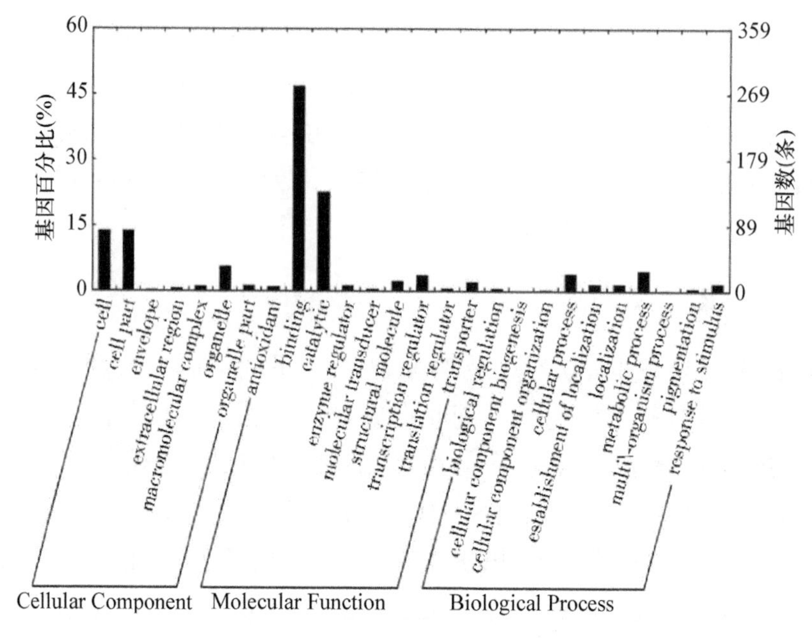

图 7-10 具有 SSR 位点 unigene 的 GO 功能分类

7.4.2.2 竹节参转录组的 SSR 序列类型及重复特征

竹节参转录序列中平均每间隔 6.97kb 就会出现一类 SSR 基序（表 7-9）。这些 SSR 基序则以二、三、五、六核苷酸重复单位为主，所占比例分别为 40.89%、21.47%、18.09%、13.99%；各基序中最多的重复单位分别是 AT/AT（44.87%）、AAG/CTT（24.00%）、AAAAT/ATTTT（19.28%）、AAAAAT/ATTTTT（6.54%）。单核苷酸和四核苷酸的重复类型在竹节参转录序列中分布较少，总计占 5.56%。在竹节参转录组中，SSR 位点的重复次数在 3～24 次，其中以 3 次重复最多，有 3233 个，占总数的 26.40%；其次是 6、5、7、8 次，分别占总数的 19.81%、15.72%、10.90%、7.24%（图 7-11）。其中，SSR 的重复次数出现越多，二、三核苷酸重复单位的出现比例就越大。图 7-11 显示，重复次数大于 5 的 SSR 位点中 83.36%为二核苷酸重复类型，15.95%为三核苷酸重复类型。

表 7-9　竹节参转录组中 SSR 重复基元的分布特征

重复类型	数量（个）	频率（%）	平均距离（kb）	主要重复单元	比例（%）
单核苷酸	407	3.32	202.6	A/T	93.86
二核苷酸	5 006	40.89	16.47	AT/AT	44.87
				AG/CT	43.27
三核苷酸	2 629	21.47	31.37	AAG/CTT	24.00
				AAT/ATT	17.50
				ATC/ATG	14.68
				AGC/CTG	12.71
四核苷酸	274	2.24	300.96	AAAT/ATTT	12.77
				AGGG/CCCT	10.58
				AAAC/GTTT	10.22
五核苷酸	2 215	18.09	37.23	AGAT/ATCT	9.49
				AAAAT/ATTTT	19.28
				AAAAG/CTTTT	12.05
				AAAAC/GTTTT	6.28
六核苷酸	1 713	13.99	48.14	AAAAAT/ATTTTT	6.54
				AAAAAG/CTTTT	5.84
合计	12 244		6.97		

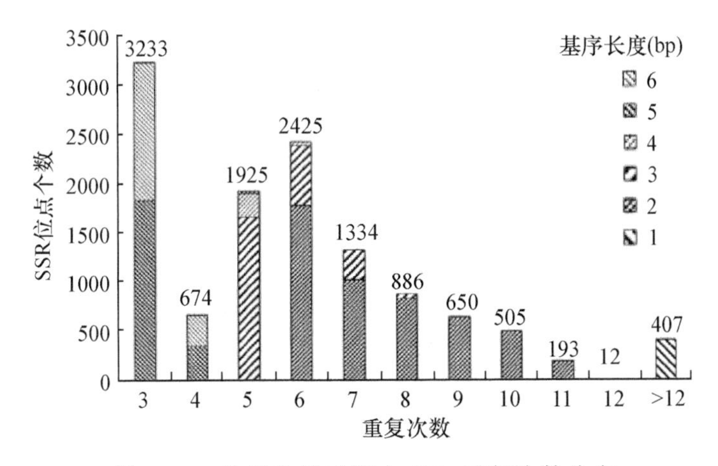

图 7-11　竹节参转录组中 SSR 重复次数分布

7.4.2.3 SSR 引物筛选与验证

SSR 的长度和重复基序的大小是影响其多态性的关键因素，当 SSR 长度大于 20bp 时多态性较高，低级 SSR 基序由于在基因组序列上更容易移动而易于产生多态性位点（Dreisigacker et al.，2004）。

本研究中，长度大于 20bp 的 SSR 位点有 2578 条，占 SSR 总数的 21.06%。而 20bp 以上的低级重复基序（包括单核苷酸、二核苷酸、三核苷酸）共 1032 条，占 20bp 以上总 SSR 的 40.03%。由此可知，竹节参转录组来源的 SSR 位点在理论上具有较高多态性。本研究基于 BatchPrimer3 软件，以大于 20bp 的 SSR 位点所在的两翼序列进行引物设计，并经 Blast 比对和 SSRFinder 校验，去除与 MISA 结果不一致的 SSR 位点。每条 unigene 序列设计 1 对引物，随机选取 30 对引物对竹节参 DNA 进行 PCR 扩增，发现其有 24 对引物能扩增出特异条带，引物扩增率为 80%。进一步以 5 个不同居群的竹节参总 DNA 为模板进行核心引物筛选，结果见图 7-12，不同来源的竹节参 DNA 在不同的 SSR 位点上会表现出程度不一的序列多态性；经过筛选鉴定，最终获得具有较好多态性的引物 18 对，多态性比率为 60%（表 7-10）。由此可知，本研究中开发的 SSR 引物在竹节参不同居群间多样性评价和系统发育关系的研究上具有较高的利用价值。

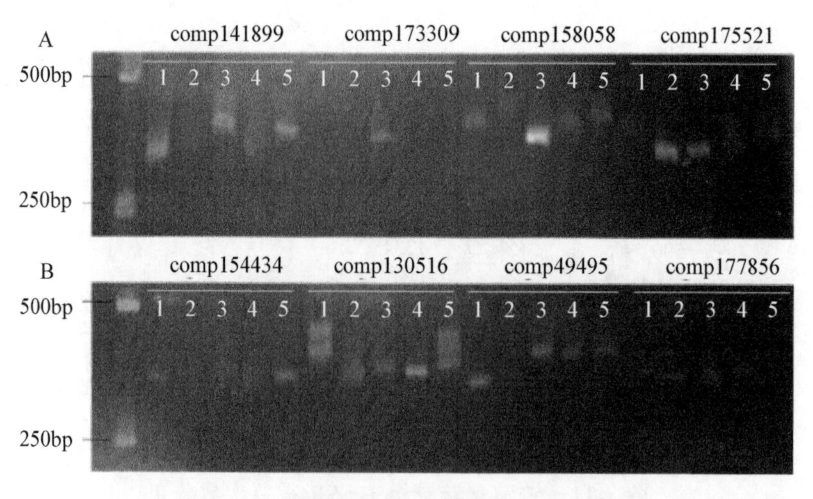

图 7-12 竹节参 SSR 引物的 PCR 扩增

1，四川乐山；2，湖北华中药用植物园；3，云南鲁甸；4，湖北七姊妹山；5，陕西平利

表 7-10　竹节参 18 对 SSR 引物序列

SSR 位点	重复单元	引物序列		预期产物长度（bp）
comp141899	（TCC）5	F：AACATATACAC AATTCCAGTTGAC	R：TGCGGGTGA AATAAGTATAA	350
comp158058	（TA）6	F：TGCTAACCATTA GAGAATACAAATAG	R：CTCTCTACTAAA TCTACACACTGTCA	336
comp130516	（GAA）5	F：TAGTATGTATGC AATCATATTTGGAC	R：CAATCTCTATG AAATAGATGCAA	364
comp168651	（CAA）5	F：GATTATGAAAG AATCGAGAAGAGAT	R：GTTGTTGTTGT CGGTAATATGAAT	352
comp177836	（AG）7	F：ATATATCCATC ACTCACCATACCTA	R：AAAACGAGAAA ATACAGATAGTGG	350
comp146258	（AT）6	F：GTATTTCCTTCA TAATCCTAAACTC	R：TTAGGTTAGAA GAAGGTATGTCGT	340
comp179988	（CT）8	F：GTACICTTCC AGATCCCTATTG	R：ATTTGTTTTG GAGAGAAGAGAA	360
comp132501	（GGCCT）3	F：ACTACTCTGAT TTGTTTCAACAGTC	R：ATCTATAATTTA GAGTTGCACAACAG	354
comp48424	（TTA）5	F：CAATACTTGGT ATACATGACTTTTC	R：GGTACTGGGTA GTTTCACATACAT	334
comp156892	（TA）6	F：ATGTCATTTCTC TATATGGACTTTTC	R：TAAGATACTTAC ATTGATTAGGGAAC	342
comp175521	（CCA）5	F：AGGCAAGTTAGT ATATATAGTTGGTG	R：AGTTTCCAAC TAACTCCAATTC	322
comp169050	（TA）6	F：CTCACCAACAC TTTAGAAAACTAAC	R：AAGATATTCT TCTCCACCTCATT	367
comp177856	（TCG）5	F：AGTTTCCAAC TAAACTCCAATTC	R：AGCCAAGTTAG TATATATAGTICCTG	322
comp154434	（TA）6	F：TGCCCATCTTTA TTTACTACTACTAC	R：GTAGCTCTCTC TCTCTATCTCTCTCT	351
comp12792	（AT）6	F：CGTTCACTTAA TTATTTGACAGAC	R：GACGTTGTIC TCCAGTTAAAG	338
comp171880	（AT）7	F：ATTAGTACTTC TTTTTCTICTTCGTC	R：ATGTATATCTGT ACGATGACCTGTAT	365
comp49495	（TAT）5	F：TCTAGTACTGAA GCTAAGACTIGAAA	R：AATTTAGTACAA CTACATCAAGCAAC	344
comp173309	（TA）6	F：CCGTACTTGG ATAAAACTTCTC	R：CAGCTAAATCC TTCTTTTAAAGTC	362

7.4.3　结论与讨论

近年来，转录组测序技术在中药材研究中得以大量应用，尤其对于还没有参考基因组的药用植物，基于转录组技术进行基因发掘及分子标记的开发正逐渐成为中药材分子研究的重要突破口。本研究正是基于竹节参的转录组数据，筛选了大量的 SSR 位点，在 66 403 条 unigene 中发现 12 244 个 SSR 位点，分布于 10 299 条 unigene 中，平均每 6.97kb 有 1 类 SSR 基序，SSR 的出现频率为 18.44%，明显高于人参属中的人参、西洋参、三七的总 EST-SSR 出现频率（13.7%）（杨维泽等，2011）。这说明竹节参在人参属植物中可能具有更丰富的基因变异。竹节参在我国分布较为广泛，北自甘肃、陕西、河南，南至云南、广西，西起西藏南部，经四川、贵州、湖北、湖南、安徽、江西、浙江至福建均有分布，海拔分布更是跨越了 800～2700m 的巨大范围。竹节参 SSR 位点在参与“信号识别和传导”的功能基因上的大量分布也从另一个侧面反映出了竹节参的这种广泛的环境适应性。另外，不同植物的主要重复基序通常有所差异。如水稻（Kantety et al.，2002）以三核苷酸重复基序为主；樱桃（宗宇等，2016）以二核苷酸重复基序为主；人参、西洋参和三七（杨维泽等，2011）以单核苷酸重复基序为主。而本研究中，竹节参则以二核苷酸重复基序为主，占 40.89%，以 AT/AT 为代表；三核苷酸重复基序次之，占 21.47%，以 AAG/CTT 为代表；而且这两种基序在重复次数大于 5 的类型中占绝大多数。竹节参的这种 SSR 分布特点可能仍与其复杂的进化历史有关，但基本与前期报道中的大多数双子叶植物，如辣椒（Sanwen et al.，2001）、拟南芥（Westman and Kresovich，1998）的重复类型保持一致。

通过比较 SSR 引物在 5 个不同居群（陕西平利、云南鲁甸、湖北华中药用植物园、湖北七姊妹山、四川乐山）的竹节参间的扩增情况，可发现 30 对引物中有 18 对呈现多态性，多态性比率高达 60%。由此可见，本研究中的 SSR 多态性较高，对竹节参具有良好的鉴别能力，可作为竹节参品种鉴定的一个重要工具。

总之，竹节参转录组的 SSR 类型丰富，出现频率较高，同时具备较大的多态性潜能，为进一步丰富竹节参的分子标记奠定了基础，并为竹节参及其近缘种的遗传资源评价、种质资源改良、物种鉴定提供了重要的科学依据。

7.5 竹节参内生细菌群落多样性

7.5.1 试验方法

7.5.1.1 试验材料

竹节参来源于安顺学院试验基地，采集竹节参根、茎、叶、未成熟果实和根状茎 5 个器官作为试验材料。

7.5.1.2 仪器与试剂

1. 主要仪器

GI80DWS 全自动高压灭菌锅［致微（厦门）仪器有限公司］；eppendorf 微量离心机（德国）；TGL-16gR 高速台式冷冻离心机（上海安亭科学仪器厂）；XH-D 旋涡混合器（江苏康健医疗用品有限公司）；DYY-8C 电泳仪电源（北京市六一仪器厂）；DYCP-31DN 型电泳仪（北京市六一仪器厂）；JS-680D 全自动凝胶成像分析系统（上海培清科技有限公司）；DZG-303A 超纯水机（成都唐氏康宁科技发展有限公司）；IMS-70全自动雪花制冰机（常熟市雪科电器有限公司）；SW-CJ-2FD 双人超净工作台（苏州安泰空气技术有限公司）；BCD-185TMPQ 海尔冰箱（青岛海尔股份有限公司）；SB-120DT 超声波清洗机（宁波新芝生物科技股份有限公司）；GZX-9070MBE 电热鼓风干燥箱（上海博迅实业有限公司医疗设备厂）；AR224CN 电子天平［奥豪斯仪器（常州）有限公司］；ST3100实验室 pH 计［奥豪斯仪器（常州）有限公司］；HH-S8 恒温水浴锅（常州普天仪器制造有限公司）。

2. 主要试剂

植物基因组 DNA 提取试剂盒（Plant Genomic DNA Extraction Kit）（TaKaRa）、75%乙醇、无水乙醇、次氯酸钠、液氮、R_2A 培养基、NA 培养基。

7.5.1.3 试验方法

1. 材料处理

（1）样品采集

从安顺学院竹节参试验基地采集多年生栽培的竹节参，每筐随机取1～2 株健康无病虫害的全株植株，随即放入无菌袋内带回实验室进行试验。

（2）表面消毒

竹节参全株用自来水冲洗干净，去掉附着在根状茎的土壤颗粒，清洗干净后用消毒的剪刀将竹节参 5 个器官分别剪下，各株相同部位混合均匀，对竹节参根、茎、叶、根状茎及果实进行表面消毒处理。首先分别放入含蒸馏水的广口瓶内超声波低频清洗 3 次（其中根和根状茎清洗 3 次，果实和茎清洗 2 次，叶清洗 1 次），以去除材料表面附着的土壤微粒和大部分微生物。随后依次在 75%乙醇浸渍 3min，活性氯为 3.5%的次氯酸钠中浸泡 3min，振荡 3min，最后用无菌水洗涤 5 次，吸干表面水分。

（3）消毒检测

为确认消毒是否完全，采用印迹法和取最后一次洗涤液涂布于平板两种方法来进行消毒检测。具体操作如下。

1）印迹法：将表面消毒好的材料分别置于 NA 和 R_2A 平板中，将材料轻轻压入培养基放置 30min 后移出。

2）分别取材料最后一次无菌水洗涤液涂布于 NA 和 R_2A 平板，涂布均匀后在超净工作台吹干。将两种检测平板倒置于培养箱内恒温培养 7 天，观察平板内长菌情况，消毒好的材料置于 4℃冰箱保存备用。

2. 内生细菌 16S rRNA 测序

（1）竹节参基因组总 DNA 提取

在无菌条件下，将表面消毒合格的材料用无菌水清洗 5 次，放在无菌滤纸上吸干表面水分。采用植物基因组 DNA 提取试剂盒 Plant Genomic DNA Extraction Kit（TaKaRa）提取竹节参各器官样品总 DNA。具体步骤如下。

1）灭菌的 1.5mL 离心管内加入 500μL 缓冲液 HSⅠ和 10μL 50× DTT 缓冲液备用（其中提取果实和根状茎的离心管只加入 500μL 缓冲液 HSⅡ）。

2）分别称取 100～300mg 根、茎、叶、果实和根状茎样品加入预冷的灭菌研钵中，迅速充分研磨。

3）将研磨好的粉末迅速加入到步骤 1）准备好的离心管中，充分混匀，加入 10μL RNase A（10mg/mL），涡旋振荡充分混匀后置于 56℃水浴 10min。

4）加入 62.5μL 缓冲液 KAC 充分混匀，冰上放置 5min 后 12 000r/min 离心 5min。

5）小心移取上清液至新的离心管中，加入等体积的缓冲液 GB 后混合均匀，小心移至离心柱中 12 000r/min 离心 1min，过柱弃滤液。

6）加入 500μL 缓冲液 WA 至上述离心柱中，12 000r/min 离心 1min 后弃滤液。

7）加入 700μL 缓冲液 WB 至上述离心柱中，12 000r/min 离心 1min 后弃滤液。

8）再次加入 700μL 缓冲液 WB 至上述离心柱中洗一次，重新将离心柱置于收集管上，12 000r/min 离心空甩 2min 去除多余的液体。

9）空甩后将离心柱放置于新的 1.5mL 离心管上，小心在膜中央加入 50μL 洗脱液，室温下静置 5min。

10）12 000r/min 离心 2min 洗脱 DNA，提取的基因组 DNA 过 1%凝胶电泳检测后，保存于–80℃用于后续试验。

（2）竹节参总 DNA 检测

1）使用 NanoDrop 2000 检测竹节参总 DNA 纯度和浓度。

2）过 1%琼脂糖凝胶电泳检测 DNA 完整性，设置电场强度为 5V/cm，电泳时间为 20min。

（3）基因组 16S rRNA PCR 扩增

16S rRNA 扩增引物对应区域为 V3-V4 区，PCR 扩增正向引物为 338F（5′-ACTCCTACGGGAGGCAGCAG-3′），反向引物为 806R（5′-GGACTACHVGGGTWTCTAAT-3′），PCR 反应体系如下（表 7-11）。

表 7-11　PCR 反应体系

5× FastPfu 缓冲液	4μL
2.5mmol/L dNTP	2μL
正向引物（5μmol/L）	0.8μL
反向引物（5μmol/L）	0.8μL
FastPfu DNA 聚合酶	0.4μL
BSA	0.2μL
模板 DNA	10ng
ddH_2O	补至 20μL

PCR 反应体系参数为：

95℃　3min

95℃　30s
55℃　30s
72℃　45s
（以上 35个循环）

72℃　10 min

10℃　∞

（4）PCR 产物鉴定与纯化

1）PCR 产物鉴定：①每个样本做 3 个 PCR 重复，将 3 个重复的 PCR 产物混合；②使用 2%琼脂糖凝胶电泳检测产物。

2）产物纯化：使用 AxyPrep DNA Gel Extraction Kit 对 PCR 产物进行纯化。

（5）PCR 产物定量与均一化

PCR 产物用 Quantus™ Fluorometer 进行检测定量。按照每个样本的测序量要求，进行相应比例的混合。

（6）文库构建及上机测序

使用 NEXTFLEX® Rapid DNA-Seq Kit 对 PCR 产物进行建库；利用 Illumina 公司的 Miseq PE300 平台进行测序（测序由上海美吉生物医药科技有限公司完成）。

3. 测序数据质控

（1）测序数据的优化

采用 Trimmomatic 软件对高通量测序数据的原始测序序列进行数据

质控处理，使用 FLASH 软件对测序数据进行拼接。MiSeq 测序得到的是双端序列数据，使用 FLASH 和 Trimmomatic 软件，根据 PE 读长 reads 之间的重叠（overlap）关系，将成对的读长拼接（merge）成一条序列，对读长的质量和拼接的效果进行质控过滤，根据序列首尾两端的标记和引物序列区分样品，得到有效序列，并校正序列方向，即得优化数据。

（2）OTU 聚类

采用 UPARSE 软件（version 7.1）对 97%以上相似度的序列进行运算分类单元（OTU）聚类，利用 UCHIME 软件剔除序列中的嵌合体，操作流程如下。

1）从优化后的有效序列提取出非重复序列，以去除数据中无重复的单条序列。

2）在 97%的序列相似性下对非重复序列（不含单序列）进行 OTU 聚类，聚类过程中同时去除序列中的嵌合体，以得到 OTU 代表序列。

3）将获得的所有优化序列映射，比对至 OTU 代表序列，筛选出与 OTU 代表序列相似性在 97%以上的序列，生成 OTU 表格。

4. 基于 16S rRNA 的群落结构分析

（1）分类学分析

采用 RDP Classifier（http://rdp.cme.msu.edu/）软件对获得的 OTU 的每条序列进行物种分类注释，将每条序列与细菌 16S rDNA 数据库 Silva（SSU 128）进行比对，设置比对阈值为 70%，以对各 OTU 进行物种分类。将获得的 OTU 中归类为叶绿体（chloroplast）和线粒体（mitochondrion）的序列去除。根据本次获得的序列数据情况，并未对各样品进行序列抽平处理。最后利用得到的分类信息绘制各样品分类柱状图。

（2）α 多样性分析

通过稀释曲线（rarefaction curve）来描述样本中的 α（alpha）多样性，分析植物体中微生物的多样性，可通过单个样本的多样性——α 多样性来反映测序样本中微生物群落的丰富度和多样性，通过一系列统计学分析指数（包括 Sobs、Chaol、Ace、Shannon、Simpson 及 Coverage 等指数）估测样本群落的物种丰度和多样性。其中 Sobs、Chao1、Ace 指数反映测序样本中微生物群落的丰富度（community richness），Sobs

指数用于描述实际观察到的物种数，Chao1 和 Ace 指数用于估计样本物种的 OTU 数目，指数数值越大，物种总数越多。Shannon 和 Simpson 指数用以反映群落多样性（community diversity），其中 Shannon 指数数值越大，表明样本群落的多样性越大；相反，Simpson 指数数值越大，表明样本群落的多样性越小。Coverage 指数反映了测序样本的群落覆盖度（community coverage），从该指数可看出测序结果是否能代表样本中微生物的真实情况，其数值越高，表明样本中序列被测出的概率越高。丰度等级（Rank-Abundance）曲线是分析样本群落多样性的一种方式，可用来解释样本物种丰度和物种均匀度。采用 R 语言软件包绘制 Rank-Abundance 曲线图，可以反映测序样本的物种丰度和均匀度两个方面的信息。

（3）群落结构分析

利用 β（beta）多样性比较样本间（或组间）微生物群落结构的相似或差异。基于非加权（Unweighted Unifrac）距离算法，利用 Qiime 软件和 Python 软件对数据进行统计分析，用 R 语言制作可视化图形。通过多个 β 多样性指数反映样本间的物种组成差异、物种丰度差异以及对应的系统进化差异等，分析样本间群落结构组成的差异或相似情况。利用 R 语言 Vegan 软件包绘制群落可视化热图（heatmap），以颜色梯度呈现出群落物种组成及物种丰度的信息，以此来反映不同样本在各个分类水平上的群落相似性和差异性情况。

7.5.2 结果与分析

7.5.2.1 消毒检测结果

分别以 NA 和 R_2A 为培养基，用印迹法和取最后一次洗涤水涂布两种方法检测表面消毒效果，两种方法均重复三次。37℃培养 7 天后取出，R_2A 培养基的 20 个平板所有器官均无细菌污染，其中有 5 个平板均只有一个真菌污染菌落。在 20 个 NA 平板中，4 个平板有 1～4 个细菌污染菌落，6 个平板各有一个真菌污染菌落。总的来说，所有检测平板中仅有几个细菌污染菌落，不影响后续试验。

7.5.2.2　DNA 提取结果

在无菌条件下，采用植物基因组 DNA 提取试剂盒（TaKaRa）提取竹节参各样品总 DNA。经过两次提取，获得竹节参根、茎、叶、果实（未成熟）和根状茎 5 个器官基因组 DNA。与另一种试剂盒［天根生化科技（北京）有限公司］提取的质量较好的各器官基因组 DNA 分别混合后，经检测，竹节参 5 个器官 DNA 纯度和浓度较高，具有较好的完整性，符合试验要求，用于下一步 16S rRNA 扩增（图 7-13）。

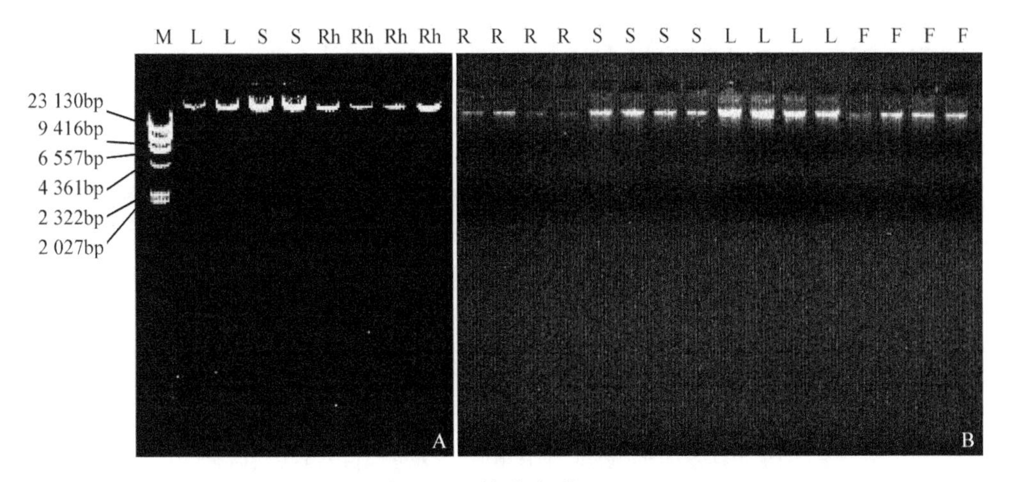

图 7-13　竹节参总 DNA

M，Marker；R，根；S，茎；L，叶；F，果实；Rh，根状茎

7.5.2.3　16S rRNA 测序结果

竹节参 16S rRNA 扩增子测序平台为 Illumina MiSeq，由武汉贝纳科技服务有限公司完成测序。以竹节参总 DNA 为模板，采用 16S rDNA 高变区 V3～V4 进行 PCR 扩增，扩增引物序列如下。

338F：5′-ACTCCTACGGGAGGCAGCAG-3′

806R：5′-GGACTACHVGGGTWTCTAAT-3′

对竹节参根、茎、叶、果实和根状茎 5 个器官进行 16S rRNA 测序，每个器官各 5 个重复，共测 25 个样本。测序获得双端 PE reads 总共 1 425 405 条，其中根 5 个样本共获得 303 177 条序列，茎 5 个样本共获得 279 351 条序列，叶 5 个样本共获得 289 228 条序列，果实 5 个样本共获得 274 167 条序列，根状茎 5 个样本共获得 279 482 条序列，双端 reads 拼接后得到原始序列数据 Raw Tags 共 1 414 639 条。数据过滤后，25 个样本共获得有效序列数据 Effective Tags 1 401 699 条，有效序列 reads 平均长度为 405bp（图 7-14）。

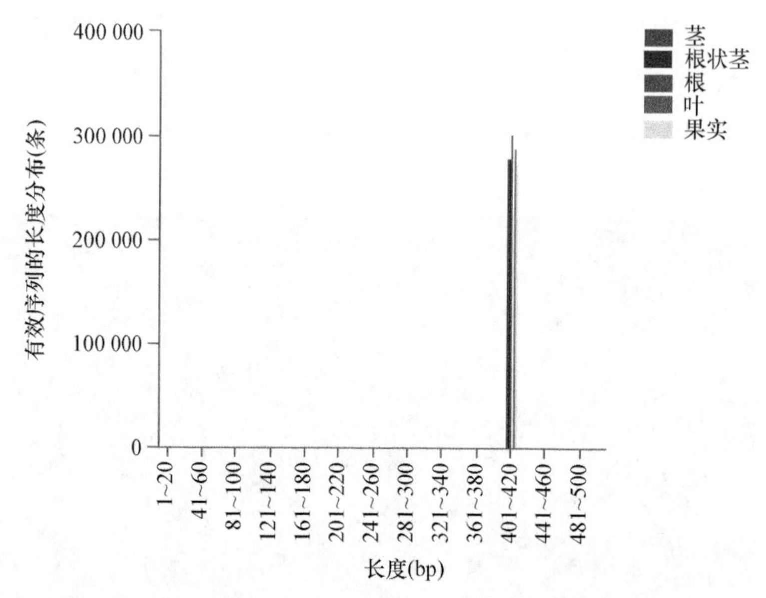

图 7-14　有效序列 reads 平均长度（彩图请扫封底二维码）

7.5.2.4　生物信息学分析

1. 稀释曲线

利用竹节参各样本在不同测序深度的 α 多样性指数构建稀释曲线（rarefaction curve），以反映在不同测序数量下各样本的微生物多样性，以及不同测序数据量下样本的物种丰度、均一性的比较。对竹节参各样本数据进行随机抽样，通过抽到的序列数与其对应的 OTU 数目及多样性指数绘制稀释曲线。从图 7-15 稀释曲线可以看出，各样本 OTU 数在 800 左右以后趋于平缓，之后随着样本测序数量的增加产生新的 OTU 数量的概率较小，继续增加数据量可能只会产生少量新的物种，说明本次测序量足够反映样本中微生物分布的真实情况。其中叶在 400 以后曲线最趋于平缓，说明其测序结果最接近真实情况。各样本在稀释曲线中的跨度具有一定差异，其中果实的跨度最大，在 5 个样本中物种的丰度和均匀度最大；而根、茎、根状茎在曲线中的跨度趋于一致，3 个样本物种的丰度和均匀度一致；叶的跨度最小，在 5 个样本中物种的丰度和均匀度相对最小。Shannon 曲线能够反映在一定的测序数量下样本微生物群落的多样性，随着测序量的增加，各样本 OTU 数量在 800 左右以后曲线趋于平缓，表明此测序量足以反映样本中微生物的多样性。从 Shannon 曲线可看出果实的内生细菌群落多样性最大，其他器官趋于一致，其中根和叶内生细菌群落多样性较小。

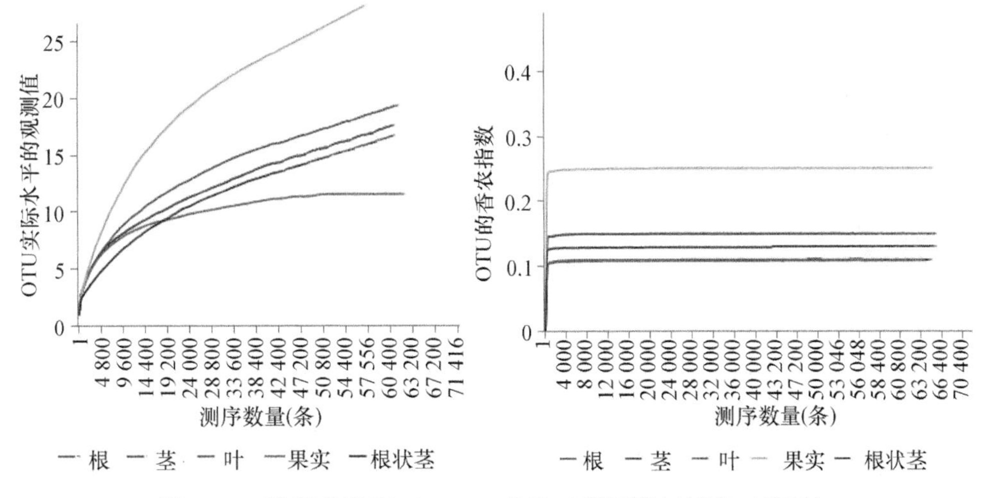

图 7-15　稀释曲线和 Shannon 曲线（彩图请扫封底二维码）

Rank-Abundance 曲线可解释测序样本中物种的丰度和均匀度，在水平方向上曲线的宽度反映了测序样本中物种的丰度情况，曲线的跨度越大表示样本的物种丰度越大；而曲线的形状能够反映出样本中物种的均匀度，曲线形状越平缓表示物种分布越均匀。各样本 Rank-Abundance 曲线如图 7-16 所示，从中可以看出果实在曲线中的跨度最大，表明果实中物种的丰度最大，其次为茎、根，叶和根状茎的丰度较小；各样本曲线的平滑程度趋于一致，表明 5 个样本中物种分布的均匀度一致。

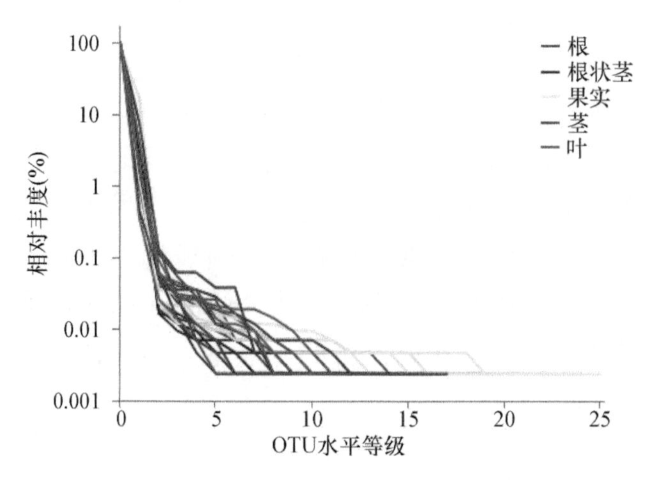

图 7-16　Rank-Abundance 曲线（彩图请扫封底二维码）

2. OTU 分析

采用 RDP Classifier 贝叶斯算法对 97%相似水平下的 OTU 代表序列进行 OTU 聚类操作，得到每个 OTU 对应的物种分类信息，以便进行样本丰度和多样性分析，并在界、门、纲、目、科、属和种的分类水平下分别统计 5 样本的群落组成。由于测序样本中可能存在大量的为质体（叶绿体和线粒体）污染的 OTU 序列，在对 OTU 进行分类前要进行样本物种筛选过滤，去除所有注释为叶绿体和线粒体的 OTU 序列。对样本进行 OTU 物种分类时由于测序样本中物种数极少，本次分析并未对样本序列进行抽平。分析结果表明，25 个样本共获得 567 条优化序列，OTU 分类统计后注释结果见表 7-12，分别为门水平 8 个，纲水平 13 个，目水平 23 个，科水平 32 个，属水平 51 个，种水平 59 个，OTU 共 63 个。

表 7-12　OTU 分类统计后注释结果

分类水平	界	门	纲	目	科	属	种
数目（个）	1	8	13	23	32	51	59

3. α 多样性

α 多样性结果表明（表 7-13），竹节参根、茎和根状茎中菌群丰富度较为相似，与果实和叶分别具有显著性差异。其中果实的菌群丰富度最大，叶部的菌群丰富度最低，5 个部位群落丰富度表现为果实>茎>根>根状茎>叶。从群落多样性看，根、茎、根状茎和果实的多样性相似，其中果实的多样性指数最大，叶的多样性指数最低，且与其他部位均具有显著差异性，5 个部位群落多样性表现为果实>茎>根>根状茎>叶。总体来看，竹节参 5 个部位内生细菌群落丰富度具有显著差异，各部位群落多样性除叶部以外较为相似。其中测得果实分布的细菌群落最多，叶部最少。本次测序覆盖度均较低，表明样本中可能还存在许多序列未被测到，可能不足以反映测序样本中微生物群落分布的真实情况。

表 7-13　竹节参内生细菌群落丰度和多样性

器官类型	Sobs 指数	Shannon 指数	Simpson 指数	Ace 指数	Chao1 指数	Coverage 指数
根	9.8b	1.7916b	0.1901a	22.1734a	14.48ab	0.74
茎	8.0b	1.9662ab	0.0719a	22.6224a	20.90a	0.42
叶	3.2c	1.0503c	0.1409a	2.9641b	5.40b	0.30
根状茎	7.6bc	1.5772bc	0.0341a	15.5428a	13.30ab	0.32
果实	18.4a	2.5988a	0.0822a	28.9018a	26.41a	0.84

注：不同小写字母代表不同处理间差异显著（$P<0.05$）

4. 样本内生细菌的群落结构组成

采用 R 语言工具绘制维恩（Venn）图，以直观反映不同样本的物种组成和重叠情况，统计竹节参各样本中所共有的和独有的物种。从物种 Venn 图中（图 7-17）能够直观看到各样本中物种的分布情况。竹节参 25 个测序样本中，总共测得 63 个 OTU。其中果实 OTU 34 个，根 26 个，根状茎 24 个，茎 19 个，叶 10 个。5 个器官共有的 OTU 只有一个，在根内存在的 OTU 有 4 个，在茎中存在的 OTU 有 2 个，在根状茎中存在的 OTU 为 9 个，在果实中存在的 OTU 为 17 个，相较于其他器官中较多。

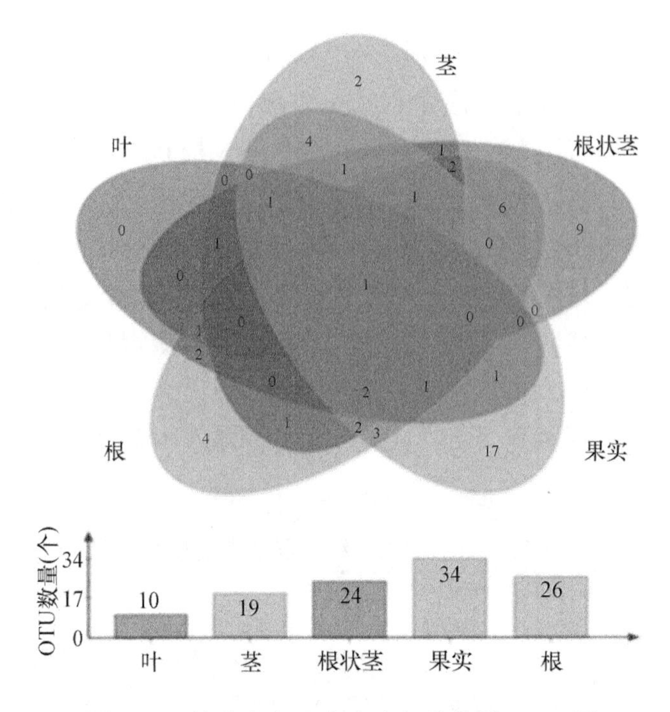

图 7-17　竹节参各器官内生细菌物种 Venn 图

（1）不同分类水平上竹节参菌群的分布情况

利用 R 语言工具及作图功能，分析不同样本在门、纲、目、科、属和种分类水平上的细菌群落结构组成，并绘制样本多级物种旭日图和物种群落组成条形图，直观地呈现不同样本在某一分类学水平上含有的微生物物种数及样本中各微生物的相对丰度。利用多级物种 Sunburst 图，由内向外的多个同心圆直观地呈现出样本在各个分类学水平上的物种分布和比例。多级物种 Sunburst 分析表明（图 7-18），竹节参内生细菌主要包括变形菌门、厚壁菌门和拟杆菌门三大类菌群，所占比例分别为 52.6%、25.7%和 21.7%。

统计结果显示，在“门”水平上（图 7-19），群落相对丰度在 1%以上的菌群有 5 个，分别为变形菌门（Proteobacteria，50.44%）、厚壁菌门（Firmicutes，24.34%）、拟杆菌门（Bacteroidetes，21.34%）、异常球菌-栖热菌门（Deinococcus-Thermus，1.41%）和放线菌门（Actinobacteria，1.41%），相对丰度小于 1%的其他菌群共占 1.06%。根据分析结果，竹节参内生细菌优势菌群为变形菌门、厚壁菌门和拟杆菌门，相对丰度均大于 20%，且三个群落在竹节参根、茎、叶、果实和根状茎 5 个器官中均有分布。异常球菌-栖热菌门和放线菌门相对丰度较低，均占总序列的 1.41%。绿弯菌门（Chloroflexi）仅在根状茎中分布，占 3.64%，梭杆菌门（Fusobacteria）仅在茎中分布，占 3.28%。

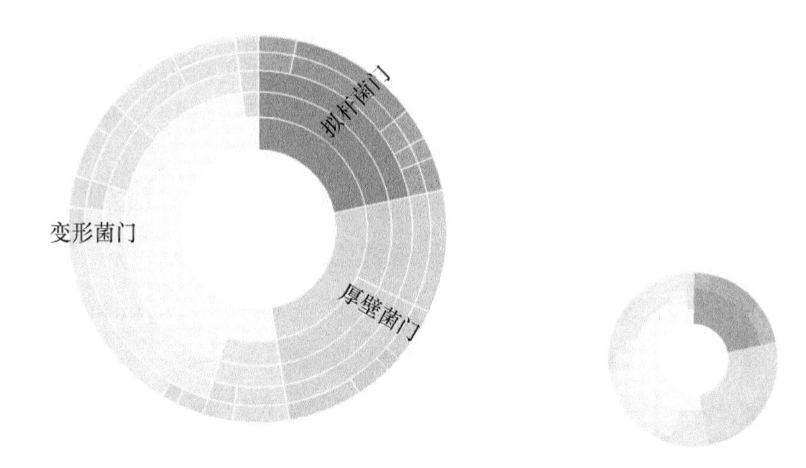

图 7-18　竹节参多级物种 Sunburst 图（彩图请扫封底二维码）

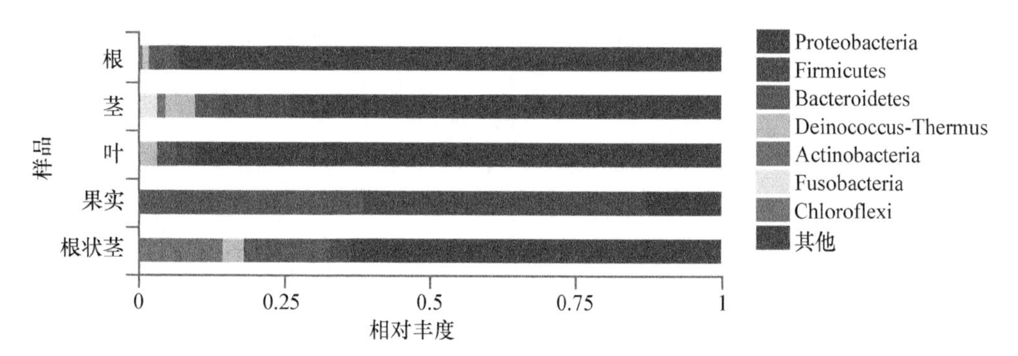

图 7-19　竹节参各器官中内生细菌在“门”水平上的相对丰度（彩图请扫封底二维码）

在“纲”水平上（图 7-20），群落相对丰度在 1%以上的种群有 8 个。除去没有明确分类的类群外，分别为 γ-变形菌纲（Gammaproteobacteria）（占 38.10%）、拟杆菌纲（Bacteroidia）（占 21.34%）、梭菌纲（Clostridia）（占 14.46%）、α-变形菌纲（Alphaproteobacteria）（占 10.05%）、芽孢杆菌纲（Bacilli）（占 8.99%）、异常球菌纲（Deinococci）（占 1.41%）和放线菌纲（Actinobacteridae）（占 1.41%）。其中 γ-变形菌纲、拟杆菌纲、梭菌纲及 α-变形菌纲所占比

例较大，在竹节参各器官中均有分布。相对丰度小于 1%的其他种群占总序列的 2.65%，其中 δ-变形菌纲（Deltaproteobacteria）、梭杆菌纲（Fusobacteriia）和厌氧绳菌纲（Anaerolineae）3 个种群在竹节参植物体内生细菌中所占比例较小。δ-变形菌纲和 Fusobacteriia 仅在茎中分布，分别占茎总比的 6.56%和 3.28%。丹毒丝菌纲（Erysipelotrichia）仅在果实中分布，占果实总比的 1.90%。Anaerolineae 仅在根状茎中分布，占根状茎总比的 3.64%。

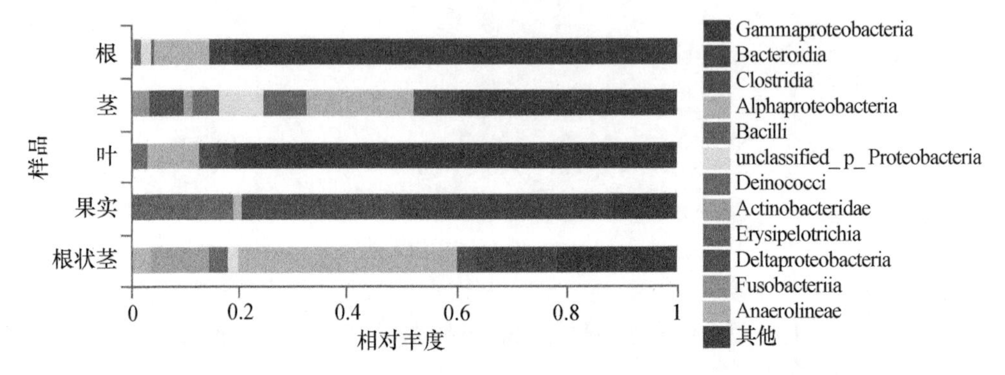

图 7-20 竹节参各器官中内生细菌在“纲”水平上的相对丰度（彩图请扫封底二维码）

在“目”水平上（图 7-21），相对丰度为 1%以上的种群有 11 个。除去没有明确分类的类群外，分别为 β-变形菌目（Betaproteobacteriales）（占 22.75%）、拟杆菌目（Bacteroidales）（占 19.40%）、梭菌目（Clostridiales）（占 14.46%）、假单胞菌目（Pseudomonadales）（占 9.52%）、乳杆菌目（Lactobacillales）（占 8.99%）、根瘤菌目（Rhizobiales）（占 7.23%）、肠杆菌目（Enterobacteriales）（占 5.47%）、柄杆菌目（Caulobacterales）（占 1.76%）、栖热菌目（Thermales）（占 1.41%）和噬纤维菌目（Cytophagales）（占 1.06%），相对丰度小于 1%的种群共占 6.35%。其中 β-变形菌目、假单胞菌目、根瘤菌目和柄杆菌目在 5 个器官中均有分布。黄杆菌目（Flavobacteriales）仅在根中分布，占根总比的 1.91%。黏球菌目（Myxococcales）仅在茎中分布，占茎总比的 6.56%。纤维弧菌目（Cellvibrionales）仅在茎和根状茎中分布，分别占茎总比和根状茎总比的 1.64%和 1.82%。梭杆菌目（Fusobacteriales）仅在茎中分布，占茎总比的 3.28%。丹毒丝菌目（Erysipelotrichales）仅在果实中存在，占果实总比的 1.90%。Cytophagales、Chitinophagales 和 SBR1031 仅在根状茎中存在，分别占根状茎总比的 10.91%、3.64%和 3.64%。

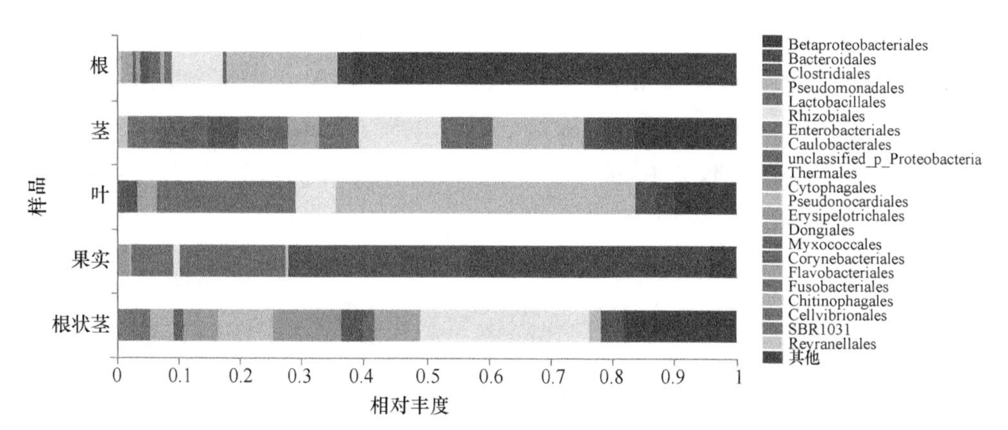

图 7-21　竹节参各器官中内生细菌在“目”水平上的相对丰度（彩图请扫封底二维码）

在“科”水平上（图 7-22），相对丰度大于 1%的种群有 18 个。除去没有明确分类的类群外，分别为伯克氏菌科（Burkholderiaceae）（占 20.28%）、毛螺旋菌科（Lachnospiraceae）（占 14.46%）、鼠杆菌科（Muribaculaceae）（占 9.70%）、乳杆菌科（Lactobacillaceae）（占 8.29%）、肠杆菌科（Enterobacteriaceae）（占 5.47%）、莫拉氏菌科（Moraxellaceae）（占 5.11%）、假单胞菌科（Pseudomonadaceae）（占 4.41%）、根瘤菌科（Rhizobiaceae）（占 3.88%）、拟杆菌科（Bacteroidaceae）（占 3.17%）、坦纳菌科（Tannerellaceae）（占 3.00%）、黄色杆菌科（Xanthobacteraceae）（占 2.65%）、嗜甲基菌科（Methylophilaceae）（占 2.47%）、普雷沃氏菌科（Prevotellaceae）（占 2.12%）、柄杆菌科（Caulobacteraceae）（占 1.76%）、理研菌科（Rikenellaceae）（占 1.41%）、栖热菌科（Thermaceae）（占 1.41%）和微纤毛菌科（Microscillaceae）（占 1.06%）。相对丰度小于 1%的种群共占 7.76%。伯克氏菌科、毛螺旋菌科、Muribaculaceae 和乳杆菌科为优势菌群，伯克氏菌科、根瘤菌科和柄杆菌科在竹节参 5 个器官均有分布。瑞兰菌科（Reyranellaceae）仅在根和茎中分布，黄色杆菌科和东亚菌科（Dongiaceae）仅在根和根状茎中分布，理研菌科仅在根和果实中分布，链球菌科（Streptococcaceae）仅在茎和果实中分布，拟杆菌科仅在叶和果实中分布，纤维弧菌科（Cellvibrionaceae）仅在茎和根状茎中

分布。有些菌群仅在某一个器官中发现，如黄杆菌科（Flavobacteriaceae）仅在根中分布，占根总比的 1.91%；Blfdi19 和梭杆菌科（Fusobacteriaceae）仅在茎中分布，分别占 6.56%和 3.28%；坦纳菌和普雷沃氏菌科（Prevotellaceae）仅在果实中分布，分别占果实总比的 6.46%和 4.56%；Microscillaceae、A0839、甲壳虫菌科（Chitinophagaceae）和 norank_o_SBR1031 仅在根状茎中分布，分别占根状茎总比的 10.91%、7.27%、3.64%和 3.64%。

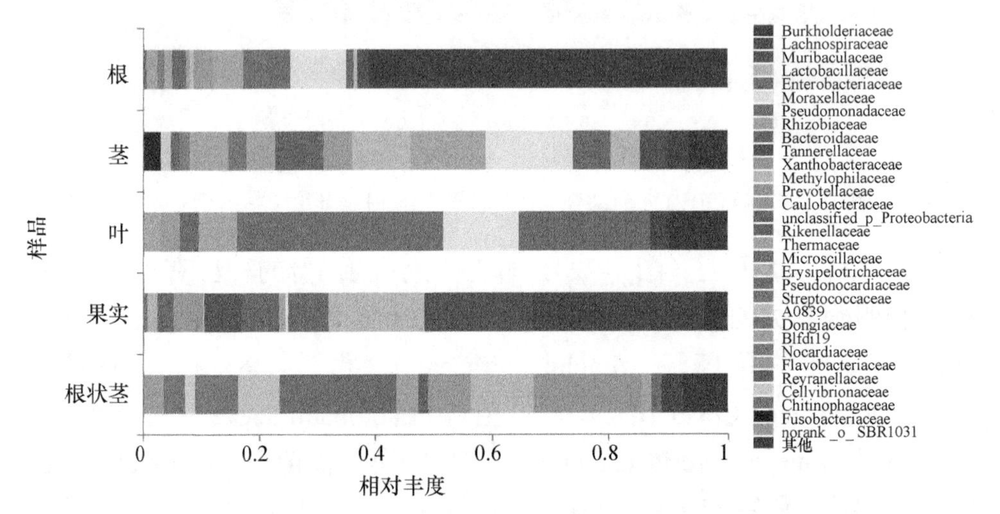

图 7-22　竹节参各器官中内生细菌在“科”水平上的相对丰度（彩图请扫封底二维码）

在“属”水平上（图 7-23），相对丰度大于 1%的种群有 22 个。除去没有明确分类的类群外，分别为罗尔斯通菌属（*Ralstonia*）（占 12.70%）、乳酸杆菌属（*Lactobacillus*）（占 8.29%）、不动杆菌属（*Acinetobacter*）（占 5.11%）、假单胞菌属（*Pseudomonas*）（占 4.41%）、根瘤菌属（*Allorhizobium*）（占 3.88%）、布劳特氏菌属（*Blautia*）（占 3.70%）、埃希菌-志贺氏菌属（*Escherichia-Shigella*）（占 3.53%）、拟杆菌属（*Bacteroides*）（占 3.17%）、副拟杆菌属（*Parabacteroides*）（占 3.00%）、嗜甲基菌属（*Methylophilus*）（占 2.12%）、拟普雷沃菌属（*Alloprevotella*）（占 2.12%）、玫瑰色半光合菌属（*Roseateles*）（占 2.12%）、嗜酸菌属（*Acidovorax*）（占 1.94%）、慢生根瘤菌属（*Bradyrhizobium*）（占 1.94%）、泛菌属（*Pantoea*）（占 1.94%）、Rikenellaceae_RC9_gut_group

（占 1.41%）、伯克氏菌属（*Burkholderia-Caballeronia-Paraburkholderia*）（占 1.06%）、Lachnospiraceae_NK4A136_group（占 1.06%）。其中相对丰度小于 1%的种群共占 17.28%，未鉴定出属水平的内生细菌占总比的 6.7%。

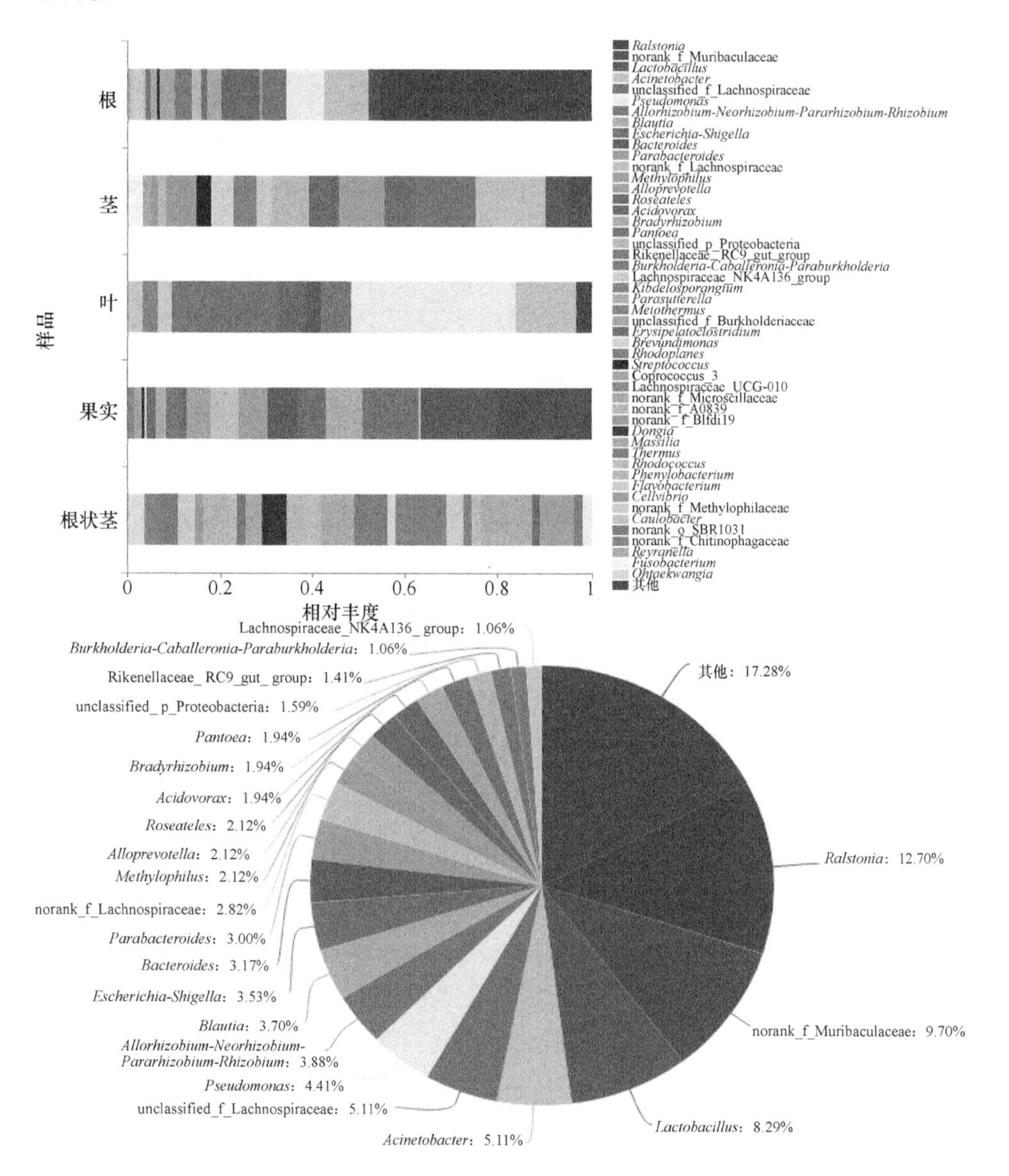

图 7-23　竹节参各器官中内生细菌在“属”水平上的相对丰度（彩图请扫封底二维码）

竹节参 5 个器官都有分布的属种为根瘤菌属和嗜酸菌属。罗尔斯通菌属和柄杆菌属（*Caulobacter*）只在根和叶中分布；慢生根瘤菌属、伯克氏菌属、东亚菌属（*Dongia*）、马赛菌属（*Massilia*）和栖热菌属（*Thermus*）在根和根状茎中分布；埃希氏杆菌-志贺氏菌属和链球菌属（*Streptococcus*）在茎和果实中分布；水雷氏菌属（*Reyranella*）仅在根和茎中分布，分别占根和茎总比的 0.64%和 1.64%；Rikenellaceae_RC9_gut_group 仅在根和果实中分布，分别占根和果实总比的 0.64%和 2.66%；纤维弧菌属（*Cellvibrio*）仅在茎和根状茎中分布，分别占茎和根状茎总比的 1.64%和 1.82%；*Bacteroides* 仅在叶和果实中分布，分别占叶和果实总比的 3.23%和 6.46%。某些菌属仅在一个器官有分布，如 *Roseateles* 和黄杆菌属（*Flavobacterium*）仅在根中分布，分别占根总比的 7.64%和 1.91%；梭杆菌属（*Fusobacterium*）仅在茎中分布，占茎总比的 3.28%；*Blautia*、*Parabacteroides*、*Alloprevotella*、副沙门氏菌属（*Parasutterella*）、丹毒菌属（*Erysipelatoclostridium*）、粪球菌属（Coprococcus_3）和 Lachnospiraceae_UCG-010 仅在果实中分布，分别占果实总比的 7.98%、6.46%、4.56%、1.90%、1.90%、1.52%和 1.52%；拟孢囊菌属（*Kibdelosporangium*）、红游动菌属（*Rhodoplanes*）、苯基杆菌属（*Phenylobacterium*）和 *Ohtaekwangia* 仅在根状茎中分布，分别占根状茎总比的 9.09%、7.27%、5.45%和 3.64%。

在“种”水平上（图 7-24），相对丰度大于 1%的种群有 25 个。除去没有明确分类的类群外，分别为 *Ralstonia pickettii*（占 11.29%）、Escherichia_coli_g_Escherichia-Shigella（占 3.53%）、*Agrobacterium pusense*（占 2.82%）、*Bacteroides acidifaciens*（占 2.65%）、*Parabacteroides distasonis*（占 2.29%）、uncultured_Bacteroidales_bacterium_g_Alloprevotella（占 2.12%）、uncultured_bacterium_g_Methylophilus（占 2.12%）、Bradyrhizobium_elkanii_g_Bradyrhizobium（占 1.94%）、uncultured_bacterium_g_Ralstonia（占 1.41%）、uncultured_bacterium_g_Lachnospiraceae_NK4A136_group（占 1.06%）、*Rhizobium mesosinicum*（占 1.06%）等。其中相对丰度小于 1%的种群占总序列的 19.57%，大多数菌群不能鉴定到种的分类水平上，占总比的 36.68%。相对丰度大于 5%的且能鉴

定到种的只有 *Ralstonia pickettii*，其余内生细菌在竹节参内所占比例较少。

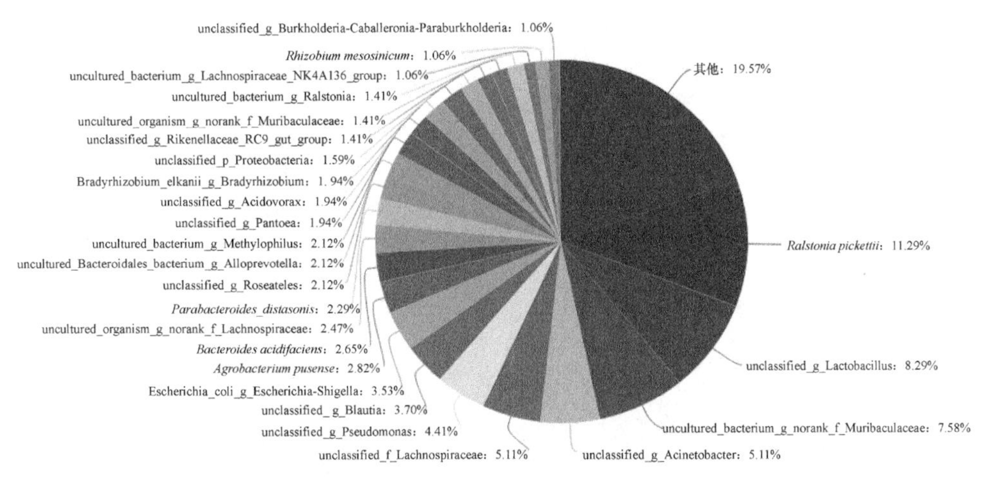

图 7-24　竹节参内生细菌在“种”水平上的相对丰度（彩图请扫封底二维码）

（2）不同部位 OTU 的分布情况

竹节参 5 个器官共 25 个样本内生细菌 OTU 分类结果如图 7-25 所示，并对 OTU 进行注释（表 7-14）。在 97%的序列相似性下对非重复序列进行 OTU 聚类，25 个样本总共获得 567 条 OTU 的代表序列，其中果实 263 条 OTU，根 157 条，茎 61 条，根状茎 55 条，叶 31 条，共 63 个 OTU。其中 OTU41（乳酸杆菌属）、OTU30（毛螺旋菌科）、OTU51（Muribaculaceae）、OTU42（乳酸杆菌属）、OTU45（*Blautia*）、OTU49（*Alloprevotella*）、OTU40（埃希氏杆菌-志贺氏菌属）、OTU32（*Parabacteroides distasonis*）、OTU35（Muribaculaceae）和 OTU46（毛螺旋菌科）在果实中分布较为集中，在果实以外的其他器官分布极少。OTU2、OTU71、OTU3 和 OTU12 在根中分布较集中，分别被注释到不动杆菌属、假单胞菌属、*Roseateles* 和 *Ralstonia pickettii*。OTU2 和 OTU66 在茎中分布较为集中，OTU66 被注释到 *Agrobacterium pusense*。OTU71 在叶中分布较为集中，除了以上 OTU 外，其余的 OTU 类群在各个部分分布极少或者没有分布。

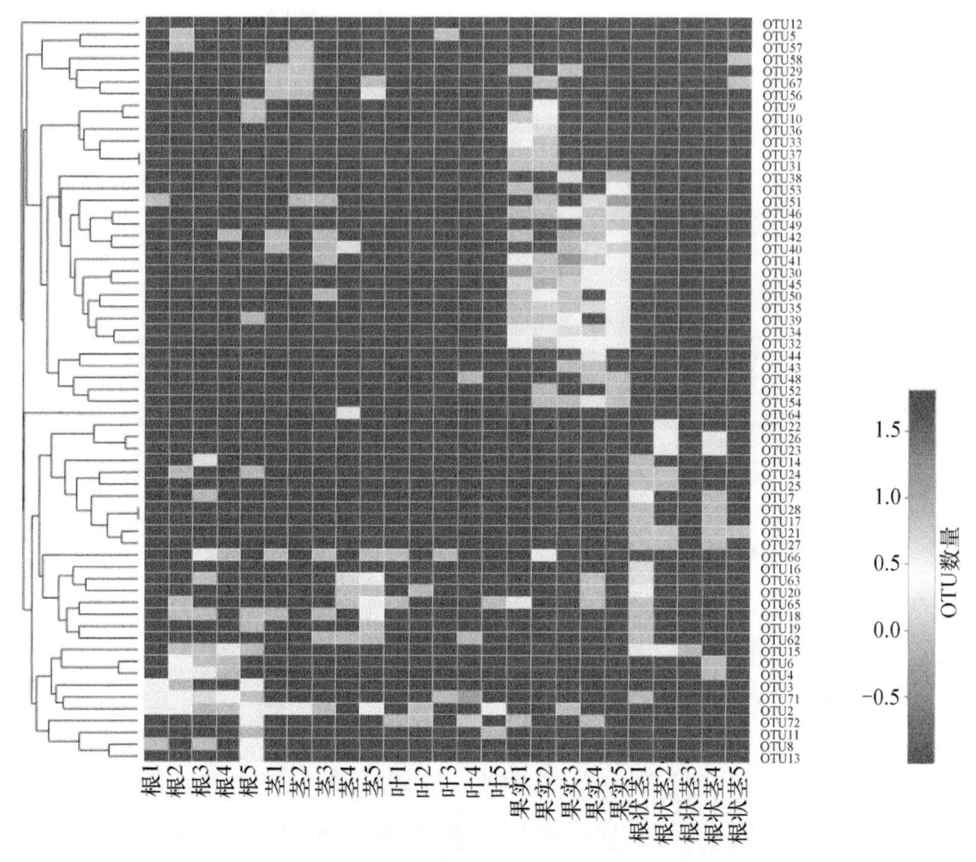

图 7-25 竹节参内生细菌 25 个样本中 63 个 OTU 的分布情况（彩图请扫封底二维码）

表 7-14 竹节参内生细菌 OTU 分类

OTU 编号	分类
OTU40	P：Proteobacteria；C：Gammaproteobacteria；O：Enterobacteriales；F：Enterobacteriaceae；G：*Escherichia-Shigella*；S：Escherichia_coli_g_Escherichia-Shigella（Sum：20）
OTU71	P：Proteobacteria；C：Gammaproteobacteria；O：Pseudomonadales；F：Pseudomonadaceae；G：*Pseudomonas*；S：unclassified（Sum：25）
OTU72	P：Proteobacteria；C：Gammaproteobacteria；O：Enterobacteriales；F：Enterobacteriaceae；G：*Pantoea*；S：unclassified（Sum：11）
OTU6	P：Proteobacteria；C：Gammaproteobacteria；O：Betaproteobacteriales；F：Burkholderiaceae；G：*Burkholderia-Caballeronia-Paraburkholderia*；S：unclassified（Sum：6）
OTU65	P：Proteobacteria；C：Gammaproteobacteria；O：Betaproteobacteriales；F：Burkholderiaceae；G：*Acidovorax*；S：unclassified（Sum：11）
OTU24	P：Proteobacteria；C：Gammaproteobacteria；O：Betaproteobacteriales；F：Burkholderiaceae；G：*Massilia*；S：*Massilia timonae*（Sum：4）
OTU58	P：Proteobacteria；C：Gammaproteobacteria；O：Cellvibrionales；F：Cellvibrionaceae；G：*Cellvibrio*；S：unclassified（Sum：2）

续表

OTU 编号	分类
OTU63	P：Proteobacteria；C：Gammaproteobacteria；O：Betaproteobacteriales；F：Methylophilaceae；G：*Methylophilus*；S：uncultured_bacterium（Sum：12）
OTU3	P：Proteobacteria；C：Gammaproteobacteria；O：Betaproteobacteriales；F：Burkholderiaceae；G：*Roseateles*；S：unclassified（Sum：12）
OTU28	P：Proteobacteria；C：Gammaproteobacteria；O：Betaproteobacteriales；F：Methylophilaceae；G：norank_f_Methylophilaceae（Sum：2）
OTU12	P：Proteobacteria；C：Gammaproteobacteria；O：Betaproteobacteriales；F：Burkholderiaceae；G：*Ralstonia*；S：*Ralstonia pickettii*（Sum：64）
OTU8	P：Proteobacteria；C：Gammaproteobacteria；O：Betaproteobacteriales；F：Burkholderiaceae；G：unclassified（Sum：5）
OTU11	P：Proteobacteria；C：Gammaproteobacteria；O：Betaproteobacteriales；F：Burkholderiaceae；G：*Ralstonia*；S：uncultured_bacterium（Sum：8）
OTU2	P：Proteobacteria；C：Gammaproteobacteria；O：Pseudomonadales；F：Moraxellaceae；G：*Acinetobacter*；S：unclassified（Sum：29）
OTU54	P：Proteobacteria；C：Gammaproteobacteria；O：Betaproteobacteriales；F：Burkholderiaceae；G：*Parasutterella*；S：uncultured_bacterium（Sum：5）
OTU5	P：Proteobacteria；C：Alphaproteobacteria；O：Caulobacterales；F：Caulobacteraceae；G：*Caulobacter*；S：*Caulobacter* sp.（Sum：2）
OTU27	P：Proteobacteria；C：Alphaproteobacteria；O：Caulobacterales；F：Caulobacteraceae；G：*Phenylobacterium*；S：metagenome_g_Phenylobacterium（Sum：3）
OTU21	P：Proteobacteria；C：Alphaproteobacteria；O：Rhizobiales；F：Xanthobacteraceae；G：*Rhodoplanes*；S：uncultured_alpha_proteobacterium（Sum：4）
OTU23	P：Proteobacteria；C：Alphaproteobacteria；O：Rhizobiales；F：A0839；G：norank_f_A0839；S：uncultured_bacterium（Sum：4）
OTU66	P：Proteobacteria；C：Alphaproteobacteria；O：Rhizobiales；F：Rhizobiaceae；G：*Allorhizobium-Neorhizobium-Pararhizobium-Rhizobium*；S：*Agrobacterium pusense*（Sum：16）
OTU4	P：Proteobacteria；C：Alphaproteobacteria；O：Rhizobiales；F：Rhizobiaceae；G：*Allorhizobium-Neorhizobium-Pararhizobium-Rhizobium*；S：*Rhizobium mesosinicum*（Sum：6）
OTU7	P：Proteobacteria；C：Alphaproteobacteria；O：Dongiales；F：Dongiaceae；G：*Dongia*；S：unclassified（Sum：4）
OTU15	P：Proteobacteria；C：Alphaproteobacteria；O：Rhizobiales；F：Xanthobacteraceae；G：*Bradyrhizobium*；S：*Bradyrhizobium elkanii*（Sum：11）
OTU67	P：Proteobacteria；C：Alphaproteobacteria；O：Caulobacterales；F：Caulobacteraceae；G：*Brevundimonas*；S：*Brevundimonas vesicularis*（Sum：5）
OTU57	P：Proteobacteria；C：Alphaproteobacteria；O：Reyranellales；F：Reyranellaceae；G：*Reyranella*；S：unclassified（Sum：2）
OTU56	P：Proteobacteria；C：Deltaproteobacteria；O：Myxococcales；F：Blfdi19；G：norank_f_Blfdi19；S：uncultured_bacterium（Sum：4）

续表

OTU 编号	分类
OTU18	P：Proteobacteria；C：unclassified（Sum：9）
OTU34	P：Bacteroidetes；C：Bacteroidia；O：Bacteroidales；F：Bacteroidaceae；G：*Bacteroides*；S：*Bacteroides acidifaciens*（Sum：15）
OTU48	P：Bacteroidetes；C：Bacteroidia；O：Bacteroidales；F：Bacteroidaceae；G：*Bacteroides*；S：*Bacteroides sartorii*（Sum：3）
OTU9	P：Bacteroidetes；C：Bacteroidia；O：Bacteroidales；F：Muribaculaceae；G：norank_f_Muribaculaceae；S：uncultured_bacterium（Sum：3）
OTU51	P：Bacteroidetes；C：Bacteroidia；O：Bacteroidales；F：Muribaculaceae；G：norank_f_Muribaculaceae；S：uncultured_bacterium（Sum：21）
OTU50	P：Bacteroidetes；C：Bacteroidia；O：Bacteroidales；F：Muribaculaceae；G：norank_f_Muribaculaceae；S：uncultured_organism（Sum：8）
OTU39	P：Bacteroidetes；C：Bacteroidia；O：Bacteroidales；F：Rikenellaceae；G：Rikenellaceae_RC9_gut_group；S：unclassified（Sum：8）
OTU44	P：Bacteroidetes；C：Bacteroidia；O：Bacteroidales；F：Tannerellaceae；G：*Parabacteroides*；S：*Parabacteroides goldsteinii*（Sum：2）
OTU36	P：Bacteroidetes；C：Bacteroidia；O：Bacteroidales；F：Muribaculaceae；G：norank_f_Muribaculaceae；S：uncultured_bacterium（Sum：6）
OTU35	P：Bacteroidetes；C：Bacteroidia；O：Bacteroidales；F：Muribaculaceae；G：norank_f_Muribaculaceae；S：uncultured_bacterium（Sum：13）
OTU10	P：Bacteroidetes；C：Bacteroidia；O：Bacteroidales；F：Muribaculaceae；G：norank_f_Muribaculaceae；S：unclassified（Sum：4）
OTU37	P：Bacteroidetes；C：Bacteroidia；O：Bacteroidales；F：Tannerellaceae；G：*Parabacteroides*；S：unclassified（Sum：2）
OTU32	P：Bacteroidetes；C：Bacteroidia；O：Bacteroidales；F：Tannerellaceae；G：*Parabacteroides*；S：*Parabacteroides distasonis*（Sum：13）
OTU49	P：Bacteroidetes；C：Bacteroidia；O：Bacteroidales；F：Prevotellaceae；G：*Alloprevotella*；S：uncultured_g_Alloprevotella（Sum：12）
OTU33	P：Firmicutes；C：Clostridia；O：Clostridiales；F：Lachnospiraceae；G：Coprococcus_3；S：uncultured_bacterium（Sum：4）
OTU46	P：Firmicutes；C：Clostridia；O：Clostridiales；F：Lachnospiraceae；G：norank_f_Lachnospiraceae；S：uncultured_organism（Sum：14）
OTU31	P：Firmicutes；C：Clostridia；O：Clostridiales；F：Lachnospiraceae；G：norank_f_Lachnospiraceae；S：Clostridium_sp._ID5（Sum：2）
OTU53	P：Firmicutes；C：Clostridia；O：Clostridiales；F：Lachnospiraceae；G：Lachnospiraceae_UCG-010；S：uncultured_bacterium（Sum：4）
OTU43	P：Firmicutes；C：Clostridia；O：Clostridiales；F：Lachnospiraceae；G：Ruminococcus_gauvreauii_group；S：*Ruminococcus gauvreauii*（Sum：2）

续表

OTU 编号	分类
OTU30	P：Firmicutes；C：Clostridia；O：Clostridiales；F：Lachnospiraceae；G：unclassified（Sum：29）
OTU45	P：Firmicutes；C：Clostridia；O：Clostridiales；F：Lachnospiraceae；G：*Blautia*；S：unclassified（Sum：21）
OTU20	P：Firmicutes；C：Clostridia；O：Clostridiales；F：Lachnospiraceae；G：Lachnospiraceae_NK4A136_group；S：uncultured_bacterium（Sum：6）
OTU41	P：Firmicutes；C：Bacilli；O：Lactobacillales；F：Lactobacillaceae；G：*Lactobacillus*；S：unclassified（Sum：25）
OTU42	P：Firmicutes；C：Bacilli；O：Lactobacillales；F：Lactobacillaceae；G：*Lactobacillus*；S：unclassified（Sum：22）
OTU29	P：Firmicutes；C：Bacilli；O：Lactobacillales；F：Streptococcaceae；G：*Streptococcus*；S：unclassified（Sum：4）
OTU22	P：Bacteroidetes；C：Bacteroidia；O：Cytophagales；F：Microscillaceae；G：*Ohtaekwangia*；S：*Ohtaekwangia kcreensis*（Sum：2）
OTU16	P：Bacteroidetes；C：Bacteroidia；O：Cytophagales；F：Microscillaceae；G：norank_f_Microscillaceae；S：unclassified（Sum：4）
OTU25	P：Bacteroidetes；C：Bacteroidia；O：Chitinophagales；F：Chitinophagaceae；G：norank_f_Chitinophagaceae；S：unclassified（Sum：2）
OTU13	P：Bacteroidetes；C：Bacteroidia；O：Flavobacteriales；F：Flavobacteriaceae；G：*Flavobacterium*；S：*Flavobacterium ceti*（Sum：3）
OTU38	P：Firmicutes；C：Erysipelotrichia；O：Erysipelotrichales；F：Erysipelotrichaceae；G：*Erysipelatoclostridium*；S：unclassified（Sum：5）
OTU62	P：Deinococcus-Thermus；C：Deinococci；O：Thermales；F：Thermaceae；G：*Meiothermus*；S：Meiothermus_silvanus_DSM_9946（Sum：5）
OTU14	P：Deinococcus-Thermus；C：Deinococci；O：Thermales；F：Thermaceae；G：*Thermus*；S：*Thermus scotoductus*（Sum：3）
OTU19	P：Actinobacteria；C：Actinobacteridae；O：Corynebacteriales；F：Nocardiaceae；G：*Rhodococcus*；S：*Rhodococcus erythropolis*（Sum：3）
OTU26	P：Actinobacteria；C：Actinobacteridae；O：Pseudonocardiales；F：Pseudonocardiaceae；G：*Kibdelosporangium*；S：uncultured_bacterium（Sum：5）
OTU52	P：Verrucomicrobia；C：Verrucomicrobiae；O：Verrucomicrobiales；F：Akkermansiaceae；G：*Akkermansia*；S：unclassified（Sum：2）
OTU64	P：Fusobacteria；C：Fusobacteriia；O：Fusobacteriales；F：Fusobacteriaceae；G：*Fusobacterium*；S：unclassified（Sum：2）
OTU17	P：Chloroflexi；C：Anaerolineae；O：SBR1031；F：norank_o_SBR1031；S：unclassified（Sum：2）

注：P，门；C，纲；O，目；F，科；G，属；S，种

（3）不同器官优势种群的分布情况

取物种丰度大于 1%的菌群，利用软件 Circos（http://circos.ca/）绘

制 Circos 样本与物种关系图，描述不同样本与物种之间的对应关系，分析竹节参 5 个器官优势物种的组成比例，以及各优势物种在竹节参 5 个器官中的分布比例。分析结果表明（图 7-26），竹节参各器官所含的优势菌存在差异，其中根内优势菌有变形菌门（占 93%）、拟杆菌门（占 4.5%）、异常球菌-栖热菌门（占 1.3%）、厚壁菌门（占 0.64%）和放线菌门（占 0.56%），主要优势菌为变形菌门。茎内优势菌有拟杆菌门（占 74%）、厚壁菌门（占 11%）、异常球菌-栖热菌门（占 4.9%）、梭杆菌门（占 3.3%）和放线菌门（占 1.6%），主要优势菌为拟杆菌门。叶内优势菌有变形菌门（占 90%）、厚壁菌门（占 3.2%）、拟杆菌门（占 3.2%）和异常球菌-栖热菌门（占 3.2%），主要优势菌为变形菌门。果实内的优势菌有厚壁菌门（占 48%）、拟杆菌门（占 39%）和变形菌门（占 12%），其他物种占 1%。根状茎内优势菌有变形菌门（占 63.3%）、拟杆菌门（占 15%）、放线菌门（占 11%）、厚壁菌门（占 3.6%）、异常球菌-栖热菌门（占 3.6%）和绿弯菌门（占 3.5%），主要优势菌为变形菌门。各菌群在竹节参各器

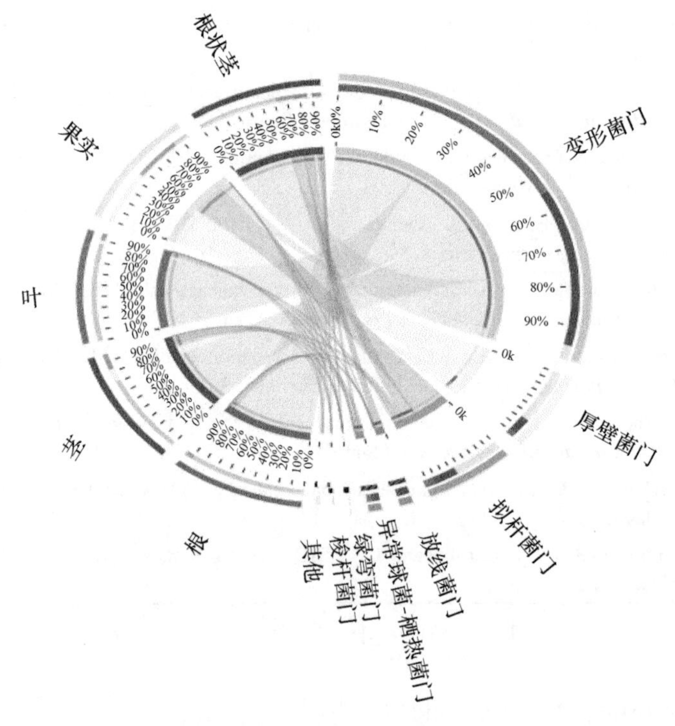

图 7-26　竹节参不同器官内生细菌 Circos 关系（彩图请扫封底二维码）

官的分布有很大的差异，其中变形菌门主要分布在根、茎、叶和根状茎中，果实中的分布少。厚壁菌门主要分布在茎和果实中，在根、叶和根状茎中分布较少。拟杆菌门主要分布在果实和根状茎中，根、茎和叶中分布较少。异常球菌-栖热菌门主要分布在茎、叶和根状茎中，根部分布较少，果实内并未发现。放线菌门主要分布在根状茎中，根和茎部分布较少，叶和果实内未发现。绿弯菌门和梭杆菌门分别只在根状茎和茎中发现，且分布均较少，不到总序列的 1%。

5. 样本间内生细菌的群落比较

（1）不同器官物种组成差异

为了比较竹节参根、茎、叶、果实和根状茎 5 个器官内生细菌群落组成和差异性分布情况，在 OTU 水平下，通过基于布雷-柯蒂斯（Bray-Curtis）距离算法的主成分分析（PCA）和主坐标分析（PCoA）对各样本间的群落组成进行 β 多样性分析。在 PCA 中（图 7-27），根状茎与 PC1 轴距离较近，说明根状茎中内生细菌菌群结构受 PC1 的影响较大，贡献值为 20.76%；根、茎和叶与 PC2 轴距离较近，三者内生细菌菌群结构受 PC1 的影响较大，贡献值为 11.56%；果实与 PC1 和 PC2 轴相距较远，说明果实中内生细菌菌群结构受主成分 PC1 和 PC2 的影响不大。由此可见，果实与其余 4 个部位的群落组成有显著差异，根状茎与其余 4 个器官菌群组成差异也较为显著，竹节参根、茎和叶 3 个器官的微生物群落组成较为相似。同样，从 PCoA 结果来看（图 7-28），其结果与 PCoA 结果一致。

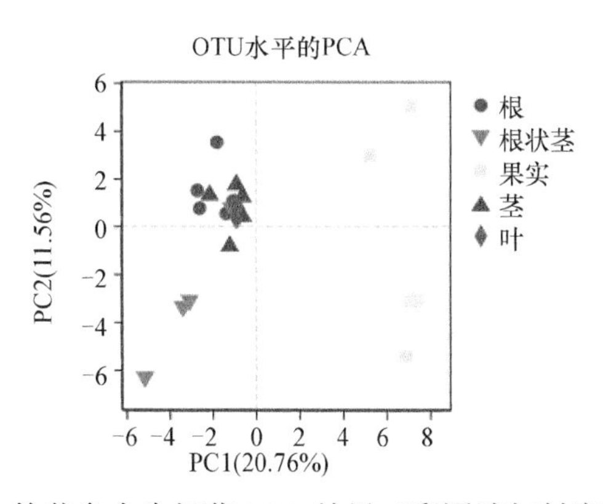

图 7-27　竹节参内生细菌 PCA 结果（彩图请扫封底二维码）

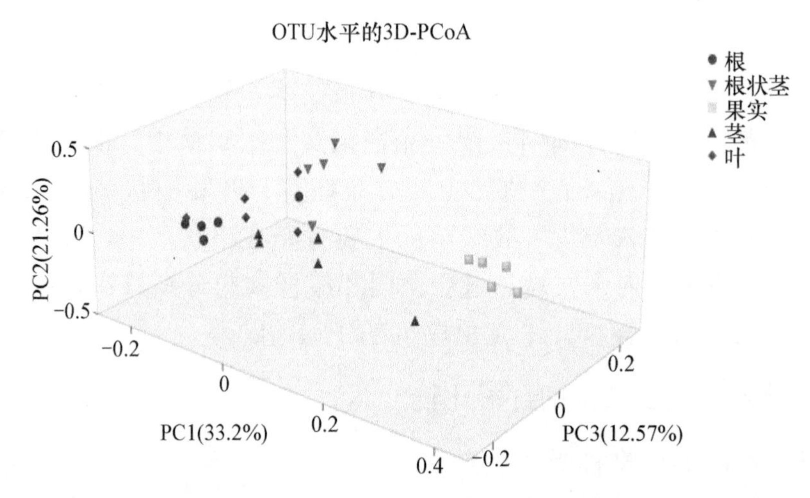

图 7-28　竹节参内生细菌 PCoA 结果（彩图请扫封底二维码）

研究不同样本群落结构组成的相似性关系，还可根据 β 多样性距离矩阵利用非加权组平均法（UPGMA）构建样本层级聚类树，对样本群落进行聚类分析，来直观呈现出不同样本之间群落结构组成的相似或差异程度。利用 Qiime 软件计算 β 多样性距离矩阵，R 语言构建树状结构图。在 OTU 水平下对样本进行层级聚类分析（图 7-29，基于 Unweighted Unifrac 距离算法），结果显示，在 0.35 水平下，果实单独聚为一类，表

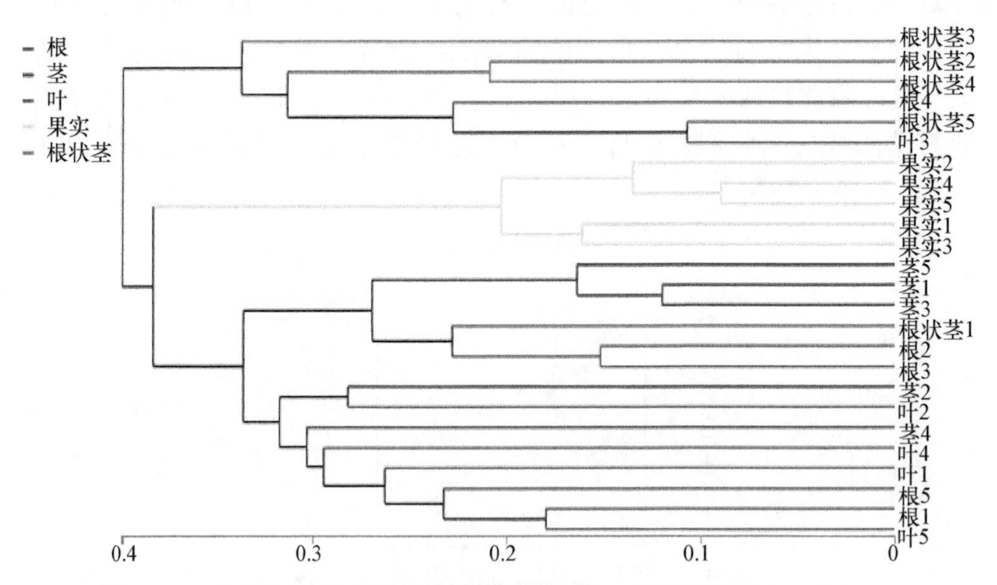

图 7-29　竹节参不同器官内生细菌聚类分析（彩图请扫封底二维码）

明其内生细菌群落组成与其他器官差异显著。根状茎分布也较为集中，表明其细菌群落结构与其他器官存在差异。而根、茎和叶被聚为一大类，表明三者细菌群落结构组成较为相似。

（2）不同器官物种的显著性差异

对竹节参 5 个器官内生细菌物种丰度为前 10 的物种分别在门水平、纲水平和属水平进行组间差异显著性检验分析。结果表明，在“门”水平上（图 7-30A），变形菌门、厚壁菌门和拟杆菌门在 5 个器官之间的

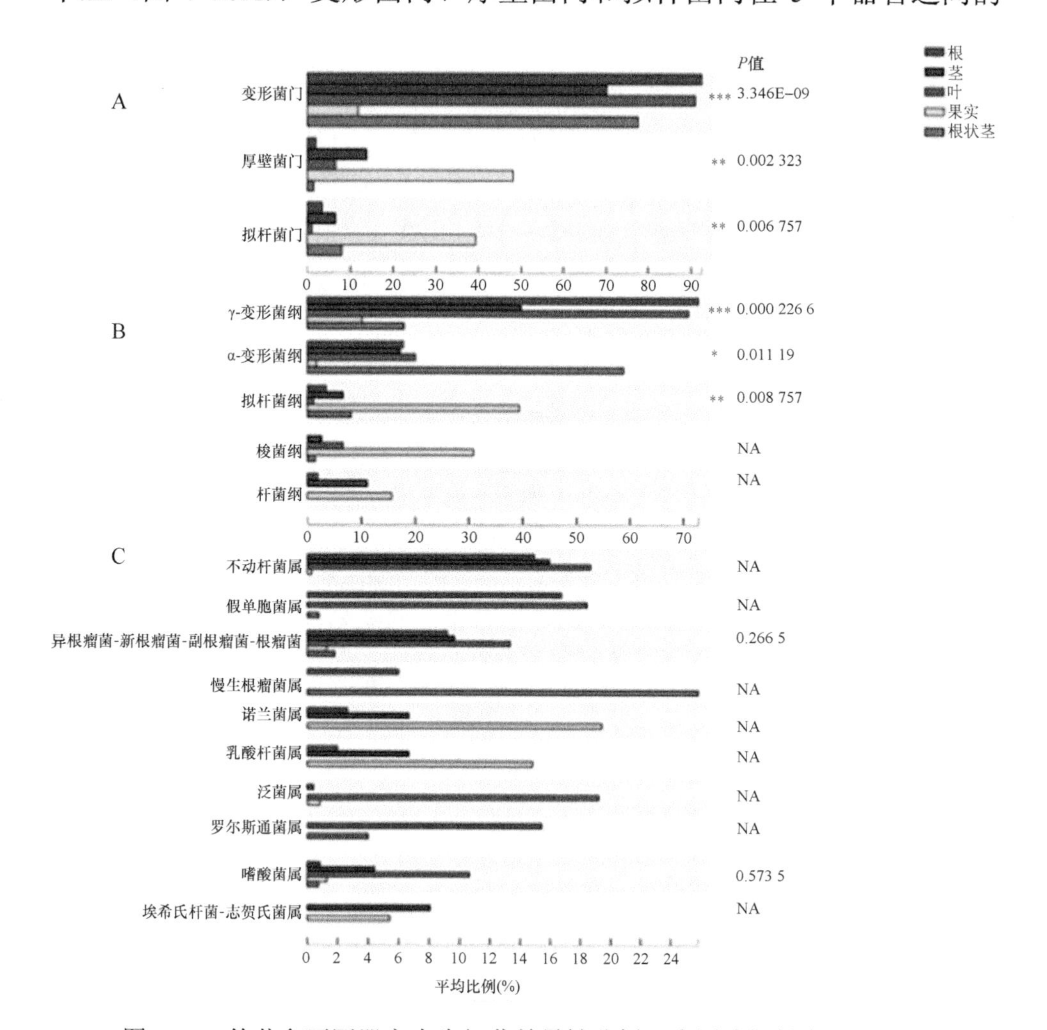

图 7-30　竹节参不同器官内生细菌差异性分析（彩图请扫封底二维码）

*，$P<0.05$；**，$P<0.01$；***，$P<0.001$；NA：无数值

布具有极显著差异；在“纲”水平上（图 7-30B），γ-变形菌纲、α-变形菌纲和拟杆菌纲在 5 个器官之间的分布有显著和极显著差异；各部位在属水平上物种组成没有显著差异（图 7-30C）。综合来说，在优势菌群中，只有少数内生细菌菌群在根、茎、叶、根状茎和果实中有较为显著的差异，不同器官之间大部分菌群组成相似（单因素方差分析）。

LEfSe 差异分析（LDA 阈值为 2）结果表明（图 7-31），除叶以外，竹节参各器官内生细菌菌群丰度具有显著差异。其中厚壁菌门、梭菌纲、梭菌目、毛螺旋菌科和拟杆菌门、拟杆菌纲、拟杆菌目在果实中显著富集；假单胞菌目、莫拉氏菌科、不动杆菌属在叶中显著富集；变形菌门、γ-变形菌纲在根中显著富集；α-变形菌纲、根瘤菌目在根状茎中显著富集，表明这些优势菌群分别对相应器官的菌群结构组成产生重要影响。在门、纲、目、科、属水平下分析 7 个门在 5 个器官中的多级物种层级差异，结果与 LEfSe 分析结果完全一致（图 7-32），表明这些菌群对相应器官的菌群结构组成具有重要影响。

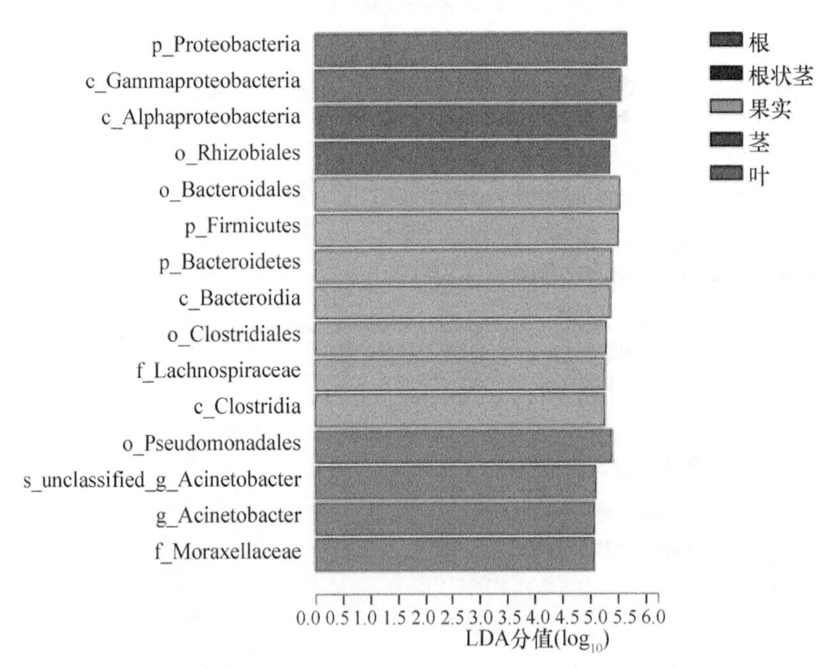

图 7-31 竹节参不同器官内生细菌 LEfSe 差异分析（彩图请扫封底二维码）

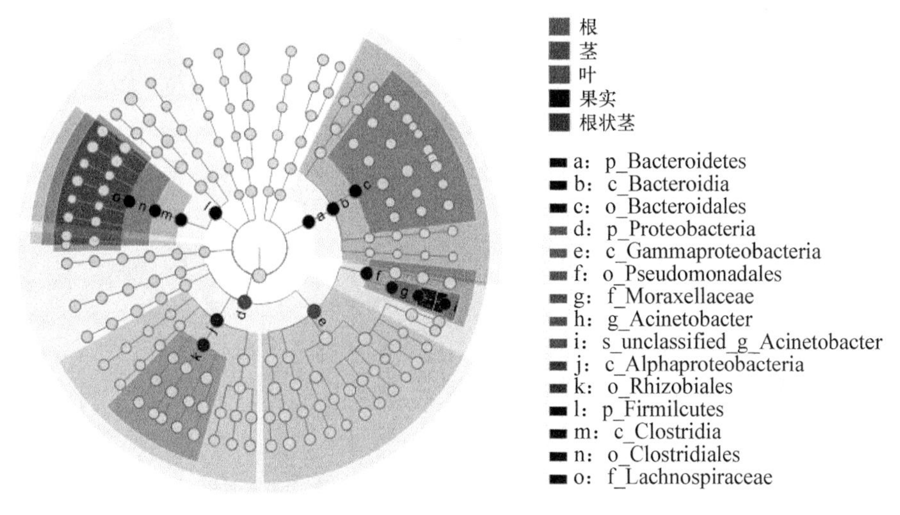

图 7-32　竹节参不同器官内生细菌多级物种层级差异（彩图请扫封底二维码）

本图为 5 个样本中细菌群落由门水平至属水平的分类级别差异，右侧图例表示不同分类水平上的菌群名称。图中淡黄色节点代表相应菌群在不同样本中均无显著差异，或对样本间的差异无显著影响；其他不同颜色节点代表相应微生物菌群在对应样本中显著富集，且对样本间的差异存在显著影响，即相应菌群在各样本中起到重要作用

（3）16S 功能基因预测

通过与 COG 数据库进行比对，对测序得到的 OTU 进行功能注释，获得在 COG 不同功能水平下 OTU 的注释信息及不同器官中各功能水平的丰度信息，以分析基因序列的系统进化关系。COG 功能分类统计图显示（图 7-33），5 个器官中功能未知（S 类）所占功能类别丰度比例最

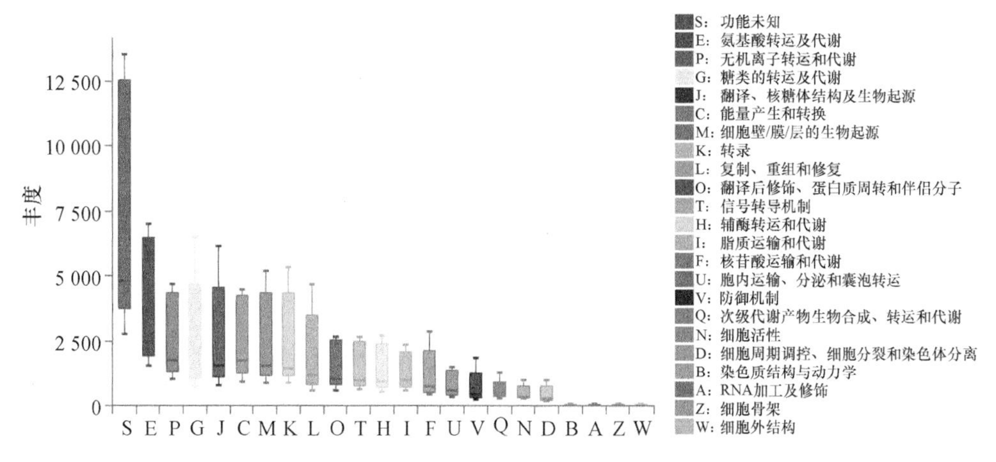

图 7-33　竹节参内生细菌 COG 功能分类（彩图请扫封底二维码）

大，其次为氨基酸转运及代谢（E 类），糖类的转运及代谢（G 类），翻译、核糖体结构及生物起源（J 类），细胞壁/膜/层的生物起源（M 类）和转录（K 类）等，其中次级代谢产物生物合成、转运和代谢（O 类）功能基因在竹节参各器官中均有分布，所占比例较小。

7.5.3 结论与讨论

以竹节参根、茎、叶、果实和根状茎为材料，分别提取 5 个器官总基因组 DNA 作为模板，以 16S rDNA 高变区 V3～V4 扩增竹节参基因组 DNA，进行 16S 扩增子测序。25 个样本经双端 reads 拼接后得到原始序列数据共 1 414 639 条，进一步进行数据质控去除低质量序列和嵌合体之后，共获得有效序列数 1 401 699 条，有效序列 reads 平均长度为 405bp。稀释曲线描述 OTU 数在 800 左右以后趋于平缓，说明本次测序量足够反映样本中微生物分布的真实情况，继续增加测序数据量只会产生少量新的物种。采用 RDP Classifier 贝叶斯算法对 97%相似水平的 OTU 代表序列进行分类学分析，得到每个 OTU 对应的物种分类信息，分类学分析去除质体（叶绿体和线粒体）污染的 OTU 序列之后，25 个样本共获得 567 条优化序列，包括 63 个 OTU。其中果实 OTU 总共 34 个，根 26 个，根状茎 24 个，茎 19 个，叶 10 个。将 OTU 注释到细菌 16S rRNA 数据库（Silva 数据库）中，25 个样本分别注释到 8 个门，分别为变形菌门、拟杆菌门、厚壁菌门、放线菌门、异常球菌-栖热菌门、绿弯菌门、疣微菌门和梭杆菌门。α 多样性分析表明竹节参果实、茎、根和根状茎中菌群丰富度较为相似，果实内生细菌群落丰度和多样性最大，叶部的菌群丰度和多样性相比最低。

取物种丰度大于 1%的菌群描述样本与物种之间的对应关系，果实内大部分优势菌为厚壁菌门（占 48%）、拟杆菌门（占 39%）和变形菌门（占 12%），优势菌丰度最大且与其他器官存在差异，其内生细菌的群落结构组成与其余器官存在显著差异。根状茎中的优势菌较为集中，变形菌门占 63.3%，放线菌门和绿弯菌门分别占 11%和 3.6%，优势菌的丰度最小，与其余部位菌群结构组成差异显著。而根、茎和叶器官的优势菌组成较为相似，主要集中在变形菌门和拟杆菌门。根内变形菌门占 93%，放线菌门占 0.64%；茎内拟杆菌门占 74%，梭杆菌门和放线菌门分别占 3.3%和 1.6%；叶内变形菌门占 90%，根、茎、叶的细菌组成较为相似。不同菌群在竹节参各器官的分布也具有一定差异，其中变形菌门主要分布在根、茎、叶和根状茎中，果实中的分布少。厚壁菌门主要分布在茎和果实中，在根、叶和根状茎中分布较少。拟杆菌门主要在果实和根状茎中，根、茎和叶中分布较少。异常球菌-栖热菌门主要分布在茎、叶和根状茎中，根部分布较少，果实内并未发现。放线菌门主要分布在根状茎中，根和茎部分布较少，叶和果实内未发现。绿弯菌门和梭杆菌门分别只在根状茎和茎中发现，且分布均较少，不到总序列的 1%。与其他植物一样，竹节参各器官内生细菌群落分布具有明显的差异性，其微生物多样性和丰富度大小整体上表现为果实＞茎＞根＞根状茎＞叶。大量研究表明从不同植物中可分离得到相同的微生物菌落，表明植物体内分离得到的微生物群落具有相似性，可能是植物与环境、植物与微生物、环境与微生物之间相互作用、协同进化的结果。

从之前的研究看，在大多药用植物内分离得到的内生细菌多为变形菌门、厚壁菌门和拟杆菌门，竹节参也不例外。在“门”水平上，相对丰度大于 1%的菌群有 5 个，分别为变形菌门、厚壁菌门、拟杆菌门、异常球菌-栖热菌门和放线菌门。变形菌门、厚壁菌门和拟杆菌门为主要优势菌，而绿弯菌门仅在根状茎中分布，梭杆菌门仅在茎中分布，二者均只占总序列的不到 1%。“纲”水平上 γ-变形菌纲（占 38.10%）、拟杆菌纲（占 21.34%）、梭菌纲（占 14.46%）和 α-变形菌纲（占 10.05%）为优势菌，“目”水平上 β-变形菌目（占 22.75%）、拟杆菌目（占 19.40%）、梭菌目（占 14.46%）和假单胞菌目（占 9.52%）为优势菌，“科”水平上伯克氏菌科（占 20.28%）、毛螺旋菌科（占 14.46%）、Muribaculaceae（占 9.70%）和乳杆菌科（占 8.29%）为优势菌，“属”水平上罗尔斯通菌属（占 12.70%）、乳酸杆菌属（占 8.29%）、不动杆菌属（占 5.11%）和假单胞菌属（占 4.41%）为优势菌。“属”水平上相对丰度大于 1%的菌群有 22 个，竹节参中泛菌属占总比的 1.94%。药用植物内生细菌可通过直接作用，如固氮、解磷解钾及产生各类植物生长素促进宿主生长，假单胞菌属和泛菌属都具有较强的固氮和解磷的能力，可直接影响宿主生长（胡春锦等，2012；黄静等，2010），假单胞菌属还能够产生植物生长调节类物质，如生长素、乙烯等激素促进植物生长，研究发现在西洋参中分离出的一株假单胞菌属菌株能够产生人参皂苷类成分（Ramesh et al.，2009；陈雪英，2007；Hallmann et al.，1997）。除了直接影响植物生长外，内生细菌还可以间接的方式影响植物生产，如产铁载体（于素芳等，2008；王平等，1994）、产 ACC 脱氢酶的菌株（Honma and Shimomura，1978）可间接控制植物生长。除了能够分泌植物生长激素、产活性次级代谢物之外，大量的研究表明植物内分离到的大多数内生细菌具有广泛的抑菌防控作用，本次测序得到的竹节参内生细菌对寻找产生活性物质的菌株具有重要意义。

7.6 竹节参核型分析

7.6.1 试验方法

7.6.1.1 染色体标本制备

竹节参组培苗根尖长至 2cm 时取材，置于 0℃冰水中预处理 12h，卡氏 I 固定液固定 24h 以上，取前端白色分生组织，用 2%纤维素酶 R-10（上海源叶生物科技有限公司）+1%果胶酶 Y-23（上海源叶生物科技有限公司）混合酶液 37℃水浴酶解 90min，清水洗去酶液，用枪头将根尖移至载玻片上，用滤纸吸干，滴加一滴卡宝品红染液，盖上盖玻片，酒精灯外焰微烤 3s，压片，镜检。愈伤组织继代后 6～9 天移至 0℃冰箱中预处理 1 天，挑取表面淡黄色、松软的愈伤组织置于载玻片，滴加一滴卡宝品红染液，用解剖针捣碎，盖上盖玻片，酒精灯外焰微烤 3s，压片，镜检。

7.6.1.2 核型分析

选取染色体聚缩适宜、形态清晰、分散良好的分裂相进行观察并拍照，用 Photoshop CS5 进行图像处理，用 Image J 进行数据测量。染色体核型分析按照李懋学和陈瑞阳（1985）的分析标准、染色体类型分析按照 Levan 等（1964）的分类系统、核型分类按照 Stebbins（1971）的分类标准进行，核型不对称系数按 Arano（1963）的方法计算。采用李峰和潘沈元（2005）设计的核型似近系数聚类分析软件进行聚类分析。

7.6.2　结果与分析

核型分析。竹节参具有 4 条染色体，是四倍体植物，核型公式 $2n=4x=48=22m+22sm+2st+2T$，相对长度组成 $2n=6L+16M2+20M1+6S$，未观察到随体。染色体相对长度范围为 3.10～5.53，臂比值变化范围为 1.13～∞，臂比均值 1.75，臂比值大于 2 的染色体有 12 对，占比 50.00%，最长染色体与最短染色体长度比为 1.78，核型不对称系数 64.57%，其核型属于 2A 型（表 7-15、图 7-34）。

表 7-15　竹节参染色体参数

材料	染色体编号	相对长度	臂比	着丝粒类型	相对长度系数
竹节参	1	5.54=2.60+2.94	1.13	m	1.33
	2	5.40=1.28+4.12	3.22	st	1.30
	3	5.23=1.48+3.75	2.54	sm	1.26
	4	4.92=2.11+2.81	1.33	m	1.18
	5	4.77=1.53+3.24	2.12	sm	1.14
	6	4.75=2.17+2.58	1.19	m	1.14
	7	4.74=1.34+3.40	2.54	sm	1.14
	8	4.72=2.16+2.56	1.19	m	1.14
	9	4.53=1.44+3.09	2.15	sm	1.09
	10	4.52=1.50+3.02	2.01	sm	1.08
	11	4.20=1.28+2.92	2.28	sm	1.01
	12	4.17=1.36+2.81	2.07	sm	1.00
	13	4.16=1.70+2.46	1.45	m	1.00
	14	4.12=1.89+2.23	1.18	m	0.99
	15	4.04=1.07+2.97	2.78	sm	0.97
	16	3.88=1.28+2.60	2.03	sm	0.93
	17	3.60=1.21+2.39	1.98	sm	0.86
	18	3.58=1.57+2.01	1.28	m	0.86
	19	3.36=1.35+2.01	1.49	m	0.81
	20	3.24=1.39+1.85	1.33	m	0.78
	21	3.23=0.00+3.23	∞	T	0.78
	22	3.11=1.02+2.09	2.05	sm	0.75
	23	3.10=1.45+1.65	1.14	m	0.75
	24	3.11=1.27+1.84	1.45	m	0.74

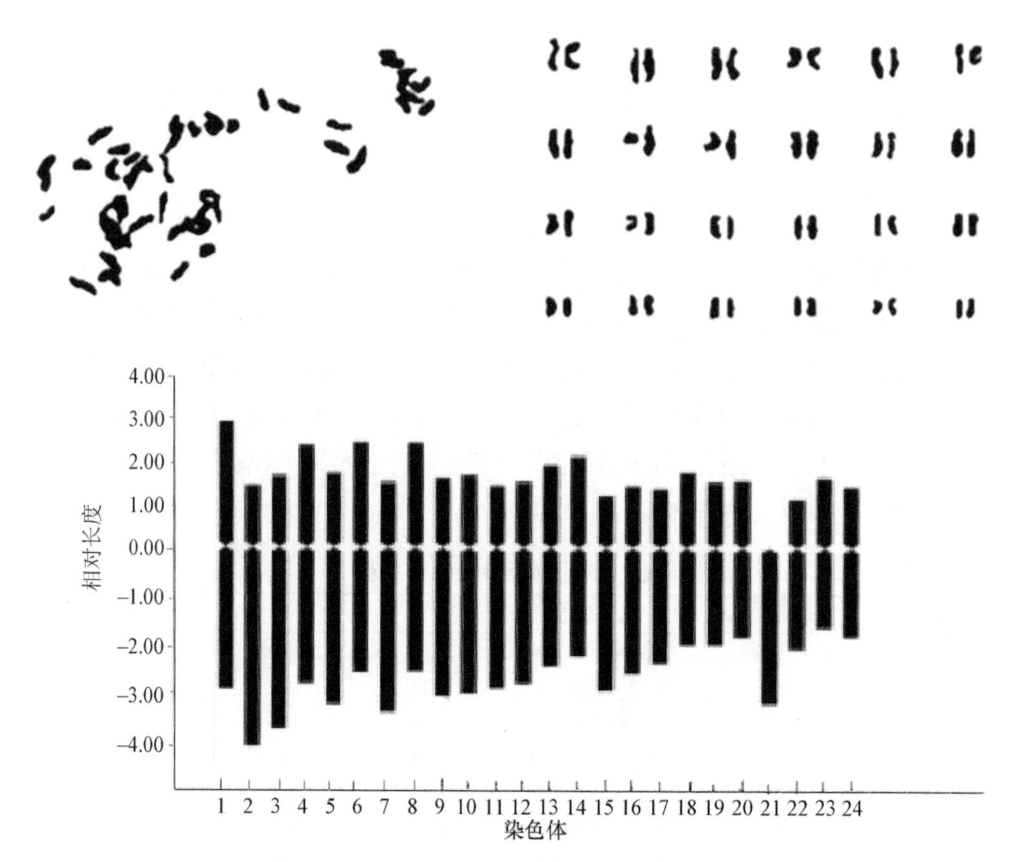

图 7-34 竹节参染色体核型及核型模式图

7.6.3 结论与讨论

根据染色体核型来确定人参属药用植物的进化起源还具有很大的局限性，因此，应多结合形态特征、分布特点、化学成分等多方面数据并进行荧光原位杂交等试验开展更深入的研究。

第 8 章　竹节参植物资源的特点与保护开发利用策略

研究竹节参生理生态和遗传多样性的目的，就是掌握竹节参植物资源的特点和为其开发利用奠定科学基础。本章从竹节参生理生态和遗传多样性的维度出发，归纳总结出竹节参植物资源的特点，提出竹节参植物资源的保护策略以及竹节参植物资源的开发利用研究策略，为竹节参的后续开发利用提供理论和方法支撑。

8.1　竹节参植物资源的特点

竹节参是珍稀濒危的药用植物之一。导致珍稀植物濒危的原因是多方面的，但不同濒危植物的致危原因各有不同。竹节参的致危原因可分为内因和外因。内因是指竹节参植物在长期进化适应中逐渐形成的不利于自身发展繁衍的内生因素，包括遗传力、生殖力、生活力、适应力的衰竭等，它们是威胁竹节参植物生长繁衍，导致其稀有濒危的重要原因。外因是指外界条件带来的压力或胁迫，形成不利于竹节参植物发展和繁衍的因素，在致危中起主导作用。竹节参是我国珍稀濒危的“七类中草药”之一，它具有许多特性，了解这些特性有利于竹节参植物资源的合理开发利用和对种质资源的有效保护。

8.1.1　种质资源少但遗传多样性丰富

竹节参主要分布在云南、贵州、四川、湖北和陕西等省份，看起来行政分布区较广，但数量少，且分散。有些只分布于某一地区，或分布在气候相似的不同省的毗邻地域中。我国竹节参种质资源的遗传多样性丰富，遗传变异较大。不同产区的竹节参具有明显的地域分布规律，相邻省份资源间遗传距离较小，亲缘关系较近。竹节参种质资源可按照地理位置不同划分为不同组群，其种质资源遗传多样性差异和遗传关系与其生长习性、生态分布及地理来源密切相关。研究指出，陕西产竹节参的遗传多样性较低，四川和云南产地的遗传多样性高；云南产地的样本包括野生品和栽培品。在所用的不同产地的样本中，还存在着叶形变异情况。

8.1.2 生态环境要求特殊

竹节参生存环境十分特殊，要求高海拔（2000m 以上）、高湿度（40%以上）、高遮阴度（50%以上），是典型的喜肥、喜阴、趋湿、趋高海拔的多年生草本植物（简称“二喜二趋型阴生植物”）。喜欢温凉、湿润、多雨、多雾的气候，喜中性或微酸性腐殖质深厚的土壤，在干燥多风、日光直射之处生长不良，不耐瘠薄，不耐干旱，不能忍受 38℃以上的气温，多生长在地貌类型复杂、相对高差大（200m 以上）、切割深、侵蚀强烈的峡谷，或地势起伏平缓、相对高差小的浑圆中山地的阴坡。幼年时期，喜欢较荫蔽的环境，生长缓慢；进入中龄期后，对光的需要增加，此时若光得不到满足，生长将受到抑制。这一生存环境特征对竹节参物种生存有两个方面的严峻考验，其一是高海拔特征所带来的极端气候导致该物种的生命随时可能终止；其二是喜阴、趋湿特性在一定程度上限制了该物种的分布范围和迁移能力，导致生态范围狭窄。

8.1.3 繁殖能力较低

竹节参植物资源自然更新的主要方式为种子繁殖和营养繁殖。在自然条件下，种子萌发数量甚微，主要头状花序在果实成熟过程中受极端气候的影响，会导致在花序中央的果实不能完全成熟，败育现象十分严重；另外，能育的种子有低温休眠期，若在休眠期间出现温度过高或过低，种子同样不能萌发；此外，林下枯枝落叶厚，竹节参种子落地后很难发芽，发芽率只有 3%左右，而且果实成熟落地后常受兽害或霉烂，使种子失去发芽力；竹节参幼苗多生于茂密的常绿阔叶林中，林地光线弱，病害和虫害严重，即使发芽后也很难成苗。竹节参果实较小且呈圆形，其种子多靠重力及雨水冲刷传播，传播距离有限，大大限制了种群的自然扩张。竹节参种子绝大多数集聚在母树的周围，导致竹节参的实生苗也多分布在母树周围。如果母树生长良好，那么母树的荫庇对幼苗的生长极为不利。在天然竹节参种群中，数株幼苗围绕母株生长，以群体行为不断扩大生存空间，这是竹节参种群呈集群分布格局的重要原因之一。这一分布格局虽然增强了竹节参种群抵御不良环境的能力，有利于其在种间竞争中占据优势地位，增加生存机会，但不利于扩散，对竹节参濒危有一定的影响。

8.1.4　人为干扰因素十分严重

对未受人为干扰和人为干扰较为严重两种情况的竹节参种群数量与更新的变化情况进行调查。结果指出，在自然环境保存良好的情况下，竹节参种群数量随年份增加，属于扩展种群；在人为干扰的情况下，竹节参种群数量随年份减少，属于严重衰退种群，这说明竹节参生存环境对外来的影响非常敏感，环境变化常造成竹节参天然更新困难，这也是近年来天然竹节参的分布面积和数量急剧下降并濒于灭绝的重要原因。竹节参有很高的经济价值，全株入药，鲜品为 500 元/kg，种子高达 1200 元/kg，竹节参皂苷价格更贵，出口需求量巨大，也正因为这些价值，竹节参便成为人们经常采摘或采挖的对象，再加上在竹节参果实还未成熟落地以前当地居民就上山采摘果实，因此在野外很难发现有竹节参的实生苗，这是导致竹节参的自然种群更新非常困难、天然分布面积和数量急剧下降并濒于灭绝的最重要、最直接的原因。

8.2　竹节参植物资源的保护策略研究

在竹节参植物资源的利用与保护方面，目前最主要的问题还是资源利用极不合理，表现为过度采挖。解决好利用和保护的关系，有利于满足社会生产的需要。保护资源是为了保护其再生能力及生存的生态环境，从而有利于长期利用竹节参植物资源，而不是让其自生自灭，永远处于自然状态。因此当今需要强调，保护是为了长期稳定地利用，生产更多的产品，这是竹节参植物资源管理的科学方法。

8.2.1 就地保护

就地保护是指以各种类型的自然保护区，对有价值的自然生态系统和野生植物及其栖息地予以保护，以保持生态系统内植物的繁衍与进化，维持系统内的物质能量流动与生态过程。建立自然保护区是实现这种保护目标的重要措施。对于竹节参，第一是点上保护。随着竹节参植物资源的需求增加，如避免野生竹节参植物资源的过度采集与实现对生态环境的保护是目前需要解决的问题。我国竹节参植物资源分布地域狭窄，扩散能力较弱，若要保护好它们赖以生存的原生环境，可根据实际情况由有关管理部门将其列为保护物种，建立小型的保护点，借助竹节参的自身繁殖方式增加种群数量，以提高竹节参植物资源产量。第二是面上建立自然保护区。各级行政管理部门应对竹节参的保护引起足够重视，在竹节参分布比较集中的地方建立各种级别的自然保护区。对一些过去破坏严重的植被应力求恢复，以维持竹节参的繁殖、生长环境。这样既能克服野生竹节参植物资源滥采滥挖对生态环境的严重破坏，也能实现竹节参种质资源及生态环境的有效保护。

8.2.2 迁地保护

迁地保护，又称易地保护。迁地保护指为了保护生物多样性，把因生存条件遭到严重破坏或不复存在，物种数量极少，生存和繁衍受到严重威胁的物种迁出原地，移入植物园和濒危植物繁殖中心，进行特殊的保护和管理，是对就地保护的补充，是生物多样性保护的重要部分。迁地保护为即将灭绝的植物提供了最后的生存机会。一般情况下，当物种的种群数量极低，或者物种原有生存环境被自然或者人为因素破坏甚至不复存在时，迁地保护就成为保护物种的重要手段。通过迁地保护，可以深入认识被保护植物的形态学特征、系统和进化关系、生长发育等生物学规律，从而为就地保护的管理和检测提供依据，迁地保护的最高目标是建立野生群落。就竹节参而言，迁地保护的具体做法就是在生态环境适宜的地区建立竹节参药用植物园，根据竹节参植物资源生长的生态环境特点，可在陕西、四川、云南、湖北和贵州等地建立竹节参药用植物园，以保护竹节参物种种质资源。

8.2.3 种质库保存

种质库保存有两种方式，第一种是将离体培养的竹节参植物器官、组织和细胞在常低温或超低温条件下进行保存，建立集约化的细胞库。第二种是在分子水平上建立 DNA 库（总 DNA），在低温条件下保存竹节参植物的基因组、克隆的基因、组装好的质粒和 RFLP 探针。

8.2.4 教育保护区的群众

教育保护区内的居民，使其认识到保护竹节参的重要性和价值，同时需要进行法律知识教育，让他们认识到盗挖和损坏竹节参是破坏生物多样性的行为，此外还要严格执行国家有关珍稀濒危物种的保护法规，对触犯法规者给予相应警告或惩戒。在教育保护区群众的同时，保护区应与科研院所合作，争取专项经费，让保护区居民参与保护并得到实惠，搞好人工繁育，在保护区内作好规划，进行定向栽培，以扩大竹节参的生物数量，做到自我完善、自我发展、以区养区、持续利用，达到更好地保护竹节参的目的。

8.3 竹节参植物资源的开发利用策略研究

对于竹节参的开发利用，需要根据竹节参植物资源的特点和生态环境特点，从竹节参优质种质资源挖掘、生态学适应性分析、作物栽培和植物化学分析等方面加以研究，培育出集高光效、抗病虫害、抗逆、抗除草剂等特性于一身的高产优质药用植物优良品种。

8.3.1 加强竹节参优质种质资源研究

竹节参是十分重要的中药材资源，且其种质资源的利用研究和栽培历史不长，对其种质资源的调查、收集、保存、鉴定、分类等方面取得了许多研究成果，但在品种选育、品种改良方面研究较少，因此对其起源及栽培历史、种类与分布、品种资源与特异种质、花粉形态、染色体数目与倍性、同工酶分析以及 DNA 分子标记等方面应加强研究，为竹节参种质资源的可持续利用和品种改良奠定良好基础。

为了充分利用中国的竹节参种质资源，使资源优势转变成产业优势，应侧重考虑如下几方面的研究：①继续进行竹节参野生种质资源尤其是具有特异性状种质资源的搜集、评价及利用研究。②加强 DNA 分子标记在竹节参起源、演化、亲缘关系、品种分类和杂种鉴定等方面的研究。③加强竹节参抗性育种研究，主要通过体细胞无性系变异、原生质体培养与融合、基因克隆和遗传转化技术，进行分子标记辅助育种，以期获得具备抗病、抗虫和抗旱等许多特异性状的优良品种。④通过诱变、杂交，选择突变体，发展新品种；在加强竹节参药用植物传统育种的基础上，发展分子标记育种与品质定向调控，利用 RFLP、RAPD 等分子遗传标记技术，构建重要竹节参药用植物遗传连锁图，开展其重要数量性状基因座（QTL）的研究和实践；从野生竹节参中筛选优良目的基因，培育优质品种将成为今后竹节参药用植物育种的重要方向之一。

8.3.2　加强竹节参药用植物生态学研究

竹节参植物生态学研究是以研究竹节参植物的分布、产量、品质、病虫害发生与生态环境之间的关系为依据，从而揭示竹节参与生态因子之间关系的科学，为其种植区划、提高产量和品质提供科学依据。竹节参分布与生态因子的关系、竹节参产量与生态因子的关系、竹节参药材品质与生态因子的关系（分为定性描述及定量研究）、竹节参病虫害发生与生态因子的关系是竹节参药用植物生态学研究的重点。竹节参药用植物的品质不仅取决于其本身的遗传特征，而且与其生长的生态环境和栽培方式有关，遗传特征和栽培方式是可控因素，而生态环境具有不可控性，在进行其生产时，确定药材的适宜区域极其重要。从竹节参药用植物的有效成分（三萜皂苷）含量分析入手，进行其生态学研究，揭示影响竹节参药材有效成分的主导因子及其与药材质量之间的量化关系，对确定竹节参药材的适宜区域具有指导意义。竹节参药用植物生态学的研究可为野生竹节参药材的抚育、更新和再生提供理论基础与方法指导。

8.3.3 加强竹节参药用植物栽培学研究

药用植物栽培是中医药事业的重要组成部分。新中国成立以来，药用植物栽培研究取得了巨大的成就，为全国中药材生产发展提供了强大的技术支持。然而近十多年来，受商品经济大潮的冲击，中药材的生产、经营、管理全面放开，药用植物栽培研究一直未得到应有的重视。栽培技术应包括从品种选育、驯化、繁殖、栽种、田间管理、农药化肥的施用及其标准制定、采收加工到仓储运输的全部过程中的各项技术措施。品种选育及驯化工作是中药材产品具有较高产量与质量的前提和基础，繁殖是中药材栽培中的关键步骤，中药材栽种与田间管理则是决定经济效益好坏的关键环节，农药与化肥的施用是影响中药材产品质量的重要关卡，中药材的采收加工及仓储运输也是十分重要的环节。随着当今生命科学不断取得重大突破，以及人们对绿色药材的呼吁不断增强，在现代生物技术的强大支撑和推动下，药用植物栽培研究的重心将发生重大转移。竹节参药用植物栽培研究重点关注以获取优质药材为目标的栽培研究，包括常用规范化栽培体系建立及重要生物学特性、生长发育规律的研究，以及栽培中的生态学原理探讨和绿色栽培技术研究。其次关注现代生物技术在栽培中的应用研究，包括应用现代生物技术如试管育苗、快速繁殖、脱毒等新技术培育优良品种；应用细胞工程发展大规模的组织培养和细胞悬浮液培养，生产特定成分。应用发酵工程发展其中的皂苷成分，以获取有效成分为目标的药用植物研究重点内容。目前竹节参植物的细胞培养已不再停留在三角瓶培养的实验室水平，取而代之的是以生物反应器为标志的大规模工业化培养。由于竹节参某些成分只能在其特有器官合成，因此利用器官培养更有意义，可以获得更多的有效成分。

8.3.4 加强竹节参药用植物化学研究

寻找活性成分一直是药用植物化学研究的主流，研究内容主要是进行化学成分的提取、分离和结构鉴定，并且结合药理研究以筛选具有活性的次生代谢产物。近年来，随着分离技术的快速发展，以及各种分离材料和分离手段的开发与应用，植物中含量较微的成分以及过去很难分离的水溶性成分等得以被发现；而质谱和核磁共振技术的应用，特别是核磁共振二维谱技术以及快速原子轰击质谱、场解吸质谱、二级电离质谱等技术的应用，配合化学转化及降解反应，以及红外、紫外光谱和 X 衍射技术的应用，使化学结构研究周期大大缩短，准确性不断提高。这不仅为生理活性物质的发现提供了基础，也为研究植物生命过程中的化学现象创造了条件。竹节参药用植物化学成分不仅涉及药用植物生物学的各个领域，而且与药用植物资源多方面的开发利用息息相关，近 30 年来有关竹节参化学成分的研究一直是国际上很活跃的研究领域之一，但是竹节参药用植物有效成分的研究不应只停留在新化合物的分离及结构鉴定等阶段，更需加强药理和组合制剂及临床药物研究、质量控制研究等综合性的研究，以促进药用产品的开发，服务人类生命健康。

参 考 文 献

鲍士旦. 2000. 土壤农化分析[M]. 3 版. 北京: 中国农业出版社.

曹丽霞, 陈贵林. 2009. 籽用南瓜种质资源植物学性状多样性分析[J]. 华北农学报, 24(1): 154-158.

陈疏影, 尹品训, 杨艳琼, 等. 2011. 变温层积对解除滇重楼种子休眠及其内源激素变化的研究[J]. 中草药, 42(4): 793-795.

陈晓莉, 张鹏, 张涛, 等. 2009. 不同海拔青海云杉与祁连圆柏叶片抗氧化酶活性的研究[J]. 甘肃农业大学学报, 44(1): 118-122.

陈雪英. 2007. 西洋参内生菌与人参皂苷类成分相关性的初步研究[D]. 哈尔滨: 黑龙江中医药大学硕士学位论文.

程慧珍, 杨智. 2006. 中药材规范种植(养殖)技术指南[M]. 北京: 中国农业出版社: 105-106.

代艳文, 袁丁, 万静枝, 等. 2014. 竹节参总皂苷通过 NF-κB 通路对 LPS 致 RAW264.7 细胞炎症的保护作用研究[J]. 中国中药杂志, 39(11): 2076.

党海山, 张燕君, 张全发, 等. 2009. 湖北宣恩七姊妹山天师栗(*Aesculus wilsonii*)群落特征[J]. 长江流域资源与环境, 18(9): 807.

高俊凤. 2006. 植物生理学实验指导[M]. 北京: 高等教育出版社.

高延军, 张喜英, 陈素英, 等. 2004. 冬小麦叶片水分利用生理机制的研究[J]. 华北农学报, 19(4): 42-46.

《贵州植物志》编辑委员会. 1989. 贵州植物志 第九卷[M]. 成都: 四川民族出版社.

郭继元, 彭励, 徐青. 2011. 伏毛铁棒锤种子休眠与破除休眠方法研究[J]. 中国农学通报, 27(10): 139-143.

郭乔仪, 赵家英, 鲁菊芬, 等. 2016. 竹节参根茎繁殖初步研究[J]. 楚雄师范学院学报, 31(3): 41-44.

国家药典委员会. 2010. 中华人民共和国药典 2010 年版 一部[M]. 北京: 中国医药科技出版社: 254-255.

韩晶宏, 史宝胜, 李淑晓. 2011. 6-BA 和 GA_3 浸种对麦冬种子萌发及幼苗生长的影响[J]. 江苏农业科学, 39(4): 189-190.

韩旭烈, 黄钟奎. 1981. 关于高丽人参雌性配偶体形成的研究[J]. 特产科学实验, (1): 64-65.

贺海波, 许佳, 徐媛青, 等. 2012. 竹节参中皂苷预处理对冠脉结扎致大鼠急性心肌缺血损伤的影响[J]. 中药材, 35(5): 744.
胡春锦, 林丽, 史国英, 等. 2012. 广西甘蔗根际高效联合固氮菌的筛选及鉴定[J]. 生态学报, 32(15): 4745-4752.
胡适宜. 1983. 被子植物胚胎学[M]. 北京: 人民教育出版社: 77-100.
黄海杰, 黄伟坚, 张中润. 2010. 7 个国外腰果品种株型多样性分析[J]. 广东农业科学, 10: 72.
黄静, 赵有, 盛下放, 等. 2010. 具溶磷能力的植物内生促生细菌的分离筛选及其生物多样性[J]. 微生物学报, 50(6): 710-716.
李春艳, 张杰, 李劲平, 等. 2012. 竹节参化学成分与药理活性研究进展[J]. 中医药导报, 18(4): 68.
李峰, 潘沈元. 2005. 核型似近系数的聚类分析软件设计[J]. 徐州师范大学学报(自然科学版), 23(4): 64-67.
李杰, 匡萍, 王芝娜, 等. 2013. 川东平行岭谷区野生春剑伴生植物群落特征研究[J]. 长江流域资源与环境, 22(10): 1319.
李金亭, 彭励, 胡正海, 等. 2007. 牛膝根的结构发育与三萜皂苷积累的关系[J]. 分子细胞生物学报, 40(2): 121-128.
李懋学, 陈瑞阳. 1985. 关于植物核型分析的标准化问题[J]. 植物科学学报, 3(4): 297-302.
李艳, 李思锋, 王庆, 等. 2009. 光温和赤霉素对跳舞草种子萌发的影响[J]. 29(12): 2558-2563.
林先明. 2006. 珍贵药材竹节参规范化栽培技术研究[D]. 武汉: 华中农业大学硕士学位论文.
林先明, 刘海华, 郭杰, 等. 2007b. 竹节参生物学特性研究[J]. 中国野生植物资源, (1): 5-7.
林先明, 谢玲玲, 由金文, 等. 2007a. 竹节参名称及基原考[J]. 中药材, (6): 742-743.
林先明, 由金文, 刘海华, 等. 2006. 竹节参开花结果习性观察[J]. 湖北农业科学, (3): 347-348.
刘世彪, 林如, 胡正海. 2005. 绞股蓝人参皂甙的组织化学定位及其含量的变化[J]. 实验生物学报, 38(1): 54-60.
刘万里, 刘婷, 何忠军, 等. 2014. 珠子参规范化栽培技术[J]. 陕西农业科学, 60(8): 127-128.
刘亚云, 孙红斌, 陈桂珠. 2007. 多氯联苯对桐花树幼苗生长及膜保护酶系统的影响[J]. 应用生态学报, 18(1): 123-128.

鲁艳, 雷加强, 曾凡江, 等. 2014. NaCl 胁迫对大果白刺幼苗生长和抗逆生理特性的影响[J]. 应用生态学报, 25(3): 711-717.

罗正伟, 张来, 吕翠萍, 等. 2011. 竹节参离体培养及植株再生[J]. 中药材, (12): 1818-1823.

马成仓, 高玉葆, 王金龙, 等. 2004. 小叶锦鸡儿和狭叶锦鸡儿的光合特性及保护酶系统比较[J]. 生态学报, 24(8): 1594-1601.

马旭俊, 朱大海. 2003. 植物超氧化物歧化酶(SOD)的研究进展[J]. 遗传, 25(2): 225-231.

孟祥海, 张跃进, 皮莉, 等. 2007. 遮阴对半夏叶片光合色素与保护酶活性的影响[J]. 西北植物学报, 27(6): 1167-1171.

齐敏杰, 梁娥, 张来. 2020. 诱导子在药用植物毛状根生产次生代谢产物中的作用机理与应用[J]. 生物学杂志, 37(5): 99-102.

全国土壤普查办公室. 1998. 中国土壤[M]. 北京: 中国农业出版社: 860-934.

沈善敏. 1998. 中国土壤肥力[M]. 北京: 中国农业出版社.

孙涛, 孔德英, 滕少娜, 等. 2016. 基于 ITS2 条形码的人参属物种鉴定研究[J]. 湖北农业科学, 55(19): 5072-5074.

谭会娟, 李新荣, 赵昕, 等. 2013. 红砂愈伤组织适应盐胁迫的渗透调节机制研究[J]. 中国沙漠, 33(2): 549-553.

谭云, 李忠海, 黎继烈, 等. 2013. RAPD 分子标记技术在植物研究上的应用[J]. 安徽农业科学, 41(25): 10236.

王炳艳, 肖慧, 朱艳, 等. 2008. 人参属三种植物遗传多样性研究进展[J]. 文山师范高等专科学校学报, 21(3): 102-105.

王答祺, 樊娟, 李淑蓉, 等. 1988. 羽叶三七根茎的三萜皂甙成分及其化学分类学意义[J]. 云南植物研究, 10(1): 101-104.

王平, 董飚, 李阜棣, 等. 1994. 小麦根圈细菌铁载体的检测[J]. 微生物学通报, (6): 323-326.

王瑞珍, 赵朝森, 程春明, 等. 2010. 南方大豆核心种质主要农艺及产量性状的表型多样性评价[J]. 大豆科学, 29(4): 580-585.

王玉娟, 张彦, 房经贵, 等. 2012. 利用基于 RAPD 标记的 MCID 法快速鉴定 72 个葡萄品种[J]. 中国农业科学, 45(14): 2913.

魏正元, 尤瑞麟. 1993. 竹节参雌配子体发育的研究[J]. 武汉植物学研究, (2): 97-103.

吴爱琴, 郑定仙, 黄业宇, 等. 2007. 海南沉香茶的安全毒理学评价[J]. 中国热带医学, 7(7): 1226-1227.

向极钎, 杨永康, 覃大吉, 等. 2005. 竹节参人工栽培技术研究[J]. 中药研究与信息, 7(5): 26-28.
熊丽, 吴丽芳. 2003. 观赏花卉的组织培养与大规模生产[M]. 北京: 化学工业出版社.
徐克学, 李德中. 1983. 我国人参属数量分类研究初试[J]. 植物分类学报, 21(1): 34-40.
徐祥, 郦小平. 2011. 八角莲的毒理学研究现状[J]. 亚太传统医药, 7(8): 158-160.
许成, 张长城, 李菁, 等. 2016. 基于 RAPD 标记竹节参及其近缘植物的品种鉴别[J]. 时珍国医国药, 27(1): 101-104.
许传俊, 李玲. 2006. 几种培养基及光照对蝴蝶兰叶片外植体褐变的影响[J]. 亚热带植物科学, (1): 9-12.
许大全. 2002. 光合作用效率[M]. 上海: 上海科学技术出版社: 39.
薛建平, 王兴, 张爱民, 等. 2008. 遮阴对半夏光合特性的影响[J]. 中国中药杂志, 33(24): 2896-2900.
闫兴富, 李静, 杜茜, 等. 2010. 复合钠盐胁迫对合欢种子萌发的影响[J]. 种子, 29(4): 72-74.
杨峻山. 1997. 沉香化学成分的研究概况[J]. 天然产物研究与开发, 10(1): 99-103.
杨维泽, 金航, 崔秀明, 等. 2011. 三种人参属植物的 EST-SSR 信息分析及其在三七中的应用[J]. 基因组学与应用生物学, 30(1): 62-71.
杨永康, 甘国菊. 2004. 竹节参规范化生产标准操作规程(SOP)[J]. 中药研究与信息, (5): 25-28.
伊稍 K. 1982. 种子植物解剖学[M]. 李正理, 译. 北京: 科学出版社.
于素芳, 丁延芹, 姚良同, 等. 2008. 一株花生根际铁载体产生菌的分离鉴定及耐药性分析[J]. 生物技术通讯, (5): 701-703.
曾小平, 赵平, 蔡锡安, 等. 2004. 不同土壤水分条件下焕镛木幼苗的生理生态特性[J]. 生态学杂志, 23(2): 26-31.
张泓, 胡正海. 1984. 药用植物根中的异常次生结构[J]. 西北大学学报(自然科学版), (4): 59-66.
张来. 2012. 黔产竹节参种子萌发试验研究[J]. 种子, 31(5): 75-78.
张来, 张显强, 罗正伟, 等. 2010. 竹节参毛状根培养体系的建立及人参皂苷 Re 的合成[J]. 中国中药杂志, 15(18): 2383-2387.
张晓艳, 杜冰群, 刘启宏. 1991. 竹节参根和根状茎形态发育的初步研究[J]. 武汉植物学研究, (3): 293-294.
张勇, 陈清松, 张来. 2014. 竹节参引种驯化基地伴生植物调查研究[J]. 现代农业科技, 15: 81-83.
张志清, 山学祥, 李东明, 等. 2011. 竹节参、羽叶三七规范化栽培生物学研究[J].

云南中医药杂志, (9): 34-36.
章英才, 黄新玲. 2008. 六盘山鸡爪大黄根蒽醌类化合物组织化学定位的研究[J]. 植物研究, 28(3): 375-379.
赵仁, 赵毅, 李东明, 等. 2008. 竹节参研究进展[J]. 中国现代中药, 10(7): 3-6.
赵新礼. 2015a. 珠子参生态学和生物学特性的研究[J]. 现代中药研究与实践, 29(6): 14-17.
赵新礼. 2015b. 竹节参生殖生物学特性的研究[J]. 中国现代药, 17(12): 1298-1301.
赵毅, 赵仁, 宋亮. 2011. 竹节参药材品种概述及资源现状调查[J]. 中国现代中药, 13(1): 11-17.
朱旭东, 上官凌飞, 孙欣, 等. 2014. DNA 标记在植物品种鉴定上的应用现状[J]. 中国农学通报, 30(30): 234-240.
朱应辉, 李芹. 2002. 竹节三七与易混品八角莲的鉴别[J]. 时珍国医国药, 13(2): 78.
朱永红, 王红. 2010. 土家"七"药的鉴别与应用[J]. 中国民族民间医药, 19(3): 8.
宗宇, 王月, 朱友银, 等. 2016. 基于中国樱桃转录组的 SSR 分子标记开发与鉴定[J]. 园艺学报, 43(8): 1566-1576.
左应梅, 杨维泽, 杨天梅, 等. 2016. 干旱胁迫下 4 种人参属植物抗性生理指标的比较[J]. 作物杂志, (3): 84-88.
左应梅, 张金渝, 杨维泽, 等. 2014. 竹节参不同居群的光合特性及保护酶活性比较[J]. 广东农业科学, (23): 16-19.
Arano H. 1963. Cytological studies in subfamily Carduoideae (Compositae) of Japan Ⅸ. The karyotype analysis and phylogenic considerations on *Pertya* and *Ainsliaea* (2) [J]. Botanical Magazine Tokyo, 76(895): 32-39.
Bailly C, Benamar A, Corbineau F, et al. 1996. Changes in malondialdehyde content and in superoxide dismutase, catalase and glutathione reductase activities in sunflower seeds as related to deterioration during accelerated aging[J]. Physiologia Plantarum, 97(1): 104-110.
Bajji M, Kinet J M, Lutts S. 2002. The use of the electrolyte leakage method for assessing cell membrane stability as a water stress tolerance test in durum wheat[J]. Plant Growth Regulation, 36(1): 61-70.
Bhojwani S S, Bhatnagar S P. 1978. The Embryology of *Angiosperms*[M]. 3th ed. New Delhi: Vikas Publishing House: 227-228.
Cass D D, Peteya D J. 1985. Megagametophyte development in *Hordeum vulgare*. 1. Early megagametogenesis and the nature of cell wall formation[J]. Canadian Journal of Botany, 63: 2164-2171.
Dreisigacker S, Zhang P, Warburton M L, et al. 2004. SSR and pedigree analyses of genetic diversity among CIMMYT wheat lines targeted to to different mega environments[J]. Crop Science, 44(2): 381.

Foyer C H, Souriau N, Perret S, et al. 1995. Over expression of glutathione reductase but not glutathione synthetase leads to increases in antioxidant capacity and resistance to photoinhibition in poplar trees[J]. Plant Physiol, 109(3): 1047-1057.

Franca M G C, Thi A T P, Pimentel C, et al. 2000.Differences in growth and water relations among *Phaseolus vulgaris* cultivars in response to induced drought stress[J]. Environmental and Experimental Botany, (43): 227-237.

Gopinath D W. 1994. Gametogenesis and embryogeny in a few members of the *Araiaceae*[J]. Proceedings of the Indian Academy of Sciences-Section B, 20: 175-186.

Hallmann J, Mahaffee W F, Kloepper J W, et al. 1997. Bacterial endophytes in agricultural crops[J]. Canadian Journal of Microbiology, 43(10): 895-914.

Honma M, Shimomura T. 1978. Metabolism of 1-aminocyclopropane-1-carboxylic acid[J]. Journal of the Agricultural Chemical Society of Japan, 42(10): 1825-1831.

Jebara S, Jebara M F, Aouani M E. 2005. Changes in ascorbate peroxidase, catalase, guaiacol peroxidase and superoxide dismutase activities in common bean (*Phaseolus vulgaris*) nodules under salt stress[J]. Journal of Plant Physiology, 162(8): 929-936.

Jensen W A. 1973. Fertilization in flowering plants[J]. Bio Science, 23: 21-27.

Kantety R V, La Rota M L, Matthews D E, et al. 2002. Data mining for simple sequence repeats in expressed sequence tags from barley, maize, rice, sorghum and wheat[J]. Plant Mol Bio, 48(5-6): 501-510.

Kapil R N, Bhatagar A K. 1981. Ultrastructure and biology of female gametophyte in flowering plants[J]. Int Rew Cytol, 70: 291-341.

Komatsu K, Zhu S, Fushimi H, et al. 2001. Phylogenetic analysis based on 18S rRNA gene and matK gene sequences of *Panax vietnamensis* and five related species[J]. Planta Med, 67(5): 461-465.

Krner C. 2003. Alpine Plant Life: Functional Plant Ecology of High Mountain Ecosystems[M]. 2nd ed. Berlin: Springer: 33.

Levan A, Fredga K, Sandberg A A. 1964. Normenclature for centromeric position on chromosomes[J]. Hereditas, 52(2): 201-220.

Li Y G, Ji D F, Zhong S, et al. 2010. Saponins from *Panax japonicus* protect against alcohol induced hepatic injury in mice by up regulating the expression of GPX3, SOD1 and SOD3[J]. Alcohol & Alcoholism, 45(4): 320.

Lima A L S, DaMatta F M, Pinheiro H A, et al. 2002. Photochemical responses and oxidative stress in two clones of *Coffea canephora* under water deficit conditions[J]. Environmental and Experimental Botany, 47(3): 239-247.

Liu M, Liu M Y. 1988. Study on the development morphology of seasonal absorbing root of ginseng[J]. Bulletin of Botanical Research, 8(3): 177-182.

Mikesell J E. 1979. Anomalous secondary thickening in *Phytolacca americana* L.

(Phytolaccaceae)[J]. Amer Jour Bot, 66: 997-1005.

Niki E, Yamaoto Y, Kamuro E, et al. 1991. Membrane damage due to lipid oxidation[J]. American Journal of Clinical Nutrition, 53: 201S-205S.

Pandey A K, Ali M A. 2010. Phylogeography of Indian populations of *Panax bipinnatifidus* Seem. (Araliaceae) based on internal transcribed spacer sequences of nuclear ribosomal DNA[J]. Phytomorphol Inter J Plant Morphol, 60(3): 110-118.

Ramesh R, Joshi A A, Ghanekar M P. 2009. Pseudomonads: major antagonistic endophytic bacteria to suppress bacterial wilt pathogen, ralstonia solanacearum in the eggplant (*Solanum melongena* L.)[J]. World Journal of Microbiology and Biotechnology, 25(1): 47-55.

Rodkiewicz B. 1970. Callose in cell walls during megasporogenesis in angiosperms[J]. Planta, 93(1): 39-47.

Russell S D. 1979. Fine structure of gametophyte development in *Zea mays*[J]. Can J Bot, 57: 1093-1110.

Sanwen H, Baoxi Z, Milbourne D, et al. 2001. Development of pepper SSR markers from sequence databases[J]. Euphytica, 117(2): 163-167.

Sergio L, De Paola A, Cantore V, et al. 2012. Effect of salt stress on growth parameters, enzymatic antioxidant system, and lipid peroxidation in wild chicory (*Cichorium intybus* L.) [J]. Acta Physiologiae Plantarum, 34(6): 2349-2358.

Shu Z, Cai H F, Chen H, et al. 2003. A new variety of the genus *Panax* from southern Yunnan, China and its nucleotide sequences of 18S ribosomal RNA gene and matK gene[J]. J Jap Bot, 78(2): 86-94.

Sofia L C, Karina G B, Nacira M, et al. 2010. Oxidative damage and antioxidant defenses as potential indicators of salt-tolerant *Cenchrus ciliaris* L. genotypes[J]. Flora, 205(1): 622-626.

Stebbins G L. 1971. Chromosomal Evolution in Higher Plants[M]. London: Edward Arnold Publ. Ltd.

Tamura K, Stecher G, Peterson D, et al. 2013. MEGA6: molecular evolutionary genetics analysis version 6.0[J]. Mol Biol Evol, 30(12): 2725-2729.

Tatarinova T V, Chekalin E, Nikolsky Y, et al. 2016. Nucleotide diversity analysis highlights functionally important genomic regions[J]. Sci Rep, 6: 35730.

Thomas A L, Guerreiro S M C, Sodek L. 2005. Aerenchyma formation and recovery from hypoxia of the flood (in Chinese with English abstracted root system of no dulated soybean) [J]. Annals of Botany, 96(7): 1191-1198.

Tommasino E, Griffa S, Grunberg K, et al. 2012. Malondialdehyde content as a potential biochemical indicator of tolerance *Cenchrus ciliaris* L. genotypes under heat stress treatment[J]. Grass and Forage Science, 67(3): 456-459.

Türkan, Bor M, Ozdemir F. 2005. Differential responses of lipid peroxidation and antioxidants in the leaves of drought-tolerant *P. acutifolius* Gray and drought-sensitive *P. vulgaris* L. subjected to polyethylene glycol mediated water stress[J]. Plant Science, (168): 223-231.

Wen J, Zimmer E A. 1996. Phylogeny and biogeography of *Panax* L. (the ginseng genus, Araliaceae): inferences from ITS sequences of nuclear ribosomal DNA[J]. Mol Phylogenetics & Evolution, 6(2): 167-177.

Westman A L, Kresovich S. 1998. The potential for cross taxa simple sequence repeat (SSR) amplification between *Arabidopsis thaliana* L. and crop brassicas[J]. Theor Appl Genet, 96(2): 272-281.

Wheat D. 1977. Successive cambia in the stem of *Phytolacca dioica*[J]. Amer Jour Bot, 64: 1209-1217.

Wildi B, Lütz C. 1996. Antioxidant composition of selected high alpine plant species from different altitudes[J]. Plant, Cell and Environment, 19(2): 138-146.

Xia X. 2013. DAMBE5: a comprehensive software package for data analysis in molecular biology and evolution[J]. Molecular Biol Evol, 30(7): 1720-1728.

Xia X, Xie Z, Salemi M, et al. 2003. An index of substitution saturation and its application[J]. Molecular Phylogenetics and Evolution, 26(1): 1-7.

Yu S H, Chao C Y. 1979. Histochemical studies of ovary tissues during the embryo sac development in *Paspalum longifolium* Roxb[J]. Caryologia, 32(2): 147-160.

Zhang J, Kirkham M B. 1994. Drought-stress-induced changed in activities of superoxide dismutase, catalase, and peroxidase in wheat species[J]. Plant and Cell Physiology, 35(5): 785-791.

Zhang L, Huang Y. 2014. Molecular cloning and expression of SS gene from *Panax japonicus*[J]. Nanomedicine: Nanotechnology, Biology and Medicine, 12(2): 524.

Zhang L, Qi M J, Liang E. 2020. Expression of SS and SE genes in *P. japonicus* hair roots and its ginsenoside resynthesis. Pakistan Journal of Agricultural Sciences, 57(4): 933-937.

Zhang L, Qing X Z, Min S. 2011. Comparative analysis of the essential oils from normal and hairy roots of *Panax japonicus* C.A. Meyer[J]. African Journal of Biotechnology, 10(13): 2440-2445.

Zhang L, Sun M. 2014. Molecular cloning and sequences analysis of SS gene from *Panax japonicus*[J]. Research Journal of Biotechnology, 9(6): 59-63.

Zhang L, Wang T T. 2017. Construction and transformation of expression vector containing *Panax japonicus* SS gene[J]. Genetics and Molecular Research, 16(1): 1-8.

Zheng C F, Liu F L, Dai T B, et al. 2009. Effects of salt and water logging stresses and their combination on leaf photosynthesis, chloroplast ATP synthesis, and antioxidant capacity in wheat[J]. Plant Science, 176(4): 575-582.